F. ROUX — LEMANSKI

Formulaire Aide-Mémoire

DE LA

FACULTÉ DE MÉDECINE

ET DES

MÉDECINS DES HOPITAUX DE PARIS

CINQUIÈME ÉDITION

PARIS

G. STEINHEIL, ÉDITEUR

FORMULAIRE AIDE-MÉMOIRE

DE LA

FACULTÉ DE MÉDECINE

ET DES

MÉDECINS DES HOPITAUX DE PARIS

Formulaire
Aide-Mémoire

DE LA

FACULTÉ DE MÉDECINE

ET DES

MÉDECINS DES HOPITAUX DE PARIS

PAR

Le D*r* Fernand ROUX

CINQUIÈME ÉDITION

COMPLÈTEMENT REFONDUE ET AUGMENTÉE

Par **Le D*r* LEMANSKI**

PARIS

G. STEINHEIL, ÉDITEUR

2, RUE CASIMIR-DELAVIGNE, 2.

MCMII

PRÉFACE

DE LA PREMIÈRE ÉDITION

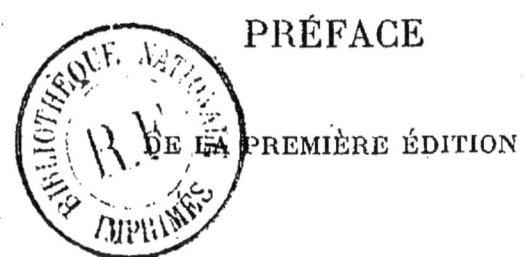

Fournir **rapidement** au praticien l'indication du traitement qu'il peut appliquer **en toute sécurité**, dans une circonstance pressante, tel est le but que doit se proposer un formulaire.

Pour répondre à la première indication, la *facilité des recherches*, il n'est pas d'autre moyen que d'adopter l'ordre alphabétique brutal, en dehors de toute classification, si méthodique qu'elle paraisse.

Pour répondre à la deuxième, la *sécurité*, nous avons éliminé de parti pris tout traitement que nous ne pouvions appuyer sur l'autorité d'un professeur à la Faculté, ou d'un médecin des hôpitaux de Paris.

Nous ne prétendons pas par là qu'il ne puisse exister autre part de bonne thérapeutique, mais il nous a paru préférable que le praticien, dont les heures sont si occupées, n'eût pas à discuter en lui-même la valeur du traitement que nous lui indiquons, qu'il pût l'appliquer en toute confiance.

Il est évident, et nous n'insistons pas sur ce point, que le présent formulaire n'a *absolument rien d'officiel*.

Juin 1890.

3ᵉ *édition*.

La méthode que nous avions suivie pour rédiger les éditions précédentes nous avait convaincu qu'il était bien inutile d'employer, à l'exemple d'autres auteurs, le subterfuge qui consiste à offrir tous les ans au praticien un formulaire corrigé qui n'a de nouveau que le numéro de l'édition et la date de sa publication.

La pratique des maîtres à qui nous avons emprunté nos traitements, n'est pas de celles qui changent suivant les caprices de la mode. Nous nous sommes cependant cru obligé de revoir sur beaucoup de points cette édition nouvelle, et de combler les lacunes qui pouvaient exister.

Pour répondre à un désir qui nous a été exprimé par quelques praticiens, nous avons fait suivre notre aide-mémoire d'un *formulaire des médicaments nouveaux*. Ce n'est pas que nous attachions grande importance à des remèdes qui n'ont en général qu'une utilité : faire de la réclame autour de celui qui les lance. Mais nous savons que les confrères éloignés de Paris aiment à se tenir au courant de tout ce qui y paraît.

Quant aux dispositions typographiques et à la division de notre livre, nous les avons conservées, certain maintenant qu'elles étaient bonnes, puisque des confrères peu scrupuleux les ont copiées sans y rien changer.

4ᵉ édition.

Quelques-uns de nos amis, médecins et chirurgiens des hôpitaux, dans la force de l'âge et du talent, ont bien voulu nous aider à rajeunir notre quatrième édition en substituant leur thérapeutique à des formules plus ou moins surannées.

Qu'ils nous permettent de leur en exprimer ici toute notre reconnaissance. Grâce à cet appoint nous avons pu, sauf quelques rares exceptions, rayer systématiquement toute formule due à un médecin n'exerçant plus aujourd'hui dans les hôpitaux. Et malgré ces multiples radiations, notre formulaire est encore augmenté !

5ᵉ *édition*.

Le départ du Dʳ Fernand Roux pour les colonies ne nous a pas permis de lui demander la mise au point de cette cinquième édition. Nous nous sommes adressé pour le remplacer au Dʳ Lemanski, dont l'*Art de formuler* a obtenu près du corps Médical un succès vraiment extraordinaire.

Cette édition nouvelle, malgré de très nombreuses radiations, s'augmente de cent pages sur l'édition précédente. Elle contient donc en réalité près de la moitié de formules nouvelles.

A

Abcès chauds.

— RECLUS. —

Quand les fusées menacent de décoller les tissus, il faut aller à la recherche de la collection. On a recours, dans ce but, au bistouri ; l'incision doit se faire au point le plus déclive, elle doit être assez grande pour permettre une large évacuation du pus. La ponction faite, et le pus évacué, lavage de la cavité par une solution antiseptique. Quand la plaie a tendance à se refermer trop vite on place un drain.

Abcès du foie.

— HUTINEL. —

Au début. Recourir aux évacuations sanguines.
Quand le pus est collecté.
Ouvrir largement, couche par couche, à l'endroit où le pus est collecté. Quand on est arrivé sur l'abcès, suturer les bords de la poche à la paroi pour éviter l'issue du pus sous le péritoine.
Drainage.

Abcès froids.

— A. BROCA. —

Toutes les fois que cela est possible, ouvrir largement l'abcès et ruginer l'intérieur de la poche. Quand on ne peut faire cette opération, injecter dans la cavité une certaine quantité de :

FORMULAIRE   1

Gaïacol . . . . 3 gr.
Iodoforme . . . . 2 gr.
Huile stérilisée. . . . . 100 gr.

Le maximum de l'injection est de 30 à 40 gr.

— Verneuil. —

Iodoforme . . . . 5 gr.
Éther sulfurique . . . . 100 gr.

Injecter 20 gr. au maximum dans la cavité de l'abcès.

Abcès de la marge de l'anus et ischio-rectaux.

— Peyrot. —

Dans les abcès phlegmoneux simples et dans les abcès de la fosse ischio-rectale ne communiquant pas avec le rectum, on peut se contenter de l'incision simple dirigée de la périphérie vers l'anus. Vider avec soin le foyer qu'on lave à l'eau phéniquée forte ou avec une solution de chlorure de zinc. Tamponnement avec la gaze iodoformée.

Quand les phlegmons se sont ouverts dans le rectum ou qu'ils sont sur le point de s'y ouvrir, faire une incision entamant largement l'anus. On peut employer pour opérer, le thermocautère.

Dans les phlegmons profonds, inciser largement les téguments. S'il est nécessaire, faire plusieurs incisions. Désinfection du foyer.

Abcès de la rate.

— Tillaux. —

Ponction exploratrice. Si les téguments sont rouges et s'il y a de l'œdème, il existe des adhérences péritonéales ; on peut alors inciser sans crainte. Dans le cas contraire, ponctionner avec une grosse canul qu'on laisse en place pendant vingt-quatre heures et qu'on remplace ensuite par une sonde en gomme.

Abcès des os.

— RECLUS. —

Chercher le point le plus saillant de l'hyperostose, puis après l'application de la bande d'Esmarch, inciser la peau, le tissu cellulaire et le périoste et appliquer sur l'os dénudé une couronne de trépan. Quand la cavité est ouverte, évider ses parois avec la curette tranchante.

Abcès de la prostate (Voir *Prostatite*).

Abcès intra-mastoïdien.

— A. BROCA. —

La région rasée et rendue aseptique, on fait dans toute la hauteur de l'apophyse mastoïde, dans le sillon de l'attache de l'oreille, une incision verticale. On décolle le périoste avec une rugine. L'os mis à nu, avec un ciseau et un marteau on ouvre l'antre mastoïdien au lieu d'élection, dans un carré de 1 cm. de côté, à 5 mm. en arrière du conduit auditif. La limite postérieure, pour éviter le sinus latéral, est à 15 mm. de ce conduit.

Tamponner la plaie à la gaze iodoformée.

Abcès péri-uréthraux du périnée.

— GUYON. —

Inciser de bonne heure, pour éviter la fistule. L'incision part de la racine des bourses jusqu'à un centimètre de l'anus, sur la ligne médiane. Elle est aussi profonde qu'il le faut. Débrider les anfractuosités avec le doigt ou la sonde. *Drainage* en plaçant vers le sommet de la plaie, à la racine de la verge, un drain fixé par un crin de Florence, en se servant du doigt comme conducteur. Lavage antiseptique, pansement iodoformé.

Ne pas sonder si l'abcès est aigu. *Uréthrotomiser* seulement quand l'inflammation a disparu et que la plaie bourgeonne. La *sonde à demeure* est inutile quand l'urine coule librement par une fistule. Plus tard, quand la fistule est très petite, passer, avant chaque miction, la sonde de Nélaton.

La sonde à demeure est *indiquée* seulement quand les mictions sont trop fréquentes et que le rétrécissement est très serré.

Quinze jours après l'incision et la disparition de l'inflammation, *uréthrotomie* ou *dilatation*.

Abcès phlegmoneux.

— Lucas-Championnière. —

1º Se soumettre aux précautions antiseptiques minutieuses ;

2º Inciser au bistouri, le plus tôt possible, et largement si on peut le faire ;

3º Vider exactement le foyer par pressions douces et continues ;

4º Faire dans la cavité une injection antiseptique forte, peu abondante, qu'on fera ressortir complètement et qu'on ne renouvellera plus, à moins d'indications formelles ;

5º Suturer les lèvres de l'incision et placer un drain debout ;

6º Appliquer un pansement antiseptique et chercher, à l'aide d'une compression méthodique, l'accolement des parois.

Abcès du sein.

— Tarnier. —

Si l'abcès est bien guéri au moment où la lactation s'établit, la femme peut donner le sein à son enfant. Cependant quand l'abcès a été sous-aréolaire, la succion est souvent difficile. Quelques femmes peuvent continuer à nourrir avec la mamelle saine. La lactation pouvant produire de nouvelles poussées inflammatoires et une recrudescence des accidents, si l'abcès n'est pas bien fermé, supprimer l'allaitement quand la guérison ne survient pas rapidement.

Abcès du sein (prophylaxie).

— Marfan. —

Apporter le plus grand soin aux pansements des crevasses, les laver avec :

Eau de roses.	40 gr.
Glycérine.	20 gr.
Borate de soude.	8 gr.
Teinture de benjoin	12 gr.

— Maygrier. —

Pansements avec l'orthoforme très fréquents.

Abcès urineux.

— Bouilly. —

Abcès aigus. — Dès que le pus est soupçonné, avant que la fluctuation soit évidente, inciser largement et profondément la tumeur. Lavages antiseptiques, drainage.

Abcès chroniques. — Bains, cataplasmes. Quand les tumeurs augmentent, même sans phénomènes inflammatoires manifestes, même traitement que ci-dessus.

Acétonémie.

— A. Robin. —

S'abstenir de : antipyrine, bromures, opiacés.

Purgatif salin. Le lendemain : 8 à 10 gr. de bicarbonate de soude. Régime lacté. Si le pouls est petit : digitale associée à l'ergotine. S'il est mou et lent : *citrate de caféine*, 0 gr. 50.

Stimuler l'estomac avec les amers. A la fin du repas : pepsine et maltine. Frictions excitantes.

Accouchement prématuré artificiel.

— Tarnier. —

La femme est placée dans la position obstétricale.

L'opérateur introduit deux doigts de la main gauche dans le vagin et applique l'extrémité de l'index sur l'orifice externe du col. On fait glisser le *dilatateur* dans le vagin, en le tenant de la main droite. Son extrémité est dirigée dans le col et, en abaissant le manche, elle pénètre facilement dans l'utérus, en passant entre les membranes et la paroi antérieure de l'utérus. Le dilatateur doit dépasser l'orifice interne de 3 centimètres au moins.

L'instrument bien maintenu en place, on fait l'injection avec de l'eau tiède. On va très lentement, mais avec assez de force, au début surtout. On introduit 50 gr. de liquide. L'injection faite, on ferme le robinet et l'on retire le conducteur. Les femmes peuvent se livrer, dans leur chambre, à leurs occupations habituelles. Il est même utile qu'elles restent levées. Les douleurs apparaissent, en général, trois ou quatre heures après l'opération. Le col s'efface et l'instrument tombe dans le vagin. Si le travail s'arrête, il faut réintroduire le dilatateur et lui donner un volume plus considérable.

Acné.

— E. BESNIER. —

Axonge............	
Savon de potasse......	āā 10 gr.
Soufre précipité........	

Ou bien :

Acide salicylique......	2 gr.
Axonge............	
Savon noir.........	āā 50 gr.

Pour frictions le soir. Calmer l'inflammation avec des cataplasmes de fécule.

— BROCQ. —

Soufre précipité.......	15 gr.
Savon noir.........	5 gr.
Camphre...........	
Vaseline...........	āā 10 gr.
Naphtol β..........	

Appliquer le soir et laisser en place 3 à 15 minutes. Chez les femmes, dépasser rarement 5 minutes. Enlever la pommade, lotionner les parties et mettre :

Résorcine............	} ââ 0 gr. 50 à 1 gr.
Acide salicylique......	
Oxyde de zinc........	2 gr.
Vaseline............	18 gr.

Cette pommade est enlevée le matin avec de l'eau savonneuse et remplacée par du cold-cream et de la poudre. Le traitement est continué plusieurs jours de suite, mais il faut ensuite calmer l'irritation qui est très vive.

Acné de la face.

— E. BESNIER. —

Pour calmer les douleurs, prendre, dix minutes avant le repas, un centigramme d'extrait d'opium. Faire tous les soirs des badigeonnages sur la face avec un pinceau trempé dans :

Soufre précipité.........	50 gr.
Glycérine.............	40 gr.

Mêlez au mortier et ajoutez :

Alcool camphré.........	60 gr.

Si l'on échoue, mettre le soir, seulement pendant une demi-heure à une heure et demie, la pommade suivante :

Résorcine...........	
Acide salicylique.....	} ââ 5 gr.
Naphtol camphré.....	
Amidon...........	
Savon............	} ââ 25 gr.
Soufre............	
Vaseline..........	

Dans les cas rebelles, employer :

Craie blanche pulvérisée....	1 gr.
Naphtol camphré.........	4 gr.
Soufre précipité.........	5 gr.
Savon vert............	3 gr.
Vaseline.............	4 gr.

ACNÉ

Mettre cette pâte pendant un quart d'heure seulement. Laver ensuite la région qu'on poudre avec de l'amidon.

— Fournier. —

Lotions chaudes plusieurs fois par jour. Douches locales de vapeur d'eau. Les savonnages rendent des services. La friction, faite avec la poudre de savon, doit être assez vigoureuse et durer cinq minutes pour la face, dix minutes pour le dos. On la répète deux fois par jour jusqu'à ce que l'irritation soit très vive.

Si cela ne suffit pas, on emploie :

Soufre précipité	2 gr.
Essence de roses	III gouttes.
Vaseline	20 gr.

Pour onctions, le soir, ou bien :

Soufre précipité	15 gr.
Alcool camphré	30 gr.
Eau	250 gr.

La lotion faite avec ce liquide, le soir, ne doit être essuyée que le lendemain matin.

Dans les cas tenaces, on peut employer un badigeonnage avec l'huile de cade ou le goudron. L'emplâtre de Vigo est utile : on l'emploie la nuit, pendant cinq nuits de suite. Il faut plusieurs séries d'applications : les applications de savon noir doivent être faites tous les soirs : 4 ou 5 jours de suite. Le savon est enlevé le matin avec de l'eau chaude. On applique ensuite des émollients pendant quelques jours. On recommencera le traitement plusieurs jours de suite.

Acné inflammatoire.

— Brocq. —

Sublimé	1 gr.
Chlorhydrate d'ammoniaque	2 à 5 gr.
Alcool à 90°	100 gr.
Eau distillée	400 gr.

ACNÉ

Pour lotions. Au début, couper cette solution avec moitié eau chaude.

Ichtyol.	5 à 50 gr.
Alcool à 90°.	} ââ 50 gr.
Ether.	

Pour frictions.

Onctions avec :

Acide salicylique.	0 gr. 50
Borate de soude.	1 gr.
Oxyde de zinc.	3 gr.
Vaseline.	50 gr.

On peut ajouter 1 à 2 gr. de naphtol β.

Acné pilaris.

— E. BESNIER. —

Trois fois par semaine, bains avec 150 gr. de carbonate de soude.

Pendant la nuit, mettre une calotte de caoutchouc.

Prendre tous les jours, dans une tasse d'infusion de pensée sauvage, 2 cuillerées à bouche de :

Bicarbonate de soude.	15 gr.
Sirop de saponaire.	500 gr.

Acné avec comédons.

— E. BESNIER. —

Acide salicylique.	2 gr.
Soufre précipité.	} ââ 50 gr.
Savon de potasse.	

Au bout de 8 jours, faire des applications émollientes.

Acné rosacea.

— E. Besnier. —

Soufre . . . . } āā 10 gr.
Glycérine. . . . . }

Eau de roses . . . . } āā 10 gr.
Alcool camphré. . . . . . }

Pour lotions.

— Brocq. —

1° Capsules d'huile de ricin, pilules de podophylle, pilules de rhubarbe composées de la pharmacopée anglaise ;

2° Tous les matins, faire sur tout le corps et en particulier sur les membres inférieurs des frictions très vigoureuses avec de la flanelle et de l'eau de Cologne ;

3° Au début du repas, 2 fois par jour, prendre pendant 20 jours par mois 2 des pilules :

Arséniate de soude. . . .   1 milligr.
Ergotine. . . . .   5 centigr.
Extrait de belladone. . .   2 milligr.
Chlorhydrate de quinine.   4 centigr.
Extrait de gentiane et glycérine . . . .   Q. s.

Pour 1 pilule, 60 semblables ;

4° Eviter tout contact irritant (vent, froid) à la figure;
5° Ne se servir pour la laver que d'eau aussi chaude que possible ;
6° Tous les soirs, avant de se coucher, faire un savonnage alternativement avec les savons suivants : savon mou de potasse, savon au soufre ;
7° Mettre ensuite, pour la nuit, la pommade suivante sur les parties malades :

Acide salicylique. . . . . .   0 gr. 25
Oxyde de zinc. . . . .   2 gr.
Benjoin . . . .   Q. s.
Vaseline. . . . .   18 gr.

8º Si le traitement précédent n'irrite pas assez, mettre, pendant la nuit, au lieu de la pommade précédente, une des deux préparations :

Soufre précipité.	āā 30 gr.
Alcool camphré.	
Eau distillée	250 gr.

Bien agiter. Ou bien :

Soufre précipité	3 à 5 gr.
Oxyde de zinc	2 gr.
Essence de violette. . . .	Q. s.
Lanoline.	āā 5 gr.
Huile d'amandes douces. .	

— THIBIERGE. —

Badigeonner les plaques d'acné parsemées de pustules qui existent à la figure, avec un mélange de :

Précipité blanc	2 gr. 50
Glycérine	15 gr.
Alcool camphré	40 gr.

Acroparesthésie.

— G. BALLET. —

Trois ou quatre fois par semaine, douches sulfureuses sur les membres, combinées avec des frictions quotidiennes avec une flanelle enduite d'une pommade au tannin.

Adénite.

— RECLUS. —

S'efforcer d'empêcher la suppuration. La plaie, cause première de l'adénite, et la lymphangite concomitante seront traitées par l'immobilisation, les applications antiseptiques, les bains tièdes prolongés ou continus. Onctions d'onguent mercuriel sur la région tuméfiée, vésicatoires volants.

Quand le pus est collecté, ne pas attendre sa diffusion. Faire une incision assez large pour permettre le libre écoulement du pus. Drainage, injections antiseptiques, compression des parties.

— TILLAUX. —

Adénite crurale. — Faire l'incision parallèlement à l'axe de la cuisse.

Adénite inguinale. — Ne pas faire l'incision parallèlement à l'arcade crurale. On ponctionne la tumeur avec le bistouri perpendiculairement au pli de l'aine. La ponction aura un centimètre au plus de longueur.

Adénite suppurée.

— BALZER. —

Raser et aseptiser le champ opératoire. Inciser au bistouri, sur la sonde cannelée, les trajets fistuleux. Curettage des bourgeons charnus et des tissus pathologiques. Abrasion des lèvres de l'ulcération avec ciseaux ou bistouri, puis affrontement des surfaces saignantes. Attouchements de tous les points des culs-de-sac de la cavité avec une solution de *chlorure de zinc* à 10 0/0 et d'*acide phénique* à 5 0/0. Cesser les attouchements quand les tissus deviennent blanchâtres. Laver alors la cavité. Suture profonde des lèvres cutanées au crin de Florence. Pansement iodoformé.

Adénite tuberculeuse.

— A. BROCA. —

Avoir toujours pour but d'extirper les ganglions malades. Pansement iodoformé.

Adénopathies tuberculeuses cervicales.

— SEBILEAU. —

Toute adénite tuberculeuse ou soupçonnée tuberculeuse de la région cervicale, à quelque période qu'elle soit arrivée de son évolution commande, avant toutes choses, la mise en œuvre d'un traitement médical sévère dont l'importance est toujours considérable. Tant que cette adénopathie n'est ni ramollie, ni suppurée, il ne faut opérer que le jour où on peut, après un ou plusieurs mois, déclarer le traitement médical franchement inefficace. Voici quel traitement médical on peut employer :

1º Conseiller au malade de se lever, chaque matin, d'assez bonne heure, pour faire, avant de commencer son travail, une promenade à pied ou à bicyclette (allure très modérée, guidon très haut) d'au moins une heure ;

2º Après cette promenade, prendre un tub froid et faire ensuite, sur tout le corps, une friction sèche avec le gant de crin ; déjeuner avec lait bouilli, pain, œufs, beurre ;

3º Travailler dans une pièce exposée au soleil ; avoir soin de laisser la fenêtre toujours ouverte ou d'aérer la pièce le plus fréquemment possible ;

4º Courte promenade à pied avant et après déjeuner ;

5º Alimentation avec viandes bien cuites (rôties ou grillées), poissons, lait bouilli, œufs ; utiliser des fécules et des aliments gras quand ceux-ci sont bien supportés ;

6º Avant le dîner, si possible, nouvelle promenade d'au moins une heure à pied ou à bicyclette ;

7º Coucher dans une chambre fermée dont une fenêtre, au moins, sera ouverte, jour et nuit, hiver comme été, mais s'y garder du froid et du courant d'air

8º Avant de se coucher, faire sur tout le corps une friction à l'alcool, après une séance d'assouplissement des muscles du tronc ;

9º Le matin au lever dans un 1/4 de verre d'eau stérilisée quatre gouttes de liqueur de Fowler ; augmenter chaque jour d'une goutte par jour, jusqu'à concurrence de dix gouttes. Diminuer ensuite d'une goutte par jour jusqu'à quatre gouttes. Suspendre huit jours et recommencer de la même manière ;

10° Un quart d'heure avant chacun des deux principaux repas, prendre 4 cuillerées à potage de :

Huile de foie de morue . . . . 1 litre

Chacune de ces prises sera suivie d'un cachet contenant 0 gr. 25 de poudre de pepsine anglaise.

11° A la fin de chacun des deux principaux repas, prendre dans une double quantité d'eau un verre à liqueur de vin composé suivant :

Vin de malaga . . . . Q. s. pour 1 litre
Glycérine. . . . . 50 gr.
Phosphate de soude. . . . . } āā 10 gr.
Phosphate de chaux . . . . }
Extrait mou de quinquina. . . 15 gr.

12° Prendre trois fois par semaine un bain dans lequel on fera dissoudre :

Chlorure de sodium . . . . 1 kil.

13° Habiter dans la mesure du possible, la campagne. Passer une partie de l'été à Biarritz, à Salies-de-Béarn, ou tout au moins, sur une plage quelconque.

Les adénopathies ramollies nécessitent l'intervention chirurgicale hâtive ; il faut inciser le foyer et en pratiquer le curettage, les injections interstitielles sont cependant quelquefois indiquées ; mais elles ne constituent qu'un pis aller.

Adénopathies.

— COMBY. —

Détruire les ganglions par le fer, le feu ou les agents antiseptiques.

Incision des foyers ramollis et suppurés suivie de grattage et de cautérisation, et mieux extirpation.

Injections interstitielles de vaseline liquide iodoformée ou de naphtol :

Naphtol β . . . . 5 gr.
Alcool à 90° . . . . 55 gr.
Eau distillée Q. s. pour . . . 100 cc.

Méthode sclérogène (Lannelongue). — Injections de chlorure de zinc à 1/20 ou 1/40 est préférable.

Traitement général : Toniques et reconstituants : huile de foie de morue, sirop iodo-tannique, bains de mer, eaux minérales chlorurées sodiques, la Bourboule, etc.

— J. Simon. —

Extrait de ciguë	
Iodure de potassium . . .	āā 4 gr.
Extrait de belladone . . .	
— jusquiame . . .	
Glycérolé d'amidon	30 gr.

Ou :

Extrait de belladone . . .	
— ciguë	āā 4 gr.
— jusquiame . . .	
Axonge	30 gr.

En onctions *loco dolenti*.

— Grancher. —

Huile de foie de morue à haute dose : 10 à 12 cuillerées pour un enfant de 8 à 10 ans. Commencer par de petites doses.

Iodure de potassium.

Teinture d'iode à la dose de 2 à 20 gouttes. Continuer longtemps la médication.

— Le Gendre. —

Au milieu des deux principaux repas, une cuillerée à soupe de :

Teinture d'iode.	6 gr.
Iodure de sodium.	15 gr.
Sirop de gentiane	200 gr.
Vin de Banyuls.	800 gr.

Adénopathie bronchique.

— Moizard. —

Donner l'*iodure de potassium* à la dose de 5 centigrammes chez les enfants de quelques mois, de 10 à 15 et 20 centigrammes chez les enfants plus âgés.

Adénopathie trachéo-tuberculeuse. — Hypertrophie ganglionnaire du cou et des aisselles (Enfant).

— Comby. —

1° Le traitement général sera continué 5 à 6 mois au moins.

On prescrira alternativement l'huile de foie de morue, le sirop d'iodure de fer et le lait iodé.

Le lait iodé (10 centig. par litre) et le lait phosphaté se recommandent surtout aux jeunes enfants.

2° Des vésicatoires volants seront appliqués au niveau des points mats et du souffle, soit le long des gouttières vertébrales, soit au-devant du sternum.

3° On pansera le vésicatoire avec la pommade suivante :

> Iodure de potassium . . . . . . 2 gr.
> Extrait de ciguë . . . . 2 gr.
> Axonge benzoïné . . . . 30 gr.

4° L'hiver, l'enfant sera dirigé vers une ville du littoral méditerranéen (Cannes ou Menton) et l'été on conseillera une saison à la Bourboule (eaux chlorurées et arsénicales) ou au Mont-Dore.

5° En cas d'insuccès, l'enfant sera conduit à Challes, aux Eaux-Bonnes ou à Salies-de-Béarn, lorsque la bronchite catarrhale s'accusera et persistera.

Albuminurie.

— Huchard. —

Régime lacté. — Salol de 1 à 3 gr. dans les 24 heures. Perchlorure de fer.

— G. Sée. —

Régime lacté : 3 ou 4 litres par jour.

En même temps administrer l'iodure de potassium et le tannin.

Voir : *Néphrite*.

Albuminurie gravidique.

— Ribemont-Dessaignes et Lepage. —

Véritable traitement, régime lacté absolu. On a un peu renoncé à la médication pharmaceutique (iodure de potassium, tannin), aux antiphlogistiques. La saignée générale est abandonnée, on n'a recours à la saignée locale (ventouses scarifiées) que lorsque la femme accuse des douleurs assez vives au niveau des reins. L'usage des purgatifs est discuté ; Tarnier les considère comme débilitants et a remarqué que la quantité d'albumine augmentait lorsqu'on avait administré un purgatif quelque peu énergique. Pinard, au contraire, y recourt volontiers chez les albuminuriques dont l'intestin fonctionne mal et qui présentent de la céphalée, des troubles de la vue. Il prescrit même les purgatifs drastiques.

Dans le cas où le lait est mal toléré, on le coupe avec une eau minérale (Vals, Vichy) ou avec de l'eau de chaux médicamenteuse. Après chaque prise de lait, la malade se rincera la bouche avec une eau dentifrice ou une solution antiseptique.

Repos au lit, éviter les refroidissements.

En cas de dyspnée intense, inhalations d'oxygène, ventouses sèches sur la poitrine.

Albuminurie d'origine phosphaturique.

— A. Robin. —

Combattre la *phosphaturie* (voir ce mot). Diminuer les corps gras. Insister sur les légumes et les fruits tanniques.

Prescrire le *sirop iodo-tannique*, ou bien 2 à 4 pilules par jour de :

Extrait de quinquina. . . . . 0 gr. 15
Aloës socotrin. . . . . 0 gr. 03
Acide gallique. . . . . 0 gr. 10

Donner chaque jour, au maximum, 50 centigr. d'*iodure de potassium* associé à l'ergotine. *Préparations ferrugineuses*.

Alimentation des enfants après le sevrage.

— Comby. —

Quand un enfant est réellement sevré, quand il mange, il doit boire moins de lait qu'avant le sevrage et surtout moins souvent.

Sans doute quelques enfants, bien doués physiquement, peuvent se permettre des écarts et prospérer en violant toutes les règles de l'alimentation. Mais c'est le petit nombre et il ne faut pas compter sur cette tolérance exceptionnelle de l'organisme. Il faut au contraire se bien pénétrer de l'idée que le tube digestif de l'enfant est tout ce qu'il y a de plus délicat et de plus fragile. L'alimentation après le sevrage doit être une nourriture choisie et rationnée, comme celle des malades ou des convalescents.

Les aliments devront être riches sous un petit volume : les boissons n'excéderont pas en moyenne un demi-litre.

Les repas seront rares : 4 en 24 heures. Ordinairement : 8 heures ; midi ; 4 heures ; 7 heures. Tous les aliments seront stérilisés par la chaleur, c'est-à-dire cuits ; pas de crudités, pas de fruits crus. La viande ne figurera pas dans l'alimentation de l'enfant sevré depuis peu, n'ayant pas atteint 3 ans. Peut être autorisée comme médicament, viande crue, hachée, pulpée.

On donnera, répartis en 4 repas, *de 12 à 18 mois* :

1/2 litre de lait, un œuf, deux soupes épaisses ou bouillies, panades, purées, fruits cuits passés (pruneaux, marmelades de pommes), surtout en cas de constipation.

De 18 mois à 2 ans :

Deux œufs, deux ou trois potages, crème, légumes en purée, etc.

Après 2 ans, l'enfant peut prendre trois œufs. On s'abstiendra de sucreries et pâtisseries, vins et boissons fermentées. Si l'enfant avait un dégoût invincible pour le lait, eau pure filtrée, ou bouillie (infusion de tilleul, de thé léger), ou faiblement minéralisée (Evian, Vals, Alet). On donnera à grignotter quelques biscottes, ou croûtes de pain. En somme, les aliments graduellement augmentés seront toujours de facile digestion, légers à l'estomac, laissant dans le tube digestif le minimum de résidus et de déchets inassimilables.

Allaitement au sein.

— TARNIER. —

Poids du lait pris par tétée en 24 heures par un enfant ;

	par tétée	24 heures
1er jour (au maximum)	3 gr.	30 gr.
2e »	15 »	150 »
3e »	40 »	400 »
4e et 5e jours	55 »	550 »
Jusqu'à 1 mois	60 »	600 »
2e et 3e mois	70 »	700 »
4e et 5e mois	100 »	700 à 800 gr.
6e mois	120 »	800 gr.
7e mois et au delà	150 »	900 »

Allaitement artificiel.

— MARFAN. —

Il faut couper le lait de vache jusqu'au 5e ou 6e mois. L'eau de coupage est additionnée de sucre de lait dans la proportion de 10 0/0. Pendant les cinq premiers jours, le lait est coupé par moitié avec l'eau lactosée ; puis il est coupé au tiers. Quand on donne le lait de vache pur, il est utile d'y ajouter du lactose (2 0/0).

Quant aux procédés de purification par la chaleur, tous sont bons, même l'ébullition, à deux conditions : 1° le lait doit être soumis à l'action de la chaleur le plus tôt possible après la traite ; 2° le lait doit être consommé le plus tôt possible après l'action de la chaleur.

Alopécie prématurée idiopathique.

— Brocq. —

Veiller à l'hygiène. Porter les cheveux ras. Savonner souvent la tête. De temps en temps frictions avec :

Acide acétique.	5 gr.
Teinture cantharides.	10 gr.
Teinture quinine	
— jaborandi.	ââ 20 gr.
Alcool camphré.	50 gr.
Rhum	150 gr.

Une fois par semaine, mettre sur le cuir chevelu un peu de :

Naphtol β.	
Résorcine.	ââ 0 gr. 30.
Soufre précipité	2 gr.
Vaseline.	30 gr.

Alopécie consécutive aux grandes pyrexies et aux cachexies.

— E. Besnier. —

Acide salicylique	1 gr.
Soufre	5 gr.
Excipient.	50 gr.

Quand la séborrhée s'accompagne d'une inflammation eczémateuse du cuir chevelu :

Oxyde de zinc	
Soufre.	ââ 2 gr.
Vaseline	40 gr.

— Brocq. —

Toniques généraux. Démêler et peigner les cheveux avec précaution. Si le cuir chevelu est encrassé, léger savonnage avec décoction de panama, ou 3 jaunes d'œufs battus dans 400 gr. d'eau de chaux, ou avec de l'eau et du savon.

Tous les jours, une friction avec :

Acide chlorhydrique	4 gr.
Alcoolé de citron.	150 gr.

Ou bien :

Chlorhydrate de pilocarpine.	0 gr. 50.
Alcool camphré.	
Rhum.	
Teinture de cantharides. .	ââ 5 gr.
Glycérine.	
Essence de santal, de wintergreen, de roses	ââ V gouttes.
Alcool à 80°.	80 gr.

Ou bien :

Extrait fluide de jaborandi.	
Teinture de cantharides au 10ᵉ	ââ 25 gr.
Liniment savonneux. . . .	105 gr.

Si, après l'emploi d'une pommade excitante, les cheveux sont secs, mettre un peu d'huile d'amandes douces ou de ricin, ou :

Teinture d'ambre.	0 gr. 50
Essence de bergamote	0 gr. 25
Huile de Ben.	500 gr.

Alopécie séborrhéique.

— Brocq. —

Nettoyer le cuir chevelu. Puis, tous les jours, frictionner légèrement le cuir chevelu avec une brosse imbibée de :

Polysulfure de potassium... 4 gr.
Teinture de benjoin..... 6 gr.
Eau distillée......... 250 gr.

Ou de :

Sulfure de potasse...... 2 à 4 gr.
Carbonate de potasse..... 1 gr.
Eau de laurier-cerise..... 10 gr.
Lait d'amandes........ 240 gr.

Ou de :

Polysulfure de potassium liquide, X à L gouttes dans un quart de verre d'eau chaude.

Quand il y a séborrhée humide rebelle, mettre tous les soirs :

Soufre précipité..... } āā 15 à 30 gr.
Alcool camphré......
Eau distillée......... 250 gr.

Quand les cheveux sont secs :

Soufre précipité....... 5 gr.
Vaseline........... 50 gr.

Alopécie syphilitique.

— E. BESNIER. —

Chez les hommes : couper les cheveux ras. Savonner le cuir chevelu, tous les matins, à l'eau chaude et faire ensuite des onctions avec :

Acide salicylique....... 2 gr.
Soufre précipité....... 10 gr.
Lanoline........... } āā 50 gr.
Vaseline...........

Le soir, avec une brosse douce, faire quelques frictions avec :

Teinture de cantharides.... 10 gr.
Alcoolat de romarin..... 100 gr.

Si les cheveux sont gras, on peut les rendre plus secs avec la poudre suivante appliquée le soir :

Acide salicylique . . . . 1 gr.
Amidon . . . . 100 gr.

— BROCQ. —

1º Résorcine . . . . 0 gr. 15 à 0 gr. 25
Goudron purifié . . . . . 1 gr. à 3 gr.
Savon noir . . . . 0 gr. 30 à 1 gr.
Soufre précipité . . . . . 1 gr. à 3 gr.
Lanoline . . . . } ââ 10 gr.
Vaseline . . . .
Teinture de benjoin . . . Q. s. pour aromatiser.

A appliquer tous les soirs.

2º Le matin faire une friction avec :

Acide acétique cristallisé . . . 5 gr.
Teinture de cantharides . . . 10 gr.
Teinture de romarin . . . . }
Teinture de jaborandi . . } ââ 20 gr.
Teinture de quinine . . . }
Rhum . . . . 125 gr.

Amaurose syphilitique.

— DANLOS. —

Injection hypodermique de calomel préférable à l'huile bi-iodurée.

Aménorrhée.

— HUCHARD. —

1º Deux pilules à chaque repas :

Tartrate ferrico-potassique . . 6 gr.
Extrait d'armoise . . . . 2 gr.
Extrait d'absinthe . . . . 2 gr.
Aloès socotrin pulvérisé . . . 1 gr.
Essence d'anis . . . . III gouttes.

F. s. a. cinquante pilules.

2º Frictions sur la région lombaire en se couchant avec :

Chloroforme	10 gr
Ether	20 gr.
Alcool camphré	100 gr.

3º Pédiluves sinapisés, sinapismes à la face interne des cuisses, injections d'eau très chaude de 40º à 50º.

— C. Paul. —

Quand elle résulte d'un défaut de *sécrétion*, si, par suite de l'inflammation utérine, la fluxion cataméniale est trop intense : saignée générale ou locale, au moyen de sangsues sur le col utérin ou à la face interne des cuisses. Si on a affaire à une métrite irritable, cataplasmes, injections vaginales chaudes, bains, narcotiques, antispasmodiques, permanganate de potasse, 15 centigr. en pilules sans sucre, ni substance végétale.

Si la fluxion est incomplète, la provoquer par : bains de pieds sinapisés, fumigations vaginales aromatiques, rue, safran en infusions.

Quand l'aménorrhée résulte d'un défaut d'*excrétion*, si le défaut d'évacuation tient à l'inertie utérine : douches froides sur le bassin et les jambes, 8 jours avant la fluxion, électrisation de l'utérus (un réophore sur le col, l'autre au-dessous de l'ombilic), frictions générales.

S'il existe un rétrécissement du col, dilatez cet orifice (laminaire, dilatation brusque, débridement du col). S'il existe une déviation utérine, la corriger.

Amygdalite aiguë.

— Dieulafoy. —

Au début traitement émollient, gargarismes tièdes à la décoction de guimauve qu'on alterne avec le gargarisme suivant :

Eau	1 litre.
Acide borique	10 gr.
Essence de menthe	II gouttes.

Les douleurs de gorge sont bien calmées par le collutoire suivant

  Glycérine. . . . . 20 gr.
  Borate de soude. . . . . . . 2 gr.
  Chlorhydrate de cocaïne. . . 0 gr. 30

Au moyen d'un tampon d'ouate imbibé de ce collutoire, on touche toutes les heures, les parties enflammées.

Les compresses d'eau froide, placées au-devant du cou et entourées de taffetas gommé, donnent de bons résultats. Les purgatifs salins et les vomitifs seront réservés pour les cas où l'angine est associée à un état gastrique ou bilieux. L'antisepsie intestinale constitue un moyen prophylactique.

— GOUGUENHEIM. —

  Salol. . . . . 4 gr.

à prendre dans la journée. Calme la douleur et abaisse la température.

Amygdalite phlegmoneuse.

— GOUGUENHEIM. —

Contre la douleur: application autour du cou de tuyaux en plomb dans lesquels on entretient une circulation d'eau froide. Ou bien : vessie de glace ou sangsues à l'angle de la mâchoire.

Badigeonnages pharyngés avec :

  Chlorhydrate de cocaïne . . 1 gr.
  Eau . . . . 3 à 5 gr.

Contre l'*adénite* : cataplasmes chauds laudanisés sur le cou.

Contre l'*inflammation locale* : douches pharyngées, irrigations nasales avec l'eau boriquée.

Naphtol ou salol (2 gr.) à l'intérieur.

La *non-intervention* chirurgicale est la règle, sauf apparition sur l'amygdale d'un point transparent blanchâtre.

Anémie (Voir *Chlorose*).

Anémie cérébrale.

— Dujardin-Beaumetz. —

Avant le repas, prendre dans un peu d'eau de Seltz une cuillerée à soupe de sirop d'iodure de fer.

Le soir, en se couchant prendre une cuillerée à soupe de :

Bromure de potassium. . . ⎫
— de sodium . . . . ⎬ ââ 10 gr.
— d'ammonium. . . ⎭
Eau distillée . . . . 350 gr.

Prendre 2 bains sulfureux par semaine.
Pendant l'été, douches froides.

Anémie de la croissance.

— Le Gendre. —

Préparations martiales : protochlorure, protoxalate de fer, tartrate ferrico-potassique. Les alterner avec les arsenicaux, les phosphates solubles de soude ou de potasse, ou les aliments riches en phosphates.

Hydrothérapie d'abord tiède, puis froide. Lotions à l'éponge, enveloppement matinal dans le drap mouillé, douches en colonne horizontale à jet simple ou brisé.

Bains d'air comprimé. Inhalations d'oxygène.

Anémie des nourrissons dyspeptiques.

— Comby. —

Le traitement est surtout diététique, cependant comme il existe habituellement de la dyspepsie atonique, de la constipation, de l'anorexie, il faut seconder l'action de la diète par l'influence des médicaments. On peut donner :

1º Bicarbonate de soude . . . . 0.25 centigr.
   Magnésie calcinée. . . . . . 0.20   »
   Poudre de cannelle . . . . . 0.25   »
   Protoxalate de fer. . . . ⎫
   Poudre de noix vomique. ⎭ ââ 0.01   »

Pour un paquet, nº 20. — Deux par jour dans une cuillère à café de lait ou d'eau sucrée pendant 10 jours (enfant de 2 ans).

2º Bicarbonate de soude . . . . 0.20 centigr.
   Salicylate neutre de bismuth ⎫
   Benzo-naphtol. . . . . . . ⎭ ââ 0.15 »
   Protoxalate de fer. . . . . . . 0.01 »

Pour un paquet, nº 15. — Trois par jour (enfant de 15 mois avec anémie dyspeptique, diarrhée et selles fétides).

3º Bicarbonate de soude 0.25
   Craie préparée 0.15
   Pepsine 0.10
   Poudre de semences d'anis . . . 0.005
   Poudre de noix vomique. . . . 0.005

Pour un paquet, nº 15. — Deux par jour chez un enfant de 18 mois ayant tympanisme et renvois gazeux.

N. B. — Suivre ces médications pendant 6 ou 10 jours et interrompre un même laps de temps.

Anémie saturnine.

— E. Hirtz. —

Donner chaque jour :

   Iodure de potassium . . . . .   1 gr.
   Sirop d'iodure de fer . . . . . 30 gr.
   Julep. . . . . 100 gr.

Anesthésie locale.

— Reclus. —

Injections intra-dermiques de cocaïne. — Ce n'est pas profondément dans le tissu cellulaire sous-cutané qu'il faut pousser l'injection, mais dans l'épaisseur du derme. Il faut pousser le piston de la seringue à mesure que l'aiguille pénètre, afin de ne pas être exposé à faire une injection intra-veineuse. — *Doses* : 6 à 10 centigr. de cocaïne n'ont jamais produit d'accidents. Cette dernière dose suffit pour les opérations courantes.

La solution de cocaïne ne doit pas être faite à un titre trop élevé. La solution à 2 0/0 est préférable à celle de 5 0/0.

Anévrysmes.

— Pierre Delbet. —

Dans tous les cas où un anévrysme a résisté aux méthodes de compression, la ligature doit céder le pas à l'intervention directe sur la poche anévrysmale. Cette intervention consiste soit dans l'incision simple, s'il n'y a aucun inconvénient à conserver le sac, soit dans l'extirpation, dès qu'il s'agit d'un anévrysme volumineux.

— Huchard. —

Gélatine	2 gr.
NaCl	10 gr.
Eau	100 gr.

Dissoudre à chaud, filtrer et stériliser. Commencer par des injections de 20 à 25 cc.

Anévrysme de l'aorte.

— Dujardin-Beaumetz. —

Traitement ioduré. — Administrer d'abord 0,50 d'iodure de potassium par jour, puis augmenter progressivement de façon à atteindre 2 et 6 gr. par jour.

Mélanger l'iodure avec du lait.

Iodure de potassium	15 gr.
Eau	250 gr.

Chaque cuillerée contient 1 gr. de sel. — Interrompre de temps en temps la médication.

Électrolyse. — Se servir d'une pile à courants constants donnant 25 millimètres cubes de gaz en cinq minutes en décomposant l'eau acidulée avec un trentième de son poids d'acide sulfurique du commerce. Se servir d'aiguilles fines en fer doux enveloppées dans leur partie supérieure d'un enduit protecteur. Quand les aiguilles sont plongées dans la poche, elles doivent subir des mouvements correspondant à ceux produits dans l'anévrysme. Le fil qui les réunit à la pile doit donc être flexible. Le nombre des aiguilles à introduire varie ; au début 2 à 3, aux séances suivantes on augmente ce nombre.

Faire passer le courant pendant dix minutes dans chaque aiguille. Appliquer ensuite de la glace sur la tumeur.

Il faut que l'anévrysme soit ampullaire et forme une poche distincte appendue à l'aorte. Plus l'orifice de communication sera étroit, mieux cela vaudra. Il faut que le cœur soit en bon état.

Ne se servir que du courant positif. Le pôle négatif représenté par une plaque métallique recouverte de peau de chamois maintenue humide est appliqué sur le thorax.

Angine diphtérique (Voir *Diphtérie*).

Angine gangréneuse.

— DIEULAFOY. —

Cautériser vigoureusement les surfaces sphacélées (acide chlorhydrique, thermocautère) et pratiquer de fréquents lavages au moyen de liquides désinfectants (hyposulfite de soude, eucalyptus). On soutient les forces du malade par une médication tonique (quinquina, café, vin, alcool).

Angine granuleuse.

— C. Paul. —

Pulvérisations d'eaux sulfureuses.
Toucher le pharynx avec :

    Chlorure de zinc . . . . 1 à 4 gr.
    Eau . . . . 100 gr.

Toucher les granulations avec le crayon de sulfate de cuivre.

A l'intérieur : liqueur de Fowler, 2 à 8 gouttes par jour. Proscrire le tabac et l'alcool.

Angine simple.

— Huchard. —

    Bromure de potassium . . . . 5 gr.
    Chlorhydrate de cocaïne . . . 0 gr. 50
    Glycérine neutre . . . . . . } āā 10 gr.
    Eau de menthe . . . . }

Pour badigeonner le pharynx.
S'il y a douleur vive, badigeonner avec :

    Chlorhydrate de morphine . . 0 gr. 15
    Glycérine pure . . . . 15 gr.

Donner :

    Sulfate de quinine . . . . . . 0 gr. 50 à 1 gr.

Ou :

    Bromhydrate de quinine . . . 0 gr. 25
    Aconitine cristallisée Duquesnel. 1/4 milligr.

Pour un cachet. — 3 par jour à 3 heures d'intervalle.

— Gouguenheim. —

Contre la douleur :

    Salol . . . . 4 gr.

Incorporé à une potion gommeuse. Agiter avec soin et prendre en 3 ou 4 fois.

Angine de poitrine.

— Rendu. —

Les révulsifs paraissent devoir tenir la première place dans le traitement. A la phase aiguë des accidents, j'ai fait appliquer six ventouses scarifiées au-devant de la région présternale : je continue à faire mettre des pointes de feu tous les dix ou douze jours ; et si les crises persistent, je n'hésiterai pas à poser un cautère. En même temps, j'ai recours au traitement classique de l'artérite chronique, à savoir la médication iodurée, réservant pour le moment même des accès douloureux les piqûres de morphine et l'usage des courants continus.

— Huchard. —

1º Combattre par le traitement hygiénique et médicamenteux la tendance à l'hypertension artérielle.

2º Diriger le traitement contre l'aortite et le développement de l'artériosclérose.

3º Favoriser et faciliter le travail du cœur.

Traitement des *accès*.

Solution alcoolique de trinitrine au 100ᵉ	XL gouttes.
Eau distillée.	10 gr.

Injecter un quart de seringue, deux à quatre fois par jour.

Ou bien :

Nitrite d'amyle, 3 à 6 gouttes et graduellement 12 gouttes sur un mouchoir. Faire respirer au malade.

Ou bien :

Injections hypodermiques de morphine, 1 à 2 centigr.
Iodures alcalins continués pendant longtemps.

Médicaments dangereux : chloral, paraldéhyde, sulfonal, sels de potasse, digitale, aconitine, atropine, cocaïne, saignées.

— G. Sée. —

Antipyrine . . . .
Iodure de potassium . . . } āā 1 à 2 gr.

Angine pseudo-membraneuse à pneumocoques.

— Jaccoud. —

1º Modifier l'état général. 2º Eteindre le foyer local. Diète lactée. S'il y a adynamie, alcool. Comme antithermique, salicylate de soude 1 à 2 gr.

Détacher les fausses membranes avec un collutoire antiseptique. Immédiatement après, badigeonner avec une solution de sublimé à 1 ou 2 0/0. — Pulvérisations avec eau boriquée.

Angiocholite et cholécystites infectieuses.

— Terrier. —

En face d'accidents d'angiocholite et de cholécystite infectieuses, même *non suppurées*, la laparotomie est absolument indiquée. Elle a pour but d'ouvrir la vésicule biliaire et de la laisser béante. La cholécystotomie permet en outre de se rendre un compte exact de l'état des voies biliaires accessoires.

Angioleucite (Voir *Lymphangite*).

Anorexie.

— E. Hirtz. —

Persulfate de soude à la dose de 0 gr. 20 en solution : doit être administré au malade à jeun, le matin. Ne pas dépasser cette dose, sans cela le malade accuserait une sensation de creux pénible dans la région épigastrique, une sorte de *faim douloureuse* qui persiste toute la journée à la suite de l'ingestion du médicament.

— Huchard. —

Teinture de badiane	7 gr. 50
Teinture d'écorces d'oranges amères	) āā 5 gr.
Teinture de gentiane. . . .	)
Gouttes amères de Baumé . .	5 gr.
Teinture de cardamone . . .	1 gr. 50
Eau de menthe.	5 gr.
Eau	125 gr.

Une cuillerée à soupe, un quart d'heure avant le repas.

Ou bien :

Teinture de { quinquina.. .) colombo. . . } āā 5 gr. gentiane. . .) rhubarbe. . . 3 gr. noix vomique. 2 gr.

Filtrez : 15 à 20 gouttes, dans un peu d'eau, avant le repas.

Ou bien :

Teinture de { gentiane . . .) écorces d'o- } āā 5 gr. ranges amères) badiane. . . . 8 gr. cardamone composée . . . . . 1 gr. 50 amère de Baumé. 1 gr.

Eau distillée de menthe . . . . 125 gr.

Une cuillerée à café avant le repas.

Antéversion de l'utérus gravide.

— Tarnier. —

Faire porter une ceinture. Pendant l'accouchement, la femme restera dans la situation horizontale et on maintiendra la ceinture appliquée pour que les contractions utérines s'exercent dans l'axe du détroit supérieur.

Anthrax.

— Quénu. —

Au début. Porter au rouge blanc une pointe de galvano-cautère et l'enfoncer au centre de la tumeur. Puis, tout autour de l'anthrax, à sa périphérie, creuser avec le même instrument de petits puits.

A une période plus tardive, faire une incision cruciale, au centre. Puis introduire par cette plaie le platine rouge avec lequel on décolle la peau tout autour de la lésion à l'aide d'une incision périphérique sous-cutanée.

— Reclus. —

Si la tumeur est limitée et la douleur supportable : expectation.

Si les souffrances sont vives et surtout si la tumeur est envahissante, endormir le malade et creuser au thermo-cautère des sillons assez profonds pour atteindre les couches sous-jacentes, assez étendus pour dépasser la base du plateau et les régions indurées, assez nombreux pour se succéder à 2 centimètres les uns des autres. En outre, ponctionner çà et là entre les sillons. Pansement antiseptique.

— Routier. —

Anthrax à forme limitée, chez un sujet sain. Les incisions sont inutiles. Pansement avec ouate imbibée de liqueur de Van Swieten et enduite, sur la face qui touche l'anthrax, avec de la vaseline antiseptique. Mettre par dessus un taffetas gommé. Quand les bourbillons sont visibles, les retirer avec la pince.

Anthrax à forme envahissante chez des sujets sains. Grande incision cruciale au thermocautère, dépassant les limites du mal. Y ajouter, dans chaque quartier, des pointes de feu profondes. Pansement antiseptique.

S'il s'agit d'un diabétique, même procédé, mais soigner l'état général.

— P. Segond. —

1º Anthrax auxquels il ne faut pas toucher : Pansements humides, pulvérisations phéniquées.

2º Anthrax auxquels il faut toucher : Incision cruciale au bistouri, puis incision en roue, suivie d'une cautérisation au fer rouge avec le cautère actuel, avec incisions en rayon suivies des mêmes cautérisations.

3º Anthrax qu'il faut extirper comme une tumeur.

— Terrier. —

Incision au bistouri ou au thermocautère. Préférer celui-ci chez les diabétiques. Pansement avec la solution de bichlorure. Les pulvérisations phéniquées ne méritent pas grande confiance : elles ne servent qu'à calmer la douleur. On peut essayer, à la périphérie de l'anthrax, les injections interstitielles antiseptiques.

Antisepsie de la bouche.

— Le Gendre. —

Dans le cours des *maladies fébriles*, laver la bouche avec une solution alcaline : Eau de Vichy additionnée d'un peu de glycérine.

Quand il y a de la *stomatite*, toucher les gencives avec :

Acide borique	1 gr.
Chlorate de potasse	0 gr. 75
Jus de citron.	15 gr.
Glycérine.	10 gr.

Ou :

Acide borique finement pulvérisé.	2 gr. 50
Chlorate de potasse.	2 gr.
Poudre de gaïac.	1 gr. 50
Craie préparée . . . . . . ⎫	
Carbonate de magnésie pulvérisé . . . . ⎬ āā	4 gr.
Essence de menthe. . . .	Q.s. pour aromatiser

Antisepsie intestinale.

— Bouchard. —

    Napthol β finement pulvérisé.   15 gr.
    Salicylate de bismuth. . . . .   7 gr. 50

En 30 cachets, 3 à 10 par jour.

Dans les putridités intestinales et gastriques chez certains dyspeptiques dilatés, dans les empoisonnements par les viandes gâtées, dans la typhlite, la dysenterie, la fièvre typhoïde, la furonculose, les maladies avec insuffisance rénale, l'hyperthermie.

— Huchard. —

    Salicylate de bismuth. . .
    Salicylate de magnésie . .   ââ 5 gr.
    Benzoate de soude . . . .

Pour 20 cachets. Un cachet au début de chaque repas.

— Huchard. —

Lavage intestinal utile dans la dyspnée urémique, certaines chloroses.

Le lavage intestinal se fait avec une longue sonde œsophagienne communiquant avec un récipient qui contient 2 litres d'eau salée à 40°. La canule est introduite dans le rectum. On achève de boucher l'anus avec un tampon d'ouate. Avec 3 litres de liquide, on force la valvule de Bauhin. Avec 6 litres, le liquide pénètre dans l'estomac.

Lavements antiseptiques.

— Le Gendre. —

    Benzoate de soude. . . .   5 à 15 gr.
    Eau. . . . .   150 à 500 gr.

    Eau de chaux. . . . . .   50 à 100 gr.
    Eau. . . . .   150 à 500 gr.

    Acide borique. . . . . .   4 à 20 gr.
    Eau. . . . .   150 à 500 gr.

Salicylate de soude...	2 à 10 gr.
Borate de soude....	5 à 20 gr.
Eau............	150 à 500 gr.
Résorcine.......	0 gr. 50 à 1 gr.
Eau............	150 à 500 gr.
Hyposulfite de soude..	5 à 20 gr.
Eau............	150 à 500 gr.

Antisepsie interne.

— BOUCHARD. —

Eau naphtolée. Dans un tonneau de 200 litres d'eau, délayer 1 kilogr. de naphtol en poudre. Par le repos, le naphtol gagne le fond. Chaque fois qu'on puise de l'eau naphtolée, la remplacer par une quantité égale d'eau pure. Suivant la température, un litre d'eau renferme de 20 à 30 centigr. de naphtol.

Pour préparer sur le champ de l'eau naphtolée en petites quantités :

| Naphtol β............ | 40 gr. |
| Alcool à 90°.. Q. s. pour faire | 100 c. c. |

Mettre 5 à 10 c. c. de cette solution dans :

| Eau bouillante......... | 10 litres |

Filtrer après refroidissement. L'eau contient de 20 à 30 centigr. par litre de naphtol. Pour lavage de la peau, injections vaginales et intra-utérines, pour injections uréthrales dans la blennorrhagie.

| Naphtol β............ | 5 gr. |
| Alcool à 60°......... | 1 litre |

Pour le cuir chevelu, l'aisselle, le périnée et la face.

| Naphtol β........... | 15 gr. |
| Alcool à 60°,......... | 1 litre |

Pour toutes les autres régions de la peau, y compris le gland et le prépuce. Ne toucher avec aucune solution alcoolique de naphtol les paupières ni le scrotum.

Naphtol β . . . . de 15 gr. à 500 gr.
Alcool à 60° . . . .   1 litre.

Pour attouchement sur des portions limitées de la peau saine ou croûteuse ou sur les excoriations septiques.

Naphtol β . . . .   5 gr.
Alcool à 90° . . . .   33 gr.
Eau distillée chaude. Q. s. pour faire 100 c. c.

Filtrer à chaud. Pour injections interstitielles ou dans les cavités closes septiques. Au moment de s'en servir, plonger le flacon dans un bain-marie et chauffer la seringue de Pravaz.

Quelques gouttes dans les ganglions indurés ou suppurés, dans les abcès ; 4 cent. cubes toutes les 24 heures ou toutes les 12 heures dans les pleurésies avec épanchement, même sans suppuration.

Naphtol β . . . .   100 gr.
Camphre . . . .   200 gr.

Pulvériser et chauffer doucement le mélange.

— Huchard. —

Thymol cristallisé . . . . . .   5 gr.
Essence de thym blanche .
 — de lavande . . . .
 — de romarin . . . .   ââ 2 gr. 50
Teinture de ratanhia . . .
Alcool à 88° . . . .   500 gr.

Pour pulvérisations, 3 à 4 fois par jour, dans la chambre du malade.

— Lucas-Championnière. —

Acide phénique cristallisé. } ââ 50 à 100 gr.
Glycérine . . . . }
Eau . . . .   1000 gr.

Pour *solution forte*.

Poudre d'iodoforme. . . . ⎫
— de benjoin . . . . ⎪
— de quinquina . . . ⎬ ââ 20 gr.
— carbonate de ma- ⎪
gnésie saturée d'essence ⎪
d'eucalyptus . . . . . . ⎭

Pour pansements sur les plaies.

Acide phénique cristallisé . . 50 gr.
Glycérine . . . . 50 à 75 gr.
Eau. . . . . 1000 gr.

Pour laver la région sur laquelle on doit opérer.

Acide phénique cristallisé . . 25 gr.
Glycérine. . . . . 25 gr.
Eau. . . . . 1000 gr.

Pour imbiber les compresses destinées au pansement.

Acide phénique cristallisé . . 50 gr.
Glycérine . . . . 75 gr.
Eau . . . . 875 gr.

Pour désinfecter les mains.

— PANAS. —

Biiodure de mercure . . . . . 0 gr. 05
Alcool . . . . 20 gr.
Eau . . . . 980 gr.

Pour l'antisepsie oculaire.

— PÉRIER. —

Salol. . . . . 300 gr.
Camphre . . . . 200 gr.

Pulvériser finement chaque substance. Chauffer doucement jusqu'à fusion complète. Filtrer et conserver dans un flacon bien bouché.

Ou bien :

Naphtol camphré. . . . . . . 90 gr.
Iode pulvérisé . . . . 10 gr.

AORT

— Sevestre. —

Thymol	5 gr.
Phénol	20 gr.
Alcool	100 gr.
Eau	875 gr.

Pour pulvérisations antiseptiques.

Aortiques (Affections).

— Dujardin-Beaumetz. —

Dans les affections aortiques douloureuses.

Bromhydrate de cicutine cristallisé	0 gr. 50
Alcool	1 gr. 50
Eau de laurier-cerise	23 gr.

Pour injections hypodermiques.

Ou bien :

Bromhydrate de cicutine cristallisé	1 gr.
Sirop simple	900 gr.

10 à 30 gr. par jour.

Ou bien :

Bromhydrate de cicutine cristallisé	0 gr. 30
Sucre de lait	Q. s.
Sirop de gomme	
Eau de menthe	50 gr.
Eau distillée	250 gr.

Une cuillerée à bouche.

Ou bien :

Bromhydrate de cicutine cristallisé	2 gr.

Pour 1,000 granules. — 1 à 5 par jour.

Ou bien :

    Extrait de fleurs et de feuilles de
        convallaria . . . .   7 gr.
    Sirop d'écorces d'oranges.. } āā 120 gr.
    — des cinq racines. . .   }

3 à 4 cuillerées à bouche par jour.

Ou bien :

    Caféine. . . . .   0, 75 à 1 gr.
    Benzoate de soude . . . . . .   1 gr.
    Eau de tilleul. . . . .   30 gr.
    — laitue. . . . .   60 gr.
    Sirop des cinq racines . . . .   30 gr.

A prendre en 24 heures.

Ou bien :

    Caféine . . . . } āā 7 gr.
    Benzoate de soude. . . . .   }
    Eau . . . .   250 gr.

Une cuillerée à bouche contient 0,50 de caféine, 1 à 2 cuillerées par jour.

— HUCHARD. —

    Solution alcoolique de trinitrine
        au 100e . . . .   XL gouttes.
    Eau distillée . . . .   10 gr.

Pour injections hypodermiques : 4 à 5 seringues par jour.

Ou bien :

    Solution alcoolique de trinitrine
        au 100e. . . . .   XXX à XL gouttes.
    Eau distillée. . . . .   300 gr.

Ne pas dépasser 12 gouttes de trinitrine par jour.

Ou bien :

    Benzoate de soude. . . . . .   2 à 5 gr.
    Caféine . . . .   5 gr.
    Eau distillée. . . . .   300 gr.

2 à 4 cuillerées à soupe par jour.

Ou bien :

Caféine	2 gr.
Benzoate de soude	3 gr.
Eau distillée	6 gr.

En injections hypodermiques. Tonique du cœur. Augmente l'irrigation cérébrale. Diurétique.

Aortite.

— Rendu. —

Au début : émissions sanguines locales. Quand les accès sont moins aigus, révulsifs. En même temps, donner tous les jours 0 gr. 50 à 1 gr. d'*iodure de potassium*. S'il y a de l'éréthisme vasculaire et un état nerveux prononcé, associer le *bromure*. Au moment des *crises* : injections de morphine, inhalations de nitrite d'amyle (5 à 10 gouttes). Si les accidents sont graves, saignée.

— Rendu. —

Opium à petites doses : tous les soirs injection d'un 1/2 centigramme de morphine. Extrait de belladone, 0 gr. 04 en 4 pilules, dans la journée.

— A. Robin. —

L'*iodure de potassium* est le médicament de choix : 50 centigrammes par jour tant qu'il est bien supporté. On l'associe avec avantage à l'*arsenic* : 2 milligrammes.

Contre la *crise* : révulsion (vésicatoires, pointes de feu). Frictions à la région du cœur avec la *teinture éthérée de digitale*.

Opium : 5 à 10 centigrammes d'opium pulvérisé par jour. Ou bien suppositoire avec :

Poudre d'opium	10 centigr.
Extrait belladone	1 centigr.

Injections de morphine.

Pendant la période des crises douloureuses, donner 5 à 6 cuillerées par jour de :

Bromure de potassium . .   ⎫
    — ammonium. . . . ⎬ ââ 2 gr.
    — sodium . . . . . ⎭
Sirop d'éther. . . . .   16 gr.
Eau laurier cerise . . . . . .   6 gr.
Hydrolat valériane. . . . . Q. s. pour 100 cc.

Aphrodisie.

— BOURNEVILLE. —

Bromure de camphre.
Injection hypodermique :

    Camphre monobromé. . . . .   3 gr.
    Alcool . . . .   25 gr.
    Glycérine . . . .   22 gr.

30 à 40 gouttes en injections :

— C. PAUL. —

Exercice musculaire. Gymnastique. Travail intellectuel. Hydrothérapie.
A l'intérieur : Bromure de potassium, lupulin, camphre.

Aphtes.

— COMBY. —

    Borax . . . .   2 gr.
    Sirop de mûres . . . . . . ⎫ ââ 10 gr.
    Glycérine. . . . . ⎭

Pour collutoire.

— BARIÉ. —

    Acide salicylique. . . . . . .   2 gr.
    Glycérine. . . . .   20 gr.

Pour collutoire.

— Le Gendre. —

Collutoire avec :

Salicylate de soude.		5 gr.
Borate de soude.		3 gr.
Teinture de vanille.		1 gr.
Glycérine.	}	ââ 15 gr.
Eau distillée		

Appendicite.

— Dieulafoy. —

On n'opère jamais trop tôt, les résultats étant d'autant meilleurs que l'intervention est plus hâtive.

Il n'existe pas de traitement médical de l'appendicite. Le traitement médical n'est bon qu'à faire perdre un temps précieux. Il est bien entendu qu'on doit soulager les malades ; injection de morphine, application de glace, mais il ne faut pas trop s'attarder à ces moyens et se méprendre sur leur efficacité. Trop souvent ils font admettre une détente de la maladie, alors qu'ils en marquent les symptômes.

Le traitement chirurgical est le seul traitement rationnel ; il est le seul qui mette à l'abri des accidents immédiats et des accidents éloignés, il est le seul qui prévienne les rechutes et leurs conséquences.

— Duplay. —

Dans la *colique appendiculaire*, éviter les lavements et les purgatifs. Immobiliser l'intestin par le repos absolu, l'opium, la diète lactée. Applications locales de glace.

Dans l'appendicite subaiguë, avec péri-appendicite, il faut intervenir s'il y a appendicite suppurée ou péritonite par perforation. On incisera au-dessus de l'arcade crurale. On évacue la collection. Si on trouve l'appendice, on le résèque et on draine avec de la gaze iodoformée. Si on ne trouve pas l'appendice, on abandonne les choses à elles-mêmes.

Dans le cas de péritonite, faire la laparotomie médiane. Ouvrir le péritoine largement, le laver avec de l'eau salée. Rechercher l'appendice, le réséquer et drainer.

— LE GENDRE et A. BROCA. —

Traitement médical. — Repos absolu. Diète. Opium 2 à 10 centigr. chez l'enfant ; 20 à 30 chez l'adulte. Réfrigération locale continue. Proscrire les purgatifs, les vésicatoires, les pommades. Donner de grands lavements antiseptiques.

Si, après 48 heures, il n'y a pas de défervescence, de relèvement du pouls, d'amélioration du faciès, faire une incision exploratrice qui devient nécessaire au bout de trois jours.

Contre l'appendicite à rechutes, faire la résection de l'appendice après la deuxième ou troisième crise.

— MONOD. —

Chaque fois que la fièvre coïncide avec l'existence d'une tumeur dans la fosse iliaque, il faut intervenir. Ne jamais attendre pour opérer que cette tumeur ait atteint un gros volume. On n'opère jamais trop tôt.

— QUÉNU. —

Parfois le malade a été pris, en parfaite santé, de phénomènes soudains très graves, parfois suivis d'une accalmie trompeuse. Il est alors toujours trop tard pour opérer.

Dans d'autres cas, il y a péritonite généralisée avec infection secondaire du péritoine. On doit alors ouvrir le péritoine sur la ligne médiane et faire un grand lavage.

Dans les appendicites ordinaires, si l'on veut aller à la recherche de l'appendice et du foyer, si, pour cela, on détache les adhérences protectrices, on expose le malade à de grands dangers. Il vaut mieux, alors, placer une mèche dans le voisinage du foyer.

Artérite typhoïde.

— Rendu. —

Repos et immobilité du membre. Eviter les frictions et les massages. Pommade mercurielle en onctions. Cataplasmes. Quinquina et fer à l'intérieur. S'abstenir des préparations de seigle ergoté.

Arthrite coxo-fémorale.

— Tillaux. —

Immobiliser le membre inférieur et le maintenir dans une bonne position pendant toute la maladie.

Au début : repos au lit. Une fois la maladie confirmée, mettre la gouttière Bonnet. S'il y a de la douleur et qu'il y ait menace de flexion de la cuisse, faire l'extension continue, avec 3 à 4 kilogrammes.

S'il y a une attitude vicieuse, faire le redressement sous le chloroforme et mettre un appareil à extension continue.

Quand il se forme des abcès, si la collection est considérable, profonde et diffuse, on l'ouvre. Dans le cas contraire, on n'y touche pas. S'il y a des fistules qui permettent de constater que les os sont dénudés et nécrosés, on ouvre le foyer et on résèque les parties malades.

Arthrite du genou.

— Périer. —

Recouvrir le genou avec un morceau de lint enduit de :

Onguent mercuriel . . . . . } ââ 200 gr.
Cérat savon camphré . . . }

Maintenir le lint avec des bandelettes de diachylon. Appliquer ensuite des attelles de basane enduites d'emplâtre de savon et finir par un bandage silicaté. On laisse le tout en place 5 à 6 semaines.

TILLAUX. —

Traumatique. — Repos au lit jusqu'à ce qu'il n'y ait plus ni douleurs, ni épanchement. Compression ouatée avec une bande de flanelle de tout le membre inférieur, jusqu'à la racine de la cuisse. Si la synoviale est très distendue, ponction aspiratrice.

Spontanée non tuberculeuse. — Révulsifs. Immobilisation.

Tuberculeuse (tumeur blanche). — Repos. Révulsifs. Compression ouatée, enlevée et remise tous les huit jours. Ouvrir les abcès périphériques et laver le foyer.
— Si le membre est dans une position vicieuse, le redresser. Compression.

Résection quand la maladie est limitée aux condyles du fémur et du tibia.

Arthrite du pied.

— TILLAUX. —

Au début : Immobilisation dans un bandage inamovible. Révulsifs, pointes de feu. S'il se forme des fistules, on les gratte avec la curette tranchante.

Chez l'adulte : Quand les articulations sont envahies par la suppuration et remplies de fongosités, quand le tarse est envahi, on fait l'amputation sous-astragalienne, ou, quand elle est impossible, la tibio-tarsienne.

Ascarides (Voir *Lombrics* et *Oxyures*).

Ascite (Voir *Cirrhose du foie*).

Asthme.

— DIEULAFOY. —

Si l'accès commence ou va commencer, badigeonner le nez en remontant aussi haut que possible avec un pinceau imbibé de :

  Chlorhydrate de cocaïne . . . 1 gr.
  Eau distillée . . . . 20 gr.

On pulvérise dans le nez ou la gorge une cuillerée à bouche de cette solution.

En cas d'échec, faire respirer fortement 6 à 12 gouttes de pyridine versées sur un mouchoir ou mettre près du lit du malade une soucoupe contenant 3 à 4 gr. de pyridine.

Si *l'accès a commencé*, faire fumer des feuilles pulvérisées de datura et du papier nitré en très petits morceaux. Essayer en même temps la cocaïne et la pyridine.

Si *l'accès est à son apogée*, faire une injection hypodermique d'un centigramme de morphine.

Pendant l'attaque : iodure de potassium. Débuter par 0 gr. 25 par jour ; arriver à 2 gr. si l'asthme est invétéré.

Traitement de la diathèse: Pendant une quinzaine de jours, faire prendre, si c'est possible, 2 gr. d'iodure de potassium par jour. Puis, pendant quinze autres jours, donner chaque matin :

Poudre de feuilles de belladone
Extrait de belladone. . . . . } ââ 0 gr. 20

Pour 20 pilules ; débuter par une demi-pilule, donner ensuite une pilule.

En même temps donner une cuillerée à café par jour de :

Arséniate de soude. . . . . .   0 gr. 05
Eau distillée . . . .   80 gr.

Au bout de 15 jours, reprendre pendant une quinzaine l'iodure de potassium et ainsi de suite pendant 5 à 6 mois.

— Huchard. —

Iodure de potassium . . .
Teinture de lobélia . . . . } ââ 10 gr.
— de polygala . . .
Extrait d'opium . . . .   0 gr. 10
Eau . . . .   300 gr.

1 cuillerée matin et soir.

— Potain. —

Pendant l'*accès* : le datura, la jusquiame, la teinture de lobélia, le chloral, les feuilles de datura et le papier nitré, les inhalations de pyridine, de nitrate d'amyle peuvent soulager. Dans les cas violents : injection de morphine.

Si les accès reviennent périodiquement : sulfate de quinine.

Traitement de la maladie. Chez les herpétiques : arsenic. Chez les arthritiques : alcalins, lithine. L'*iodure de potassium* ne doit pas être prescrit banalement : il peut être dangereux. L'iode, le sirop iodo-tannique réussissent dans la scrofulose.

Changement d'altitude.

— Lermoyez. —

Contre la dyspnée asthmatique :

Sulfate neutre d'atropine. . .	0 gr. 005
Sulfate de strychnine.	0 gr. 02
Sirop d'écorces d'oranges amères.	150 gr.

1 cuillerée à soupe à chacun des principaux repas.

— Dujardin-Beaumetz. —

Teinture d'euphorbia pilulifera . . . 10 gr.

III gouttes à prendre, 3 fois par jour, dans une grande tasse d'infusion d'aunée.

Après chaque inspiration prendre 1 cuillerée à bouche de :

Sirop de tolu..	} ââ 100 gr.
— diacode.	
Iodure de potassium	10 gr.

— Debove et Achard. —

A. — *Accès.*

Fumigations. Papier nitré du Codex. Faire brûler dans une assiette une cuillerée à café de la poudre suivante :

Azotate de potasse	3 gr.
Poudre de feuilles de datura.	
Poudre de feuilles de belladone.	ââ 5 gr.
Poudre de feuilles de jusquiame.	

M. *Potions :*

Sirop d'opium.	20 gr.
— de belladone	15 gr.
Eau de laurier-cerise	10 gr.
— de tilleul.	110 gr.

M. Potion à prendre par cuillerées à soupe :

Teinture de lobélie.	1 gr.
Sirop de morphine	30 gr.
Eau de laurier-cerise	10 gr.
— de laitue.	90 gr.

M. A prendre en deux ou trois fois à une demi-heure d'intervalle.

B. — *En dehors des accès :*

Iodure de potassium	10 gr.
Eau distillée.	300 gr.

Faire dissoudre. 1 à 4 cuillerées à soupe par jour.

Iodure de potassium.	5 gr.
Eau distillée	5 gr.
Sirop d'opium	50 gr.
— d'écorces d'oranges amères	140 gr.

2 à 4 cuillerées à soupe par jour.

Extrait d'opium.	0 gr. 20
Teinture de lobélie	10 gr.
Iodure de potassium	10 gr.
Eau distillée	290 gr.

F. s. a. 2 à 4 cuillerées à soupe par jour.

C. — *Asthme lié à une lésion nasale.*
Badigeonnages dans les fosses nasales avec :

    Chlorhydrate de cocaïne . . .   1 gr.
    Glycérine. . . . .   10 gr.
    Eau distillée.. . . . .   20 gr.

D. — *Asthme des arthritiques.* (Alcalins.)

    Bicarbonate de soude. . . . .   1 gr.
    Benzoate de soude . . . . . .   0 gr. 25

Pour un cachet n° 24. 4 à 6 par jour.

E. — *Asthme des herpétiques.* (Arsénicaux.)

    Liqueur de Fowler . . . . . .   15 gr.

V à X gouttes aux deux principaux repas.

    Arséniate de soude. . . . . .   0 gr. 10
    Eau distillée . . . .   300 gr.

Faire dissoudre. Une ou deux cuillerées à soupe par jour.

    Arséniate de soude . . . . . .   0 gr. 05
    Sirop d'écorces d'oranges amè-
    res . . . .   200 gr.

Faire dissoudre. Une à deux cuillerées à soupe par jour.

Pour éviter les attaques, donner tous les jours :

    Antipyrine . . . .   3 à 4 gr.

Asthme cardiaque.

— Ferrand. —

Dans l'asthme cardiaque avec hypertrophie du cœur :
1° Chaque matin, en dehors des attaques, deux cuillerées de :

    Iodure de sodium. . . . . . .   25 gr.
    Infusion d'aunée . . . .   300 gr.

2° Chaque soir, avant le dîner, deux cuillerées à soupe de :

    Bromure de sodium. . . . . .   25 gr.
    Sirop d'aconit. . . . .   50 gr.
    Infusion de houblon. . . . . .   250 gr.

Traitement de la crise :

1° Mettre les mains dans un vase d'eau chaude.
2° Faire respirer un peu d'ammoniaque.
3° Donner par gouttes, toutes les 5 à 10 minutes (cinq gouttes à la fois) :

  Laudanum . . . . 4 gr.
  Eau laurier-cerise. . . . . 6 gr.

4° Faire une injection sous-cutanée d'une solution :

  Sulfate d'atropine. . . . . 0 gr. 01
  Sulfate de morphine . . . . . 0 gr. 20
  Eau laurier-cerise. . . . . 10 gr.

En dehors des crises.

Prendre chaque jour, avant les deux repas, une cuillerée à bouche de :

  Iodure de potassium . . . . . 20 gr.
  Sirop de capillaire . . . . 200 gr.

Matin et soir, donner une des pilules :

  Extrait de stramonium . . } ââ 0 gr. 10.
  Valérianate de zinc. . . . }

Pour une pilule.

Tous les deux jours, prendre :

  Sirop de nerprun. . . . . 30 gr.
  Crême de tartre . . . . 20 gr.

Infusion de 10 gr. de follicules de séné dans 100 gr. d'eau.

Asthme chez les enfants.

— Barié. —

5 gouttes de pyridine, renouvelées trois ou quatre fois par jour, versées dans un mouchoir placé devant la poitrine et attaché au cou.

  Teinture de lobelia inflata. . . 8 à 15 gr.
  Iodure de sodium. . . 1 à 4 gr. par jour.

Asthme des foins.

— Huchard. —

Sulfate de quinine	3 gr.
Poudre de benjoin	6 gr.

Pour insuffler dans les fosses nasales plusieurs fois par jour.

Asystolie.

— Huchard. —

Caféine	3 gr.
Benzoate de soude	3 gr.
Eau distillée	6 gr.

Pour injections hypodermiques, 3 à 4 par jour.
Injections hypodermiques d'éther, 3 à 6 par jour.

— Lancereaux. —

Poudre de scille.....
— scammonée...   ââ 1 gr.
— feuilles de digitale

pour 20 pilules. Prendre 4 pilules, pendant 3 à 4 jours, en augmentant la dose jusqu'à 6 à 8. Cesser plusieurs jours. Reprendre si la diurèse et la régularité du cœur sont insuffisantes.

(Voir : *Aortiques*, *Mitrales* (*Affections*).

Asystolie dans la grossesse.

— Tarnier. —

Une *saignée* (250 à 300 gr.) est indiquée. Si les accidents sont moins menaçants, se contenter des toniques du cœur.

Comme indication *préventive* : régime lacté.

Provoquer l'accouchement quand l'asystolie, résistant au traitement, devient menaçante.

Ataxie locomotrice.

— Charcot. —

  Nitrate d'argent. . . . . . 1 centigr.
  Mie de pain. . . . . Q. s.

Pour une pilule. Une à deux avant les repas. Surveiller l'état des gencives.

  Poudre fraîche d'ergot de seigle. . 0 gr. 25

Pour un paquet. Un avant chaque repas, pendant les quatre premiers jours de chaque semaine.

  Hydrothérapie. . . . . . . ⎫
  Bains sulfureux. . . . . . . ⎬ à essayer
  Suspension. . . . . ⎪
  Electricité. . . . . ⎭

— Marie. —

  (Arthropathie).

  Aspirine . . . . 3 gr.

En trois paquets. Continuer jusqu'à disparition du gonflement.

Atrophie musculaire.

— Rendu. —

Révulsifs sur la colonne vertébrale. Courants continus. Bains sulfureux. Repos des muscles. Noix vomique. Dix gouttes de solution d'ergotine par jour.

Avortement (Menace d').

— Demelin. —

Repos au lit absolu. Calmants de la contraction utérine dont le principal est le *laudanum*.

Après évacuation du rectum faire administrer avec une petite poire à lavements ou une seringue en verre, un mélange composé de une à deux cuillerées à soupe d'eau tiède et de XXV gouttes de laudanum de Sydenham. Ce mélange doit être gardé et absorbé. On peut renouveler ce remède plusieurs fois par jour et donner par 24 heures *cent* gouttes de laudanum, dose *maxima* ; la dose moyenne est de cinquante gouttes par jour.

Si menace d'avortement imminente, pour agir vite injection sous-cutanée de morphine. A titre d'adjuvant conseiller *la teinture de Viburnum prunifolium* à la dose de X gouttes dans un peu d'eau à renouveler 5 ou 6 fois par jour.

On examinera l'utérus le moins souvent possible pour ne pas l'exciter, et on fera peu d'injections vaginales pour la même raison. Les injections chaudes à 45 ou 50 degrés qui font contracter l'utérus, doivent être prohibées. En cas de nécessité, injection vaginale sous faible pression (50 ou 60 centimètres de différence entre le niveau du liquide à injecter et le plan sur lequel repose la malade), température à 37°.

Pas de tamponnement du vagin qui peut exciter l'utérus.

Avortement (rétention placentaire).

— Bonnaire. —

Tamponner l'utérus dans le but de provoquer et d'accélérer l'issue du placenta.

Façon de procéder. — Mettre la femme dans la position obstétricale ; pratiquer un nettoyage antiseptique de la vulve et du vagin et faire le cathétérisme de la vessie ; on amène alors le col de l'utérus à l'orifice vaginal au moyen d'une pince à griffes que l'on confie ensuite à un aide ; on fait une injection iodée dans la cavité de la matrice puis on procède au tamponnement. Pour cela on prend une bande de gaze iodoformée, faite d'une seule pièce, très longue et peu large, qu'on introduit dans l'utérus avec une pince à pansement. Si l'avortement s'est produit avant le troisième mois, ou s'il s'agit d'une rétention placentaire déjà ancienne, on se trouve souvent arrêté d'abord à l'orifice interne du col, puis au niveau de l'anneau de contraction ; on parvient cependant à vaincre ces obstacles, à condition de procéder avec douceur. Après avoir rempli ainsi toute la cavité utérine et le col avec la tarlatane iodoformée on enlève la pince et on laisse une courte mèche de gaze dans le vagin. Le tamponnement pour être efficace doit être serré.

En moyenne l'expulsion a lieu au bout de 15 heures.

— Pajot. —

Les indications sont : 1° ou de l'arrêter ; 2° ou d'aider sa terminaison.

1° L'arrêter. — Tant que les membranes ne sont pas rompues, si l'embryon est vivant, il y a des chances de l'arrêter, à moins qu'une portion de l'œuf ne soit hors de l'utérus, les contractions continuant malgré le traitement. *On arrête l'avortement* : 1° en combattant, éloignant ou atténuant la cause, quand cela est possible ; 2° en arrêtant les contractions par le repos *absolu* et l'opium (*lavements laudanisés*) ; 3° en arrêtant l'hémorrhagie par le décubitus dorsal, le froid (*intus et extra*), etc. Si la perte menace la vie, *tampon*, bien qu'il favorise l'avortement.

2° Aider sa terminaison. — *On aide l'avortement* : 1° en ne faisant rien pour l'empêcher, tout en modérant l'hémorrhagie, si elle est grave ; 2° en favorisant, dans certains cas, la sortie de l'œuf entier ou de l'une de ses parties par *ergot, tractions, doigts, instruments*. *Mieux vaut* ABSTENTION *que* VIOLENCE. Il n'est jamais utile (sauf peut-être dans des *cas très rares* d'avortement des cinquième et sixième mois) d'ouvrir les membranes. Cette pratique est le plus souvent dangereuse. Dans les premiers mois surtout, l'expulsion de l'œuf *entier* est désirable.

Délivrance. — Il est très commun de voir l'embryon *expulsé* et le placenta et les membranes décollés, mais *retenus*. Cette situation sera grave, surtout si *l'accoucheur intervient mal à propos*. *L'expectation absolue, sauf le cas d'hémorrhagie abondante*, telle doit être la règle.

La fétidité des lochies trace la limite de l'expectation. Toute autre base établie sur le temps et l'heure est vaine et ridicule.

A partir de la fétidité des lochies, la malade est exposée à toutes les conséquences de *l'infection putride*. Intervenir alors. — *Jamais de violence*. Doigts. Pince à faux germe. Curette. Injections. Ergot de seigle *si l'arrière-faix est fortement engagé*, autrement il est dangereux. Curage (pour certains accoucheurs). Antisepsie rigoureuse.

Azoturie (diabète azoturique).

— A. ROBIN. —

Insister sur l'alimentation azotée : viande, œufs, poisson, lait, féculents (pois, lentilles). Vin rouge coupé. Bien faire couvrir les malades. Exercice en plein air.

Donner chaque jour 1 à 3 gr. d'antipyrine : 1 gr. 1 heure avant les repas. La suspendre au bout de 5 à 6 jours et donner 2 à 5 pilules de :

Arséniate de soude	0 gr. 001
Sulfate de quinine	0 gr. 10
Extrait de valériane	0 gr. 20

Dans les périodes plus avancées, donner, avant le premier repas, 50 centigr. de *sulfate de quinine* et, pendant la durée, 50 centigr. d'extrait de quinquina.

Douches chaudes suivies d'affusions froides. — Contre *l'insomnie* : chloral 2 gr.

B

Balanite.

— Fournier. —

Bains généraux prolongés ; repos. Chaque jour, trois bains locaux tièdes avec de l'eau de guimauve, suivis d'une irrigation avec de l'eau boriquée tiède. On la fait avec une seringue uréthrale introduite entre le prépuce et le gland. Chaque irrigation exige un litre d'eau. Immédiatement après, faire une injection avec

Nitrate d'argent . . . . 1 gr.
Eau distillée . . . . 100 gr.

— Le Gendre. —

Chez les *jeunes enfants*. Faire, deux fois par jour, entre le prépuce et le gland des injections avec

Naphtol β . . . . 0 gr. 20
Eau distillée. . . . . 1 litre.

Bec-de-lièvre.

— A. Broca. —

Pour la restauration des parties molles, employer le procédé de Mirault (de Clémot) pour la fissure bilatérale. Ne jamais sacrifier le tubercule médian, qu'on doit refouler après résection triangulaire de la cloison. On peut opérer de 3 à 6 mois même les cas les plus complexes. Pour le palais, attendre de 5 à 6 ans.

Blennorrhagie.

— BALZER. —

Grands lavages de l'urèthre avec solution de résorcine à 1 0/0 ou mieux, avec celle de permanganate de potasse à 1/5000 ou 1/4000 à 40°. On peut faire ce lavage avec ou sans sonde. Si on emploie celle-ci, préférer celle de Nélaton ou de Pezzer, désinfectée auparavant par l'ébullition et le lavage avec la solution de Van Swieten.

— BALZER. —

Association du salicylate de soude au bicarbonate de soude.

    Bicarbonate de soude. . . . . 30 gr.
    Salicylate de soude. . . . . . 10 gr.

Deux cuillerées à café dans un litre de limonade au citron, à boire dans l'intervalle des repas.

Au déclin de la blennorrhagie :

Lavages de l'urèthre d'après la méthode de Janet avec :

    Solution de sous-nitrate de bismuth.

Débuter par une solution à 1/2000 pour arriver dès le 3ᵉ lavage à une solution à 1/500. Quelques irrigations amènent la guérison.

— BROCQ. —

La *méthode abortive* est dangereuse.

Garder le repos absolu, le lit si c'est possible. Quand on se lève et qu'on marche, porter un suspensoir ouaté.

Prendre de grands bains, si la douleur est trop vive.

Boire beaucoup : lait, eaux alcalines, tisanes diurétiques.

Défendre : café, thé, liqueurs, vin pur.

Calmer les érections avec le bromure de camphre ou de potassium, les pommades camphrées, les compresses ou les cataplasmes froids. — Combattre la constipation.

Envelopper le gland avec de la ouate aseptique.

Employer ensuite les *balsamiques*.

Comme *injections* prescrire :

Acide borique	2 gr.
Sous-nitrate de bismuth	12 gr.
Julep gommeux	200 gr.

Trois injections par jour avec ce mélange bien chauffé et agité. Si, au bout de 5 jours, l'écoulement n'est pas suspendu, faire des injections avec le *permanganate de potasse* à 0,50 0/00 ou l'*ichthyol* à 1 0/0.

Chez la *femme* : mettre le soir, dans le vagin, un ovule à la glycérine solidifiée préparé au *nitrate d'argent*. Pendant le jour, mettre un ovule à l'*acide borique* ou au *tannin*. Ou bien injections fréquentes avec le coaltar ou l'acide borique. Pour l'urèthrite, lavages fréquents de l'urèthre avec de l'eau boriquée, puis avec des solutions de nitrate d'argent de plus en plus fortes.

— Fournier. —

Le traitement hygiénique institué, ajourner les malades à *un mois*.

| Poudre de cubèbe | 16 à 30 gr. |
| Sirop de goudron | Q s. |

Faire des bols à prendre en 6 ou 8 fois dans la journée.

Si, dès le cinquième jour, l'écoulement n'est pas tari, s'arrêter et revenir aux diurétiques. On verra dix jours plus tard.

— Thibierge. —

Il n'y a aucun spécifique de la blennorrhagie en ce sens qu'on ne connaît pas l'agent destructeur, à coup sûr, du gonocoque. Il faut se contenter d'un traitement opportuniste à la fois hygiénique et pharmaceutique.

Cependant, au début de la maladie, on pourra intervenir d'une manière plus hardie et essayer le traitement abortif sans promettre au malade la guérison certaine. Une injection de nitrate d'argent à 1/100, à 1/50, faite dans la fosse naviculaire et dans l'urèthre antérieur, en ne dépassant pas la région pénienne, détermine au bout de quelques heures un gonflement de la verge, puis un écoulement douloureux qui cesse en 2 ou 3 jours ; pratiquée dans les premières heures de l'écoulement, elle a de grandes chances de produire ce résultat favorable.

Une fois l'écoulement établi, éviter toutes les causes d'irritation uréthrale : boissons alcooliques, mets épicés. Recommander les tisanes émollientes en grande quantité.

Médication interne : au début, salol. Quand l'écoulement commence à décroître seulement, copahu, cubèbe, santal.

Plus tard injections : sulfate de quinine neutre, sublimé, résorcine, permanganate de potasse. Les faire avec prudence.

Faire porter un suspensoir : alimentation tonique sans être irritante.

— Fournier. —

Prendre chaque jour un litre d'eau additionnée de l'un des paquets suivants :

Bicarbonate de soude.	5 gr.
Sucre en poudre	40 gr.
Essence de citron	II gouttes

Pour un paquet.

Blennorrhagie chronique.

— F. Guyon. —

Appareil instrumental. — Un explorateur en gomme flexible, à bout olivaire, creux dans toute sa longueur et perforé, au sommet de l'olive, d'un trou filiforme. Une seringue analogue à celle de Pravaz, mais d'une contenance 3 fois plus grande, munie d'une canule conique.

Avant de s'en servir, il faut amorcer. La seringue étant chargée et l'explorateur étant fixé à la canule, tourner le piston jusqu'à ce qu'on voie apparaître une goutte par le trou de l'olive.

Quand on veut agir dans l'urèthre postérieur, après avoir franchi le sphincter membraneux, on doit, en tournant le piston, laisser tomber dans le canal une quantité de liquide assez grande, 10 gouttes au moins et même 20.

Pour l'urèthre antérieur, il suffit, après avoir buté contre la porte de l'urèthre membraneux, de retirer de 2 à 3 centimètres l'olive et d'instiller 4 à 6 gouttes. On laisse l'instrument en place quelques minutes. On emploie une boule du calibre de 18 à 20.

Se servir d'une solution de nitrate d'argent au 50e, rarement au 30e ou 25e.

Faire les instillations en moyenne tous les 2 jours.

— A. Renault. —

Baume de copahu. . . . . . \
Poudre de cubèbe. . . . . . } ââ 50 gr.
Magnésie calcinée. . . . . . . Q. s.

Faites 50 bols, contenant chacun 1 gr. de chacune des deux substances.

Le malade en prendra d'abord 3 par jour, puis au bout de 48 heures, 6 ; si, au bout de 8 jours, l'écoulement ne s'est pas modifié, élevez le nombre à neuf.

Si le malade présente de la diarrhée, ajoutez à chaque bol 0 gr. 25 ou 0 gr. 30 de sous-nitrate de bismuth.

Dans le cas où le copahu ou le cubèbe ne seraient pas tolérés, capsules de santal dosées à 0 gr. 25. On commence par six capsules par jour et l'on peut progressivement élever la dose jusqu'à 16 par jour.

Régime : comme seule boisson, le lait. Eviter : vinaigre, moutarde, piments, asperges.

Pas de bicyclette, d'équitation, d'escrime, de marche forcée, dans la crainte de l'épidydimite.

Blépharite chronique.

— Panas. —

Bioxyde de mercure	0 gr. 10
Extrait de saturne	X gouttes
Vaseline	20 gr.

Matin et soir sur le bord des paupières.

Bronchectasie (Voir *Dilatation bronchique*).

Bronchite aiguë.

— Dieulafoy. —

Dans les cas légers on provoquera des transpirations au moyen de boissons pectorales ; on conseillera des inhalations émollientes, on calmera les douleurs et les quintes de toux avec la potion suivante :

Eau de fleurs d'oranger	80 gr.
Sirop de chloral	͡ āā 25 gr.
— de morphine.	
Eau de laurier-cerise	10 gr.

A prendre (pour un adulte) une grande cuillerée toutes les 2 heures.

Dans la forme intense, on appliquera des révulsifs sur la poitrine (emplâtre de thapsia, vésicatoire) et des ventouses sèches sur le thorax ou sur les membres inférieurs. Si les bronches sont trop encombrées, chez les vieillards surtout, on aura recours au vomitif.

— Robin. —

Dans tous les cas où il existe de l'infection bronchique, qu'on ait affaire à la forme aiguë ou à la forme chronique, M. Robin conseille d'avoir recours aux vomitifs qui réalisent le curage des bronches.

Après l'administration d'un vomitif.

Ipéca	0 gr. 30 à 0 gr. 50
Tartre stibié . . .	0 gr. 01 à 0 gr. 05

La température tombe d'un et même de deux degrés,

puis décline progressivement, la gêne respiratoire cesse, l'expectoration diminue. Dès que l'encombrement bronchique a disparu, M. Robin prescrit l'ipéca à petites doses à titre d'expectorant et de décongestionnant.

Oxyde blanc d'antimoine.	1 gr.
Alcoolature de racine d'aconit. .	XX gouttes
Teinture de belladone	X »
— de noix vomique	X »
Sirop d'ipéca . . . . ⎱	ââ 15 gr.
— diacode. . . . . . . ⎰	
Hydrolat de tilleul	150 gr.

— HUCHARD. —

Eau de laurier-cerise.	20 gr.
Sirop de tolu . . . . ⎱	ââ 60 gr.
— de bourgeons de sapin. ⎰	
— diacode . . . . ⎱	ââ 30 gr.
— de coquelicots. . . . ⎰	

3 à 4 cuillerées à soupe par jour.

Ou bien :

Goudron . . . . ⎫	
Poudre de Dower. . . . . ⎬ ââ 2 gr.	
— de benjoin . . . . ⎭	
Extrait de racine d'aconit. . . .	0 gr. 20

Pour 50 pilules. — 4 à 6 par jour.

Ou bien :

Poudre de Dower. . . . . ⎱	ââ 3 gr.
Poudre de scille. . . . . . ⎰	

Pour 30 cachets. — 3 par jour.

Ou bien :

Poudre de Dower. . . . . ⎫	
Poudre de scille . . . . . ⎬ ââ 3 gr.	
Poudre d'eucalyptus . . . ⎭	

Pour 30 cachets. — 3 ou 4 par jour.

— Marfan. —

> Benzoate de soude . . . . 6 gr.
> Sirop de tolu . . . . }
> Sirop de codéine . . . . . } āā 60 gr.

une cuillerée à soupe à chacun des trois repas.

Onctions sur le thorax avec le liniment térébenthiné du Codex.

S'il existe de la fièvre, sulfate de quinine de 0 gr. 50 à 1 gr.

Bronchite capillaire.

— Comby. —

Prophylaxie. — Isolement et antisepsie.

Traitement. — Ventouses sèches, teinture d'iode.

Cataplasmes sinapisés (un quart de farine de moutarde pour trois quarts de farine de lin).

Contre délire, convulsions, hyperthermie, donner des bains froids.

Enveloppements froids du thorax. Contre refroidissement des extrémités : entourer les jambes d'ouate, pratiquer des frictions stimulantes sur le corps (alcool camphré).

Pour favoriser l'expectoration : kermès (5 à 10 cent.) dans une potion gommeuse ou l'oxyde blanc d'antimoine (50 centigr. à 1 gr.).

Contre toux quinteuse et agitation : antipyrine (10, 20, 30 centigr.) et le sirop de tolu, le sirop de terpine à la dose de 10, 15, 20 grammes par jour.

Donner aussi l'alcool (10 à 15 gr. de bonne eau-de-vie ; 20 à 30 grammes de malaga ou autre vin sucré).

— Dieulafoy. —

> Sirop de morphine . . . . }
> — de chloral . . . . . . } āā 40 gr.
> Eau de tilleul . . . . }
> Eau de fleurs d'oranger . . . 10 gr.

Donner par cuillerées à bouche, toutes les 3 heures, pour combattre les quintes de toux.

4.

Bronchite capillaire des enfants.

— COMBY. —

Dans les formes suffocantes : inhalations d'oxygène, injections d'éther (un quart de seringue de Pravaz, 3 ou 4 fois par jour).

Si le cœur faiblit, donner V à VI gouttes de teinture de digitale ; faire des injections de caféine ou de spartéine.

Alimentation : lait de vache stérilisé, et pour les nouveau-nés, lait d'ânesse à défaut d'alimentation maternelle.

— LE GENDRE. —

Contre l'adynamie et l'asphyxie : excitants et stimulants diffusibles : eau-de-vie 45 à 60 gr., vin malaga coupé d'eau. Injections hypodermiques d'éther et de caféine alternativement.

Frictions sur les jambes avec le baume de Fioraventi. Sinapismes sur les cuisses. Faire varier le décubitus.

— J. SIMON. —

Au début, mettre l'enfant au lit, les jambes entourées d'ouate qu'on change matin et soir. Mettre en avant et en arrière de la poitrine un large cataplasme sinapisé et donner la potion suivante :

Acétate d'ammoniaque	0 gr. 50
Alcoolature de racine d'aconit .	XV gouttes.
Sirop de codéine	10 à 15 gr.

A un ou deux ans, 5 gr. de sirop de codéine suffisent. La potion est donnée par cuillerées à café toutes les heures. Espacer les doses, si le calme se rétablit.

En cas de congestion pulmonaire intense, plonger l'enfant, pendant 4 à 5 minutes, dans un bain tiède sinapisé.

Les vomitifs ne sont indiqués que tout à fait au début et quand il existait antérieurement de la bronchite. Il ne faut pas en continuer l'usage.

A une période un peu plus avancée, employer les révulsifs, surtout le vésicatoire, de la largeur d'une pièce de 5 fr. Ne pas le laisser en place plus de trois heures, ou même de deux. Chez les enfants à la mamelle, le remplacer par un cataplasme. Panser avec de la vaseline et de l'ouate. Renouveler le vésicatoire chaque fois qu'il y a de l'anxiété respiratoire.

Rendre l'air humide par des vaporisations d'eau chaude. Pour éviter les congestions, asseoir ou tenir fréquemment l'enfant sur les bras.

Surveiller les voies digestives. Frictions stimulantes.

Presque toujours les enfants sont déprimés. L'emploi du café et de l'alcool est alors nécessaire. Avant un an, l'enfant peut prendre 20 gr. d'eau-de-vie par jour. Plus tard, on peut en donner 40 à 50 gr.

En cas d'excitation trop vive, lavement avec :

Chloral. . . . . 0 gr. 50
Teinture de musc. . . . . XX gouttes.
Eau. . . . . 60 gr.

Administrer quotidiennement de petites doses de *sulfate de quinine*, mis dans du café ou en pilules d'un centigr. données dans de la confiture, ou bien donner une cuillerée à dessert de :

Sulfate de quinine. . . . . . 15 centigr.
Eau de Rabel . . . . Q. s.
Glycérine. . . . . } ââ 15 gr.
Sirop tartrique . . . . . }

En cas d'*anurie* : donner 15 centigr. de poudre de digitale pour un enfant d'un an et 25 centigr. pour un enfant de 6 à 7 ans, en infusion en trois tasses.

Alcoolature de racine d'aconit. V à X gouttes.
Sirop de codéine . . . . . } ââ 30 gr.
— de belladone . . . . }

Une à deux cuillerées à café dans la journée.

— Le Gendre. —

Enveloppement humide permanent du thorax. On

prend une pièce de gaze pliée en 8 doubles, assez haute pour aller de l'ombilic au sommet du thorax et assez longue pour entourer complètement celui-ci. On taille un morceau de taffetas gommé de même dimension. La gaze est trempée dans l'eau à la température de la chambre, exprimée et appliquée autour du thorax, le bout supérieur affleurant l'aisselle. On enroule le taffetas gommé par dessus.

On peut prolonger l'enveloppement plusieurs jours de suite.

— Le Gendre. —

En cas d'adynamie,

Extrait de quinquina . . .	1 à 3 gr.
Liqueur d'Hoffmann . . .	1 à 2 gr.
Teinture de cannelle . . .	X à XX gouttes.
Sirop d'écorces d'oranges.	30 gr.
Eau	70 à 100 gr.

Bronchite chronique.

— Dieulafoy. —

Tarir la sécrétion des bronches et modifier les parties sécrétantes, à l'aide d'un des médicaments suivants :

Capsules de créosote (0 gr. 05) 4 à 8 par repas.

Perles d'essence de térébenthine (0 gr. 25), 4 à 8 par repas.

Pilules d'iodoforme (0 gr. 05), une pilule par repas.

Capsules de goudron et copahu (0 gr. 25 de chaque médicament), 4 à 8 à chaque repas.

Terpine en pilules (0 gr. 10), 6 à 12 par jour.

Eucalyptol en capsules (0 gr. 10), 4 à 10 par jour.

Ces diverses substances peuvent être ainsi administrées par les voies digestives, ou sous forme de vapeurs (chambre d'inhalation) ou en pulvérisations (appareils pulvérisateurs).

A ces différents traitements on associera les préparations sulfureuses et arsenicales ; les eaux sulfureuses de St-Sauveur, de Luchon, de Cauterets, les eaux arsenicales du Mont-Dore, de la Bourboule. Eau de Labassère le matin à jeun, quatre grandes cuillerées de lait chaud. Chez les vieillards, vomitifs répétés pour éviter l'encombrement des bronches. Se garder des refroidissements, passer l'hiver dans une région à climat tempéré.

— Le Gendre. —

Terpine . . . . } ââ 3 gr.
Baume de tolu . . . . . . }
Poudre de benjoin . . . . } ââ 2 gr.
Soufre sublimé . . . . . . }
Extrait de belladone . . . . .   0 gr. 20

pour 100 pilules non argentées : 4 à 10 par jour.

Bronchite chronique (Enfants).

— Cadet de Gassicourt. —

Capillaire du Canada . . . }
Capsules de pavot . . . . . } ââ 128 gr.
Racine de guimauve . . . }
Jujubes . . . . 500 gr.
Dattes . . . . 1000 gr.
Eau . . . . 8000 gr.

Faites une décoction et ajoutez :

Eau . . . . 4000 gr.

— Gombault. —

Alcoolature de racine d'aconit.   XX gouttes
Teinture de Grindelia robusta.   XXX   —
Julep gommeux . . . .   120 gr.
Sirop de guimauve . . . . }
    — diacode . . . . } ââ 15 gr.

Par cuillerées à bouche.

— J. Simon. —

1º Pendant 15 jours, le matin à jeun, un verre à bordeaux d'eau du Mont-Dore. Si l'enfant a 6 ou 7 ans, un verre à bordeaux d'Eaux-Bonnes dans du lait chaud.

2º Avant le repas, toniques : vin de quinquina, bière d'extrait de malt auxquels on ajoute 0,05 à 0,10 d'iodure de potassium, pendant 15 jours par mois.

3º Au milieu du repas, 3 à 4 gouttes de liqueur de Fowler.

4º Couper les boissons avec de l'eau de goudron faible.

Contre l'adénopathie bronchique et l'emphysème :

Alcoolature de racine d'aconit.	10 gr.
Teinture de belladone	2 gr.
— de ciguë.	1 gr.
— de digitale.	0 gr. 50

5 à 10 gouttes matin et soir.

Teinture de belladone. . .	
Alcoolature de racine d'aconit.	āā 5 gr.
Laudanum de Sydenham. . .	V gouttes.

3 gouttes, matin et soir. Augmenter progressivement d'une goutte jusqu'à 12 gouttes (après 2 ans).

Ou bien :

Sirop de codéine	
— de belladone	āā 40 gr.

Une cuillerée à dessert par jour.

Ou bien :

Oxyde blanc d'antimoine. . .	0,50 à 1 gr.
Sirop de polygala.	20 gr.
Looch blanc	80 gr.

Donner 4 fois par jour une cuillerée à dessert.

Ou bien, si la bronchite devient profonde :

Poudre d'ipéca.	0 gr. 30
Sirop d'ipéca.	30 gr.

Donner par cuillerées à café de 5 en 5 minutes, jusqu'à production du vomissement.

Bronchite chronique (enfants) avec sclérose pulmonaire et emphysème.

— Le Gendre. —

Contre le catarrhe des bronches, donner pendant quinze jours : 1° chaque matin, un demi-verre ou un verre à bordeaux d'*Eau du Mont-Dore* coupée par moitié de lait très chaud.

2° Trois fois par jour, une cuillerée à soupe de :

Sirop de térébenthine. . . . . 20 gr.
— de tolu. . . . . 80 gr.

Contre la sclérose et l'emphysème, donner pendant quinze autres jours : *iodure de potassium ou de fer*.

Une fois par mois, application de pointes de feu sur les régions de la poitrine où l'auscultation révèle les lésions les plus manifestes. Dans l'intervalle, badigeonnages de teinture d'iode.

Cure de bains d'air comprimé.

Bronchite fétide.

— Lancereaux. —

Hyposulfite de soude. . . . . 4 à 5 gr.
Julep gommeux. . . . . 150 gr.

Par cuillerées dans les 24 heures.

Bronchite muco-membraneuse.

— Huchard. —

Iodure de potassium. . . 2 à 3 gr. par jour.

Bronchite pseudo-membraneuse.

— A. Chauffard. —

Traitement ioduré et benzoate de soude. En cas d'insuccès sérum antistreptococcique.

Broncho-pneumonie des enfants (Voir *Bronchite capillaire*).

— Marfan. —

Benzoate de soude	} ââ 0 gr. 50.
Acétate d'ammoniaque . .	
Cognac vieux	8 gr.
Julep gommeux	} ââ 45 gr.
Sirop de tolu	

Par cuillerées à dessert, toutes les heures ou toutes les deux heures, suivant l'âge de l'enfant.

Broncho-pneumonie (enfants) d'origine intestinale.

— Sevestre. —

Au début : calomel, 5 centigr. chez les enfants de moins de 6 mois. Augmenter ensuite de 5 centigr. par 6 mois jusqu'à deux ans, augmenter ensuite de 5 centigr. par année.

Benzo-naphtol	1 gr. à 1 gr. 50
Julep gommeux	60 gr.

A prendre en 3 fois dans la journée.

Combattre les phénomènes pulmonaires avec ventouses sèches, scarifiées, cataplasmes sinapisés.

Si la dyspnée augmente : 2 à 3 injections par jour de caféine ou d'éther. Potion de Todd contre l'algidité : frictions sèches, alcooliques, enveloppement dans la ouate. Régime lacté absolu.

Brûlures.

— Reclus. —

1er *degré*. — Calmer la douleur : irrigations d'eau froide, bains prolongés à une température un peu inférieure à celle du corps.

2e *degré*. — Eviter d'arracher l'épiderme soulevé. Si on ne pouvait éviter cet accident, envelopper les parties brûlées d'une épaisse couche d'ouate. Quand les brûlures sont plus profondes et qu'il y a des escharres, application de *vaseline phéniquée*. Ou bien envelopper les parties avec des compresses de tarlatane imbibées d'une solution faible de *sublimé* ou d'une solution saturée d'*acide borique* et recouvertes d'une toile imperméable.

Eviter les cicatrices difformes par la position. Eviter la syndactylie aux mains en séparant les doigts avec de l'ouate.

Aux paupières, suturer celles-ci.

Pansement avec :

Iodoforme	1 gr.
Acide borique . . . . } ââ	5 gr.
Antipyrine	
Vaseline	50 gr.

— Paul Thiéry. —

Applications sur les parties atteintes de compresses de tarlatane imbibées d'une solution saturée (0,5 p. 100 environ) d'acide picrique. Si la plaie reste aseptique, le pansement n'est renouvelé que rarement ; d'abord tous les trois jours, puis tous les quatre, cinq ou six jours. On ne doit point recouvrir ces compresses d'une étoffe imperméable, on les laisse simplement sécher sur les parties malades.

— Lucas-Championnière.

Topiques :

Vaseline ou rétinol	100 gr.
Essence de thym	
— d'origan	} ââ ~~0 gr. 25~~ ââ XV gttes
— de verveine . . .	
— de géranium . . .	
Microcidine (naphtolate de soude) ~~0 gr.~~	0 gr. 30

Bubon (Voir *Adénite*).

Formulaire 5

C

Calculs du rein.

— Bouilly. —

N'opérer que lorsque les calculs déterminent des douleurs persistantes le long de l'uretère, avec irradiations inguinale et testiculaire, des troubles de la miction ou une pyélo-néphrite. Pratiquer alors la *néphro-lithotomie*. Les parties molles bien écartées et le rein mis à nu, explorer avec le doigt sa surface et faire des ponctions avec une aiguille pour chercher le contact du calcul. Mieux vaut faire une ou plusieurs incisions que d'enlever le rein sans être sûr de la présence des calculs.

Le calcul découvert, inciser directement sur lui et, avec le doigt introduit dans la plaie, enlever le calcul s'il n'est pas trop gros. Dans le cas contraire, agrandir l'incision et retirer le calcul avec des pinces. Il vaut mieux ouvrir la partie sécrétante du rein que le bassinet. Mettre un tube à drainage et suturer la plaie.

Calculs de la vessie.

— Bouilly. —

La taille se fait plus rarement depuis l'introduction de la *lithotritie rapide*, même chez les enfants. La taille peut rester indiquée, chez les enfants au-dessous de 5 ans, à cause de l'état de flaccidité et de la dépressibilité des parois vésicales. Chez les vieillards, la lithotritie est la méthode de choix.

La taille est indiquée quand une cystite aiguë ou chronique rend la vessie irritable, dans le cas de lésions rénales où il est bon de débarrasser rapidement et complètement la vessie.

En général, faire la taille lorsque le diamètre du calcul dépasse 5 centimètres ou que le calcul est extrêmement dur, n'eût-il que 2 centimètres de diamètre.

La taille *hypogastrique* est surtout indiquée dans les calculs dont le diamètre atteint ou dépasse 5 centimètres et qui ne peuvent être réduits par la fragmentation ; dans les calculs enchatonnés dans des loges situées sur le plan antéro-postérieur de la vessie et dans les diverticules de la prostate ; quand il y a une hypertrophie dure de la prostate, un rétrécissement du détroit inférieur du bassin et s'il existe des dilatations hémorrhoïdaires considérables ou un développement exagéré de la couche graisseuse du périnée.

Chez la femme : 1º chez l'enfant, si le calcul est friable, lithotritie ; s'il est petit et non friable, taille uréthrale ; s'il est volumineux, taille sus-pubienne ; 2º chez l'adulte si la lithotritie est impossible, dilatation de l'urèthre, si le calcul ne dépasse pas 1 centim. 5 de diamètre. Au delà, taille vaginale, suivie de suture immédiate.

Cancer de l'utérus.

— Pozzi. —

On doit diviser la thérapeutique du cancer utérin en deux paragraphes selon qu'une cure radicale peut être tentée ou qu'on doit s'en tenir à un traitement palliatif.

La *cure radicale* n'est possible que dans les cas de cancers limités à l'organe sans envahissement voisin. Le *traitement palliatif* s'adresse aux cancers propagés au delà des frontières utérines, dans lesquels l'ablation totale serait impossible, trop dangereuse, ou inutile.

I. — Cancer limité au museau de tanche, n'arrivant pas aux culs-de-sac vaginaux. Amputation du col au bistouri, hystérectomie totale.

II. — Cancer de la totalité du museau de tanche s'étendant jusqu'au niveau des culs-de-sac vaginaux exclusivement. Amputation supra-vaginale du col d'après le procédé de Schrœder.

III. — Cancer du col avec envahissement du corps, sans propagation aux tissus voisins. Hystérectomie vaginale totale ou colpo-hystérectomie.

IV. — Cancer du corps de l'utérus. Faire une opération radicale toutes les fois qu'on espère pouvoir tout enlever. Hystérectomie complète vaginale ou abdominale. Dans le cas contraire, traitement palliatif.

Cancer de l'estomac.

— Dieulafoy. —

Les troubles dyspeptiques du début doivent être combattus par les alcalins, eau de chaux, eau de Vichy, craie préparée. Le régime lacté, associé à des aliments de digestion facile, est indiqué dès cette première période. Les glaces à la vanille et au café, les glaces alimentaires contenant 60 grammes de jus de viande sont bien tolérées. Les vomissements et les douleurs d'estomac sont calmés par de faibles doses de *morphine et de cocaïne associées*. On donne, avant et après les aliments, une cuiller à café de la solution suivante :

Eau de chaux.	100 gr.
Chlorhydrate de morphine . .	0 gr. 02
Chlorhydrate de cocaïne . . .	0 gr. 03

J'ai souvent constaté les bons effets de cette médication qui peut être renouvelée plusieurs fois dans la même journée. Si les douleurs résistent à ce moyen, on les calme avec des injections de morphine. Aux hémorrhagies, on oppose les astringents, le perchlorure de fer, l'eau de Rabel, les boissons glacées.

Les lavages de l'estomac faits avec soin et avec précaution rendent de réels services : ils combattent la putridité et favorisent la tolérance de l'organe pour les aliments.

On fait le lavage tous les matins, à jeun, au moyen d'eau tiède additionnée par litre, de 2 grammes de bicarbonate de soude. Quand les liquides de l'estomac subissent la fermentation putride, on fait les lavages avec une solution de chloral (9 à 10 pour 100). Si les fonctions de l'estomac se font mal, s'il y a anorexie, tendance aux vomissements, on introduit dans l'estomac des poudres de viande délayées dans du lait ou du chocolat.

Dans le cas d'alimentation impossible, lavements :

    Un jaune d'œuf ;
    Un verre de lait ;
    Deux cuillerées de peptone liquide ;
    Cinq gouttes de laudanum ;
    Un gramme de bicarbonate de soude.

Le traitement chirurgical du cancer de l'estomac donne des résultats assez satisfaisants. Résection partielle ou totale de l'estomac ; gastro-entérostomie.

— LANDOUZY. —

On ne saurait trop encourager l'extirpation hâtive des cancers gastriques, seul traitement curatif de cette affection.

— HUCHARD. —

Alimentation : viande de bœuf ou de mouton, aliments facilement fermentescibles, pain frais mal cuit, fromages faits, légumes verts, hachis, poisson, œufs pas cuits. Les peptones sèches et poudres de viande sont *mal tolérées*. Lait.

Acide chlorhydrique une demi-heure après le repas, bicarbonate de soude avant le repas. Cesser l'acide dans la période ulcérative.

Contre l'anorexie : condurango, amers une demi-heure avant le repas.

Contre les *vomissements de sang* : glace intus et extra, eau de Rabel, perchlorure de fer, opiacés.

Contre les *vomissements muqueux et alimentaires* : 3 à 5 gouttes de :

    Chlorhydrate de morphine . .   0 gr. 10
    Eau de laurier-cerise. . . . .   5 gr.

Ou bien : une cuillerée à bouche, avant le repas, de :

    Chlorhydrate de cocaïne . . .   0 gr. 50
    Eau . . . .   300 gr.

Ou bien : 5 gouttes avant le repas de

    Chlorhydrate de morphine. ⎫
       —   de cocaïne . ⎬ ââ 0 gr. 10
    Eau de laurier-cerise . . . .   10 gr.

Ou bien : une cuillerée à café, avant le repas, de :

    Chlorhydrate de morphine. ⎫
       —   de cocaïne . ⎬ ââ 0 gr. 02
    Eau de chaux . . . .   100 gr.

Contre les *vomissements parétiques* : une cuillerée à café, un quart d'heure avant chaque repas, de :

    Sulfate de strychnine. . . . .   0 gr. 02
    Eau . . . .   100 gr.

Contre les *vomissements par insuffisance digestive* : prohiber la viande, prescrire : pepsine et acide chlorhydrique.

Contre les *vomissements par obstruction et avec rétention des résidus alimentaires* : lavages stomacaux avec solution de chlorate de soude 1 à 2 0/0, acide salicylique 1 0/00, acide borique 20 0/00, naphtol 1 0/00.

Contre les *fermentations gastriques* : antisepsie ; eau chloroformée, benzo-naphtol.

En dernière ressource (moyen infidèle) lavements avec 100 ou 200 gr. de :

    Viande hachée . . . .   300 gr.
    Pancréas frais de bœuf. . . .   50 à 100 gr.
    Eau . . . .   150 à 200 gr.

— Robin —

Contre les *vomissements* :

    Picrotoxine. . . . .   0 gr. 05
    Chlorhydrate de morphine . .   0 gr. 05
    Sulfate neutre d'atropine . . .   0 gr. 01
    Eau de laurier-cerise . . . . .   10 gr.

par V à VIII gouttes.

Cancer du rectum.

— Peyrot. —

Traitement chirurgical. A. Curatif. — Extirpation du rectum portant sur la totalité du calibre de l'intestin, ou seulement sur le segment de ce cylindre. Elle ne doit pas atteindre en hauteur le niveau du cul-de-sac péritonéal. Les ablations qui remontent au delà de ce point, et dans lesquelles on ouvre franchement le péritoine, doivent être considérées comme des opérations spéciales, de véritable résection de l'intestin.

B. Palliatif. — Lorsque le cancer, exubérant et volumineux, a contracté des adhérences avec les organes pelviens environnants, lorsqu'il n'est plus possible de l'isoler et de le mobiliser, on se contente généralement en France, du traitement palliatif : *rectotomie, anus artificiel.*

Traitement médical : contre-indications de l'intervention chirurgicale : évolution trop rapide, cancer secondaire, engorgement ganglionnaire, généralisations cancéreuses. Contre la douleur : suppositoires, mèches opiacées, injection de morphine, combattre la constipation, tonifier le malade.

— Tillaux. —

Pratiquer l'extirpation quand l'opération est possible. Celle-ci est contre-indiquée quand le doigt ne peut atteindre la limite supérieure du cancer et quand la paroi antérieure du rectum est envahie dans toute son épaisseur.

Si l'opération est impossible, il ne reste plus qu'à faire un anus artificiel dans la région iliaque.

Cancer du sein (Voir *Mammite infectieuse*).

Catarrhe utérin.

— Lucas-Championnière. —

Après lavage, panser avec :

    Iodoforme pulvérisé. . . .   ⎫
    Benjoin. . . . .   ⎬ ââ 10 gr.
    Carbonate de magnésie . .   ⎭

— SIREDEY. —

Introduire dans l'utérus un crayon de 4 millimètres de diamètre de caustique Filhos. On le promène dans la cavité utérine et on le retire au bout de quelques secondes ; on augmente peu à peu la durée de ces attouchements. L'opération est renouvelée tous les 6 à 7 jours.

Dans l'intervalle, bains sulfureux avec spéculum à bains, injections vaginales dans le bain.

Cavernes pulmonaires.

— P. RECLUS. —

Pneumotomie. — L'incision cutanée doit donner un large accès sur les côtes. On détermine le siège précis de la caverne par la ponction exploratrice. On laisse l'aiguille en place et on se guide sur elle pour pénétrer dans le foyer. L'instrument de choix est la lame du thermocautère, à peine chauffée au rouge sombre. On n'a recours au bistouri que lorsque la paroi pulmonaire qui limite la caverne est mince et sclérosée (encore vaut-il mieux ne pas s'y fier). Une fois la caverne ouverte, on y introduit le doigt et on agrandit l'orifice par pression. Si quelques cavernes secondaires s'ouvrent dans la première, on en déchire la cloison avec l'ongle. Mais on respecte les travées incomplètes de la poche pour ne pas déchirer les vaisseaux. On fait ensuite le drainage avec un tube de caoutchouc simple ou des bandelettes de gaze iodoformée. Pas de lavage.

Céphalématome.

— GÉRARD-MARCHANT. —

Affection bénigne qui guérit toujours, qui n'expose en général l'enfant à aucun accident. On peut faire la compression, mais on peut la laisser disparaître tranquillement en prévenant les parents que la résorption sera lente, mais que la maladie ne laissera aucune trace.

Tous les procédés qu'on peut employer sont dangereux ou gênants ; il faut leur préférer la guérison spontanée plus lente mais certaine.

Chancre induré.

— Fournier. —

Il y a moins à chercher un remède pour guérir le chancre, qu'à s'abstenir de toutes les interventions qui pourraient contrecarrer cette disposition naturelle.

Iodoforme, calomel, résorcine, salol, pansements locaux.

— Thibierge. —

Le traitement du chancre syphilitique doit être des plus simples : supprimer toute cause d'irritation, assurer la propreté et autant que possible l'asepsie de sa surface, telles sont les deux indications à remplir. Des lavages et au besoin des injections, dans le cas de chancre de la vulve et dans le cas de chancre du gland recouvert par le prépuce en état de phimosis, seront faits avec des liquides, soit émollients, soit antiseptiques, suivant que les parties seront ou non enflammées : de l'eau de guimauve dans le premier cas, de l'eau boriquée, une solution faible de sublimé ou la liqueur de Labarraque étendue, dans le second.

S'il y a de la balanite, des injections de nitrate d'argent en amèneront la disparition et faciliteront la réparation du chancre.

Après les lavages, on prescrira des applications de vin aromatique, d'une solution légère de nitrate d'argent, de pommade au calomel ; mais on s'abstiendra de tout topique irritant.

S'il y a des phénomènes inflammatoires, quelques cataplasmes les feront disparaître. Si le chancre est exubérant et si la cicatrisation se fait attendre, des cautérisations au nitrate d'argent pourront la favoriser.

5.

Chancre phagédénique de la vulve.

— Terrillon. —

    Acide pyrogallique . . . . . . 10 gr.
    Poudre d'amidon . . . . 40 gr.

Pour pansement.

— Vidal. —

    Acide pyrogallique . . . . . . 2 gr.
    Vaseline . . . . 20 gr.

Quand la plaie devient bourgeonnante, la laver avec :

    Chloral . . . . 1 gr.
    Eau . . . . 100 gr.

et la saupoudrer avec du sous-carbonate de fer.

Chancre simple.

— Hallopeau et Leredde. —

1° Si phimosis et balanite concomitante, faire des injections entre le prépuce et le gland, plusieurs fois par jour avec : sublimé à 1/2000, acide borique à 3/100, acide phénique à 1/200 ou mieux encore :

    Alcool à 60° . . . . 66 gr.
    Eau . . . . 30 gr.
    Acide borique . . . . 3 gr.

Ces lavages seront suivis d'une injection d'huile de vaseline saturée d'iodoforme ;

2° Chancres abordables.

a) Nettoyage à l'eau bicarbonatée et coton hydrophile et cautérisation avec :

    Alcool à 60° . . . . 10 gr.
    Acide phénique . . . . 1 gr.

ou le chlorure de zinc à 1 p. 10 tous les deux jours.

b) Panser à l'iodoforme, au salicylate de bismuth ou au dermatol.

Pour détruire le chancre appliquer la pâte de Balzer :

Chlorure de zinc . . . .   1 gr.
Oxyde de zinc . . . . 10 gr.
Eau distillée. . . . . Q. s.

Pour faire une pâte, laisser en place pendant 24 heures.

— Fournier. —

Tartrate ferrico-potassique . .   1 gr.
Eau distillée . . . . 10 gr.

Pour pansements de la plaie.

La *cautérisation* est contre-indiquée : 1º quand le chancre est déjà à une période avancée de développement ; 2º quand il est trop anfractueux pour pouvoir être atteint dans toute sa surface ; 3º quand il y aurait danger d'une réinoculation de voisinage ; 4º quand on peut redouter des délabrements consécutifs à la cicatrisation ; 5º quand le chancre siège dans une région où la cicatrice serait très apparente.

Il faut *isoler* le chancre et le recouvrir d'un pansement protecteur. Bains locaux fréquents. *S'abstenir* de tout irritant, surtout des cautérisations au nitrate d'argent.

Eviter les pommades, surtout les pommades mercurielles.

Chloasma.

— E. Besnier. —

Frictionner la peau avec le savon mou de potasse jusqu'à ce qu'elle présente un certain degré d'irritation. Mettre ensuite la pommade suivante :

Onguent de Vigo. . . . . } ââ 10 gr.
Vaseline . . . . }

Appliquer cette pommade tous les soirs avec une mousseline et recouvrir d'un taffetas gommé. Enlever le matin la pommade avec de l'eau chaude. Dans la journée, pour dissimuler l'effet de la médication, mettre :

Carbonate de bismuth. . . } ââ 5 gr.
Kaolin . . . . }
Vaseline . . . . 20 gr.

Chloro-brightisme.

— DIEULAFOY. —

En face d'une chlorotique, il faut toujours penser à la possibilité du brightisme, il faut en rechercher avec soin « les petits accidents ».

Les soins hygiéniques, les préparations ferrugineuses et arsenicales, les injections de cacodylate de soude, conseillées dans la chlorose, sont également applicables au chloro-brightisme, mais le régime lacté forme dans ce dernier cas la base du traitement.

Chlorose.

— HAYEM. —

S'il y a neurasthénie, repos au lit pendant 2 à 3 semaines. Régime alimentaire sévère : un verre de lait écrémé toutes les heures et 100 grammes de viande crue râpée à midi et 5 heures.

Au bout de 15 jours, s'il y a amélioration des fonctions digestives, donner deux fois par jour, au début des repas :

Protoxalate de fer. .   10 à 20 centigr.

Contre la constipation : lavements, graines de psyllium.

Au bout d'un mois, laisser le malade se lever : d'abord 2 heures, puis 4, 6, etc.

— HUCHARD. —

Tartrate ferrico-potassique . .   10 gr.
Extrait de gentiane. . . . . .   8 gr.
— de noix vomique . ⎱
— thébaïque. . . . . ⎰ ââ 0 gr. 25

Pour 100 pilules, 2 avant chaque repas. Dans la chlorose avec gastralgie.

Ou bien :

Arséniate de soude. . . . . .   0 gr. 10
Glycérine. . . . .   Q. s.

Extrait de quinquina . . . } ââ 10 gr.
— de gentiane . . . .

Pour 100 pilules. Prendre 2 pilules au commencement de chaque repas, pendant six semaines. S'il y a de l'anorexie, on peut ajouter à la formule 1 gr. de poudre de noix vomique.

Ou bien :

Poudre de colombo. . . . } ââ 0 gr. 50
Poudre de noix vomique . .
Charbon de peuplier. . . . } ââ 5 gr.
Bioxyde de manganèse . .

Pour 20 paquets. Un paquet à chaque repas, dans la chlorose avec dyspepsie flatulente.

S'il y a anorexie et tendance à la constipation :

Tartrate ferrico-potassique . .   10 gr.
Extrait de quinquina . . . } ââ 5 gr.
— de rhubarbe. . . .
— de noix vomique. 0,25 à 0 gr. 50
Glycérine. . . . . } ââ Q. s.
Huile essentielle d'anis . .

Pour 100 pilules. — 2 à chaque repas.

S'il y a gastralgie :

Tartrate ferrico-potassique . .   10 gr.
Extrait de gentiane. . . . . .   8 gr.
— de noix vomique . . .   0 gr. 25
— thébaïque . . . . . .   0 gr. 25
Glycérine. . . . . } ââ Q. s.
Huile essentielle d'anis . .

Pour 100 pilules. — 2 à chaque repas.

Ou bien :

Acide chlorhydrique . . . . .   XXX gouttes
Sirop d'écorces d'oranges amères.   30 gr.
Eau de mélisse . . . . . . } ââ 60 gr.
— de tilleul. . . . . . .

1 à 2 cuillerées à café au milieu du repas.

S'il y a aménorrhée :

> Tartrate ferrico-potassique . . 10 gr.
> Extrait d'armoise. . . . . } āā 4 gr.
> — d'absinthe. . . . . }
> Poudre d'aloès . . . . , 2 gr.
> Huile essentielle d'anis. . . . Q. s.

Pour 100 pilules. — 2 à chaque repas.

S'il y a ménorrhagie :

> Tartrate ferrico-potassique. } āā 10 gr.
> Ergotine . . . . }
> Huile essentielle d'anis. . . . Q. s.

Pour 100 pilules. — Même dose.

Ne pas envoyer les chlorotiques dans les stations dépassant 800 à 1,000 mètres d'altitude.

— DIEULAFOY. —

Dans le traitement de la chlorose, le fer occupe le premier rang. On administre le fer sous forme de sirop ou de pilules, en ayant soin de le faire prendre au moment du repas. Le sirop d'iodure de fer, le sirop de citrate de fer ammoniacal sont habituellement bien tolérés. Les eaux ferrugineuses de St-Moritz, de Spa, rendent les mêmes services. Inhalations d'oxygène, hydrothérapie, le bains de mer ont également leur indication. Préparation arsénicales, cacodylate de soude : tous les jours une injection sous-cutanée de 3 à 5 centigr. de cacodylate pendant 8, 10 ou 12 jours consécutifs ; puis on suspend la médication pendant une huitaine de jours ; on la reprend et ainsi de suite, aussi longtemps qu'on le juge nécessaire.

Les chlorotiques doivent rechercher l'air, la lumière et le soleil.

Le suc ovarien (l'ovarine) a été proposé dans le traitement de la chlorose ; le nombre des observations est encore trop restreint, pour qu'on puisse se prononcer sur cette médication a *priori* très acceptable.

— Jaccoud. —

Tartrate ferrico-potassique . .	2 gr. 50
Rhum	⎫
Sirop d'écorces d'oranges	⎬ āā 100 gr.
amères	⎭

Une à deux cuillerées à bouche.

S'il y a gastralgie : lactate, carbonate ou iodure de fer, hémoglobine.

Eaux de : Auteuil, Bussang, Orezza, Pardina, Pougues, Vittel, la Bourboule, Bains de mer ou salés.

Chlorose blanche ou nerveuse : Transfusion nerveuse.

Eaux de St-Sauveur, Luxeuil, Néris.

— J. Simon. —

Une des meilleures préparations ferrugineuses dans la chlorose, l'anémie traumatique, les hémorrhagies et les maladies septiques est le *perchlorure de fer*.

Doses : de 4 à 5 ans, 3 gouttes.

Au-dessus de 5 ans, 5 à 6 gouttes.

Dans de l'eau pure ou sucrée.

Chlorose dyspeptique.

— Huchard. —

Alimentation : laitage, boissons chaudes, œufs, purées de légumes, poissons à chair maigre, volaille, fruits cuits.

Une demi-heure avan le repas donner 50 centigr. de *bicarbonate de soude*. Une demi-heure après le repas, un verre à madère de :

Acide chlorhydrique	2 gr.
Eau	500 gr.

Supprimer le vin pur, le vin de quinquina, les bières fortes, les alcooliques.

S'il y a des fermentations gastriques : *lavages* stomacaux avec eau pure ou :

Acide salicylique. . . . .   1 gr.
Eau . . . .   1000 gr.

Après 2 à 4 semaines : prescrire 20 à 40 centigr. de protoxalate de fer.

Choléra.

— Hayem. —

Chlorure de sodium. . . . . .   5 gr.
Sulfate de soude . . . .   10 gr.
Eau . . . .   1 litre

Pour injections intra-veineuses.

— C. Paul. —

Laudanum de Sydenham. . . .   XV gouttes
Ether. . . . .   4 gr.
Eau de fleurs d'oranger. . }
Sirop de limons. . . . . . } ââ 30 gr.
Eau de tilleul. . . . .   90 gr.

Par cuillerées à bouche contre les vomissements.

Contre l'algidité et les vomissements persistants, donner un lavement avec :

Ether. . . . .   2 gr. 50
Laudanum . . . .   0 gr. 50
Eau . . . .   100 gr.

Boissons excitantes.

S'il y a délire ataxique ou délire, affusions froides.
En cas d'accidents nerveux : antispasmodiques.

Choléra infantile.

— Marfan. —

A. — 1° Diète hydrique de 24 à 48 heures ;
2° Injections sous-cutanées de sérum artificiel (additionné ou non de caféine) ;
3° Bains chauds (simples ou sinapisés).

B. — Quand on reprend l'alimentation donner, 5 à

6 fois en 24 heures, un peu avant les repas, une cuillerée à café de la potion :

Benzo-naphtol.	1 gr.
Sous-nitrate de bismuth.	2 gr.
Teinture de colombo.	5 gr.
Teinture de cachou.	10 gr.
Julep gommeux	80 gr.

ou bien :

Tannigène	0 gr. 25

2 à 4 fois par jour, suivant l'âge, dans du lait.

Si les vomissements reviennent : diète hydrique de 10 à 12 heures et si l'enfant a plus de 6 mois, donner :

Calomel	1 centigr.
Sucre.	50 —

En 5 paquets : un toutes les demi-heures.
Traiter les complications.

— J. Simon. —

Contre les *vomissements* : eau glacée et alcoolisée ; petit vésicatoire camphré au creux de l'estomac.

Contre la *diarrhée* :

Salicylate de bismuth	4 gr.
Craie préparée.	2 gr.
Elixir parégorique	V à X gouttes.
Teinture de cannelle.	1 gr.
Eau de mélisse.	10 gr.
Malaga.	10 à 30 gr.
Julep gommeux.	100 à 120 gr.

Par cuillerées à café ou à dessert toutes les heures.

Contre l'*algidité* : frictions avec alcoolats divers, bains sinapisés, bains de vin chaud.

(Voir *Diarrhée des enfants*.)

Chorée de Sydenham.

— Cadet de Gassicourt. —

Arséniate de soude. Débuter par 5 milligr. Arriver à 20 et 30 milligr.

— Déjerine. —

Chez les enfants, médication inutile. — Hygiène ; toniques, massage, bains salés, frictions sèches, hydrothérapie.

Chez l'adulte, même traitement ; en plus les bromures à doses considérables.

— Comby. —

1º L'enfant atteint de chorée doit être soumis à une hygiène sévère. Il sera maintenu au lit, absolument tranquille et isolé de ses camarades dont les cris ou les jeux pourraient troubler son repos.

Diète lactée, ou bouillon et potages clairs, combattre la constipation et l'état saburral des voies digestives par des laxatifs répétés (huile de ricin, lavements) ;

2º Administrer l'antipyrine à doses massives, 50 centigrammes *pro die* par année d'âge. Cette dose n'est pas donnée du premier coup ; on y arrive progressivement en deux ou trois jours ; on la maintient quatre jours et l'on cesse ensuite progressivement.

Pour un enfant de *dix* ans :

Antipyrine	15 gr.
Sirop d'écorces d'oranges . . .	40 gr.
Eau distillée	200 gr.

Chaque cuillerée à soupe contient 1 gramme d'antipyrine. Deux le premier jour, 3 le second, 4 le troisième, et 5 pendant les six jours suivants.

Avant de prescrire l'antipyrine on s'assurera de l'intégrité du filtre rénal. Si celui-ci ne fonctionnait pas bien, l'antipyrine serait dangereuse. Les enfants supportent bien les hautes doses d'antipyrine. On observe parfois des éruptions morbilliformes ou scarlatiniformes, la diminution ou la suppression momentanée des urines, des vomissements.

Les résultats pour la chorée sont excellents.

3º L'arsenic sera donné sous forme de liqueur de Boudin.

Au-dessous de 7 ans, 5 grammes de liqueur de Boudin dilués dans un julep gommeux de 120 grammes.

Une cuillerée à soupe de deux en deux heures.

Augmenter progressivement de 5 grammes par jour de liqueur de Boudin chez les enfants de plus de 7 ans jusqu'à 20 grammes.

10 grammes de liqueur de Boudin le 1ᵉʳ jour.
15 — — — 2ᵉ jour.

Augmenter chaque jour de 5 grammes, jusqu'à la dose maxima de 35 grammes. On redescend ensuite de la même façon.

Surveiller le traitement, l'intolérance se manifeste par des nausées, des vomissements, un état saburral persistant.

— JOFFROY. —

Emploi du chloral. — On prépare une solution aqueuse concentrée d'hydrate de chloral pur. On la mélange à de la gelée de groseille épaisse, de façon qu'une cuillerée à bouche (20 gr.) de gelée contienne 1 gramme de chloral. Au-dessus de 10 ans, on donne 4 gr. de chloral en 3 prises administrées après les repas : 1 gr. vers 7 heures du matin, 1 gr. à midi, 2 gr. à 6 heures du soir. Pour les enfants de 6 à 7 ans, la dose est de 2/3 à 1/2 de la précédente, mais doit toujours être suffisante pour procurer sûrement le sommeil 15 minutes après l'ingestion de la dose. On donne le chloral pendant un mois au plus, sans interruption.

Quand la chorée est très grave, faire l'*enveloppement*, matin et soir, dans un drap trempé dans de l'eau à 10º ou 12º, puis exprimé modérément. La durée de l'application est de 2 à 3 minutes pendant lesquelles le malade est frictionné énergiquement et fouetté avec la paume de la main. Dès que la réaction commence à se faire, on enroule plusieurs fois, par dessus le drap mouillé, une couverture de laine, la tête maintenue en dehors, et le malade reste une demi-heure dans une sorte de bain de vapeur.

— Le Gendre —

Dosage de l'antipyrine chez les enfants.

Au-dessous de six mois, il est plus prudent de ne pas l'employer.

De 6 mois à 1 an	0 gr. 10
Dans la 2ᵉ année	0 gr. 15 à 0 gr. 20
— 3ᵉ —	0 gr. 20 à 0 gr. 25
— 4ᵉ —	0 gr. 25 à 0 gr. 50
De 5 à 7 ans.	0 gr. 50 à 1 et 2 gr.

Dans la **coqueluche** et la **chorée**, on peut élever les doses.

— Albert Robin. —

Antipyrine, 2 gr. par jour au maximum.

Antipyrine, 4 prises de 0 gr. 50 associées à 0 gr. 25 de bicarbonate de soude.

Après huit jours alterner avec :

Arséniate de soude 0 gr. 05 pour 300 gr. eau, 2 cuillerées à bouche par jour.

— Sevestre. —

Antipyrine, débuter par 1 gr. à 2 gr. par jour par 0 gr. 50 dans eau sucrée ; arriver rapidement à 3 et 4 gr. par jour.

En même temps l'arsenic. Liqueur de Fowler, VI à XII gouttes par jour.

— J. Simon. —

Arséniate de soude.	0 gr. 05
Eau de mélisse.	5 gr.
Eau distillée	250 gr.

Chez les enfants, dans la chorée et l'hystérie naissante. Commencer par 1/4 de cuillerée. Augmenter de 1/4 chaque jour, jusqu'à la cuillerée entière. Continuer 3 ou 4 jours. Diminuer pour suspendre définitivement au bout de 3 semaines. Après 10 jours de repos, recommencer.

Ou bien :

Dans les premiers jours, *repos au lit* pendant une quinzaine. Révulsion quotidienne à la partie supérieure du dos avec frictions chaudes, cataplasmes sinapisés, ventouses sèches, 10 à 15 gouttes de teinture d'aconit ou de ciguë.

S'il y a de la fièvre : sulfate de quinine.

Au bout de quinze jours, laisser lever l'enfant s'il est calme.

Donner l'*antipyrine* pendant plusieurs semaines. Abaisser les doses à mesure que les mouvements s'atténuent. A la fin, gymnastique rythmique.

Le 1er jour. Antipyrine 0,50. Augmenter de 0,50 par jour jusqu'à 4 gr. chez les enfants de 14 à 15 ans. On donne le remède par doses isolées de 0,50 réparties à intervalles égaux dans les 24 heures.

Chorée gravidique.

— Tarnier. —

Traitement ordinaire (bromures, morphine, chloral, arsenic). Si on échoue et que la maladie mette les jours de la patiente en danger, on peut faire l'accouchement prématuré. Agir autant que possible quand l'enfant est viable et employer une méthode simple (bougie, dilatateur Tarnier).

Choroïdites.

— Galezowski. —

Cyanure de Hg.	0 gr. 30
Chlorydrate neutre de cocaïne.	0 gr. 25
Eau	275 gr.
Eau de laurier-cerise.	25 gr.

F. s. a. usage externe.

Cette solution peut être employée avec un réel avantage en fomentations oculaires chaudes, injections plusieurs fois par jour, pour combattre la choroïdite atrophique progressive de la myopie et les atrophies choroïdiennes disséminées des goutteux.

Enfin, elle pourra être administrée dans quelques cas graves de choroïdite exsudative en injections sous-conjonctivales.

Chromidrose.

— E. Barié. —

Frictions avec un corps gras.

Chute du rectum.

— Tillaux. —

Si l'intestin rentre facilement, essayer le traitement médical : toniques, hydrothérapie. On s'efforce de maintenir l'intestin réduit avec des pelotes, un pessaire Gariel introduit dans le rectum. Le malade ne doit s'accroupir que le moins possible pour aller à la garde-robe.

Si la chute rectale se reproduit facilement, on fait sur la tumeur quatre ou cinq raies de feu superficielles avec le thermocautère. On réduit l'intestin et on fait sur la peau qui entoure l'anus quatre cautérisations se coupant à angle droit. — Injection dans le tissu cellulaire voisin de l'anus de 2 ou 3 gouttes d'une solution de sulfate de strychnine à 1 0/00. — Repos au lit.

Si la tumeur est étranglée, on essaie de la réduire, en débridant au besoin. Si la tumeur est gangrenée, il faut l'enlever par la ligature élastique.

Cirrhose alcoolique hypertrophique.

— Hanot et Gilbert. —

Cette cirrhose est moins difficilement curable que la forme atrophique. La condition essentielle de la curabilité de la maladie consiste dans la suppression de l'alcool, l'observation d'un régime sévère (diète lactée), l'emploi des iodures, des mercuriaux, des diurétiques, des purgatifs, des ponctions répétées.

Sous l'influence du traitement, l'ascite peut disparaître.

Les urines reviennent à l'état normal et l'embonpoint reparaît.

Cirrhose du foie.

— Dieulafoy. —

Le pronostic des cirrhoses du foie n'est pas aussi fatal qu'on le supposait il y a quelques années, à la condition toutefois de faire intervenir un traitement efficace. Il ne faut pas dédaigner le traitement local ; les ventouses sèches, les pointes de feu, les vésicatoires, les cautères suppurés, appliqués à la région hépatique, forment l'ensemble du traitement local. Le régime lacté, l'iodure de potassium, l'hydrothérapie, forment l'ensemble du traitement général. En cas d'ascite, faire la ponction, avec un trocart de petite dimension avec les précautions voulues.

L'opération terminée on fait le pansement. Le malade doit rester pendant quelques heures couché sur le dos, ou incliné du côté opposé à la ponction. Cette position du malade a pour but d'empêcher le suintement qui pourrait se produire par la petite ouverture de la plaie si le malade s'inclinait du côté de la ponction.

— Lancereaux. —

Interdire le vin et l'alcool. Régime lacté absolu. En même temps, faire prendre chaque jour au malade 1 à 2 grammes d'iodure de potassium.

— Millard. —

Supprimer toute boisson alcoolique. — Régime lacté. Prescrire :

> Baies de genièvre. . . . . . . 10 gr.
> Faire infuser dans eau bouillante 200 gr.

Ajouter :

Nitrate de potasse.....	} ãã 2 gr.
Acétate de potasse	
Oxymel scillitique	30 gr.
Sirop des cinq racines	35 gr.

A prendre chaque jour en quatre ou cinq fois. Continuer pendant des mois entiers.

— Rendu. —

Au début, révulsion sur la région hépatique au moyen de sangsues, ou de ventouses scarifiées ou de vésicatoires.

Toutes les semaines, donner une légère purgation.

Quand l'ascite s'est produite, administrer des purgatifs salins et des diurétiques. Soutenir les forces du malade avec les remèdes toniques. Quand l'ascite est très abondante, faire la ponction avec précaution et lenteur.

Régime. Proscrire absolument l'alcool, le vin pur, les aliments gras. Comme boisson : eau de Vichy ou de Vals.

Cœur (affections du).

Voir : *Mitrales (affections), aortiques (affections). Dyspnée cardiaque.*

Cœur dans la grossesse (affections du).

— Tarnier. —

Traitement médical. Saignée.

Si les accidents mettent les jours de la femme en danger, recourir à l'avortement provoqué ou à l'accouchement prématuré artificiel. Attendre, autant que possible, que le fœtus soit viable. Mais, en cas de danger imminent, provoquer l'avortement.

Si la femme entre en travail, à terme ou avant, l'empêcher de faire des efforts et hâter autant que possible (forceps ou version au besoin) l'accouchement. Si la femme meurt subitement sans être accouchée, faire l'opération césarienne ou procéder à l'extraction par les voies naturelles, suivant les cas.

Colite muco-membraneuse.

— Mathieu. —

Combattre la constipation : huile de ricin, grands lavages, belladone.

L'huile de ricin sera donnée le matin à petites doses, incorporée au premier déjeuner. Son emploi alternera avec celui des grands lavements, à faible pression, 40 degrés, 2 à 3 litres d'eau bouillie (solution faible de bi-borate ou de salicylate de soude, ichthyolate neutre d'ammoniaque). Pas de purgatifs drastiques, pas d'injections astringentes, pas de massage. Applications locales chaudes, grands bains chauds. Les bains prolongés et les grands lavements chauds sont la base de la cure faite à Plombières et dans les stations similaires ; on y a quelquefois abusé des douches ascendantes données à une pression trop élevée.

Calmants du système nerveux général, hydrothérapie. Souvent les malades sont affaiblis, relever le taux de leur alimentation avec un régime approprié à leur tube digestif.

Poussées dysentériformes combattues par des lavages avec une solution faible de nitrate d'argent ; hémorrhagies, par les préparations d'hamamelis et les grands lavements à 45 degrés.

Menthol	0 gr. 20
Alcool q. s. p. dissoudre	
Sirop simple	25 gr.
Eau	100 cc.

Par cuillerée à soupe.

— Comby. —

(Chez les enfants).

Dix jours par mois, matin et soir, dans une cuillerée d'eau sucrée un des paquets :

Bicarbonate de soude . . .) ââ 0 gr. 15
Magnésie calcinée. . . . .)
Poudre de noix vomique . . . 0 gr. 01

Un demi-centigr. de noix vomique par jour et par année d'âge.

Cure de Plombières.

Colique hépatique.

— Chauffard. —

Grande attaque. — Injection de morphine. Antipyrine à haute dose. Applications calmantes ou révulsifs légers. Chloral, bains prolongés. Pas de cholagogues.

Formes atténuées et prolongées. — Cholagogues. Huile d'olives, le soir, tous les 4 ou 5 jours, à dose de 100 gr., ou glycérine, 20 à 30 gr. par jour.

Diète lactée.

— Gilbert. —

Huile d'olives, 150 à 200 gr. en une fois.

Ou :

Antipyrine, 2 à 3 gr. en lavements.

— Le Gendre. —

Attaque. — S'il n'y a pas de vomissements, mixture suivante :

Glycérine neutre. . . . . . . 50 gr.
Eau chloroformée saturée . . 50 gr.
Eau de tilleul . . . . 50 gr.
Teinture de belladone . . . . XXX gouttes
Teinture de badiane . . . . . XX gouttes

Mêlez. A prendre par cuillerées à bouche de quart d'heure en quart d'heure.

Grand cataplasme très chaud, renouvelé. Lavement, 2 grammes de chloral ou antipyrine.

Quand il y a intolérance gastrique :

Injection d'une solution de morphine et d'atropine,

1 centimètre cube contenant 1 centigr. de morphine et 1/2 milligr. d'atropine ; puis 1/2 centimètre cube à intervalles plus ou moins éloignés.

Huile d'olives, 200 gr. d'un coup après avoir fait rincer la bouche avec un peu de chartreuse. Faire boire dans l'obscurité.

Le lendemain de l'attaque, grande irrigation intestinale d'eau boriquée.

— HUCHARD. —

Si les souffrances sont vives, injections de morphine. Ne pas en abuser pour éviter de prolonger la crise en entravant la progression des calculs. Si la douleur est modérée, prescrire un suppositoire de :

Extrait de belladone . . . } ââ 0 gr. 02
—   d'opium . . . .
Beurre de cacao . . . . 2 gr.

Ordinairement 2 à 4 suppositoires suffisent.

Localement, cataplasmes laudanisés, pommade belladonée, linges chauds ou vessie de glace. Onctions avec :

Baume de Fioraventi . . .
Alcoolat de menthe. . . . } ââ 25 gr.
Glycérine. .   . . .
Chloroforme . . . .

Pendant la crise, on nourrit le malade avec du lait et du bouillon dégraissé.

Si la douleur ne se calme pas, prescrire des bains très chauds d'une demi-heure de durée au moins. Quand il existe un état nauséeux, on peut, *par exception,* provoquer les vomissements par des boissons tièdes ou la titillation de la luette. Ne jamais donner, pendant la crise, de purgatif salin qui pourrait augmenter le spasme biliaire.

Au bout de quelques jours, quand la crise est terminée, expulser les calculs avec l'*huile de ricin* (30 à 40 gr.).

Repos absolu.

— Potain. —

Comme prophylactique, remède de Durande ou perles d'éther et d'essence de térébenthine.

Voir : *Lithiase biliaire.*

Colique néphrétique.

— Dujardin-Beaumetz. —

Injections hypodermiques de morphine. Suppositoires avec extrait de belladone ou d'opium. — Chloral en lavement. — Au besoin, inhalations de chloroforme.

Voir : *Lithiase urinaire.*

Coliques de plomb.

— C. Paul. —

Purgatifs. — Limonade sulfurique. — Bains sulfureux.

— Dujardin-Beaumetz. —

Soufre . . . . $\}$ ââ 100 gr.
Miel . . . .

1 à 2 cuillerées à bouche par jour.

Iodure de potassium : 1 gramme par jour.

Coma diabétique.

— A. Robin. —

Existe-t-il un traitement du coma diabétique ? M. Robin ne le pense pas, car pour sa part il n'a jamais constaté de guérison. Puisqu'on ne guérit pas le coma diabétique, il est donc du plus haut intérêt de le prévenir. Tout diabétique qui commence à se cachectiser, à perdre l'appétit, à maigrir, est un candidat au coma. Aussi lorsque chez un de ces malades on voit survenir des troubles digestifs, des troubles respiratoires, un affaissement ou une excitation cérébrale, lorsqu'on constate la réaction caractéristique de l'urine ou qu'on perçoit l'odeur acétonémique de l'haleine. M. Robin conseille de prescrire sans tarder le traitement suivant :

1º Cesser immédiatement tout régime anti-diabétique et mettre le malade au régime lacté intégral. Pas de médications intempestives, surveiller toute complication ;

2º Ouvrir largement les voies d'éliminations intestinales aux poisons retenus dans l'organisme, en donnant un purgatif salin qui n'abaisse pas le taux des urines.

Sulfate de soude . . . . 30 gr.

3º Pour saturer les acides de l'organisme, donner par la voie buccale, *pro die*.

Bicarbonate de soude . . . . . 20 gr.

4º Surveiller le cœur ; si le pouls est petit, rapide, irrégulier, prescrire la potion suivante qui agit sur le cœur par la digitale et sur la circulation périphérique par l'ergotine.

Poudre de feuilles de digitale. 0 gr. 60
Faire infuser dans eau . . . . 150 gr.

Ajouter :

Ergotine Bonjean. . . . . 4 gr.

Une cuillerée à soupe toutes les 2 heures, si le pouls est ralenti, mou, extrêmement dépressible : théobromine 3 grammes, injection sous-cutanée de caféine ;

5º Pour combattre les troubles digestifs et faire tolérer le lait, donner avant chaque prise de lait une cuillerée à café de :

Sulfate de strychnine. . . . . . 0 gr. 02
Eau distillée . . . . 300 gr.

Et après chaque prise de lait donner un cachet composé de :

Pepsine. . . . . 0 gr. 25
Maltine. . . . . 0 gr. 10

Pour empêcher la fermentation lactique sans nuire à l'action de la pepsine, on donnera le fluorure d'ammonium, qui a la propriété d'empêcher l'action des ferments figurés, sans empêcher celle des ferments solubles.

Avec chaque prise de lait donner une cuillerée à soupe de la solution suivante :

> Fluorure d'ammonium. . . . . 0 gr. 50
> Eau stérilisée . . . . 300 gr.

6° Pratiquer au malade deux injections par jour de la solution de glycérophosphate de soude à 25 0/0 ;

7° Friction énergique sur tout le corps avec :

> Baume de Fioraventi . . . ⎫
> Alcool camphré . . . . . . ⎬ ââ 100 gr.
> Teinture de quinquina. . . ⎭
> Teinture de noix vomique. . . 25 gr.
> Essence de girofle. . . . . . . 2 gr.

8° Faire respirer au malade des torrents d'oxygène.

Comédons (Voir *Acné*).

Congestion cérébrale.

— HUCHARD. —

> Ergotinine . . . . 1 centigr.
> Acide lactique . . . . 2 centigr.
> Eau de laurier-cerise . . . . . 10 gr.

Une à quatre injections hypodermiques par jour.

Congestion du foie.

— RENDU. —

Dans les formes aiguës : émissions sanguines locales. Décongestionner le foie en donnant tous les jours une pilule de .

> Calomel. . . . . ⎫
> Aloès. . . . . ⎬ ââ 0 gr. 05
> Gomme-gutte. . . . . 0 gr. 02

Emplâtre de Vigo sur la région hépatique.

Pour faciliter les digestions : **pepsine** et **pancréatine**.

Congestion pulmonaire.

— HUCHARD. —

> Poudre de Dower. . . . . . } āā 3 gr.
> Poudre de scille. . . . . . . }

Pour 30 cachets. Prendre 3 à 4 par jour.

— RENDU. —

Chez l'*enfant*. — Il ne faut pas craindre l'emploi des sangsues et des ventouses scarifiées. Chez un enfant de 10 à 12 ans, on peut prescrire, par doses fractionnées :

> Extrait d'opium . . . .   0 gr. 05
> Tartre stibié . . . .   0 gr. 05 à 0 gr.08

Pour un enfant de 2 à 3 ans, prescrire :

> Tartre stibié. . . . .   0 gr. 02 à 0 gr.03
> Sirop diacode . . . .   15 gr.

Ne pas employer les *vésicatoires* hâtivement.

Congestion rénale aiguë primitive.

— A. ROBIN. —

Appliquer 3 à 4 ventouses scarifiées de chaque côté, au niveau du triangle de J. L. Petit. Repos au lit. Régime lacté. S'il y a de l'hématurie, donner toutes les heures par cuillerées à soupe :

> Solution de perchlorure de fer à 30°.   1 à 2 gr.
> Sirop . . . .   30 gr.
> Eau. . . . . 100 gr.

Maintenir le malade au lit jusqu'à guérison parfaite. Plus tard, cure à Royat, St-Nectaire, Forges, Bussang.

Congestion rénale passive.

— A. ROBIN. —

Trois litres de lait par jour. S'il est mal supporté : lactose

100 gr. dans 2 litres d'eau. S'il y a oligurie, donner toutes les 6 heures une cuillerée à soupe de :

Poudre de feuilles de digitale . . 0 gr. 60

faire infuser dans 150 gr. d'eau bouillante et ajouter :

Iodure de potassium. . . . ⎫
Acétate de potasse . . . . ⎬ ââ 2 gr.
Ergotine . . . . ⎭
Sirop des cinq racines . . . . 30 gr.

Augmenter la dose des cuillerées si la diurèse ne se produit pas avant trente-six heures.

Grands lavements d'eau froide, bains de pieds sinapisés, inhalations d'oxygène, bains tièdes.

Conjonctivite blennorrhagique (Voir *Ophtalmie purulente*).

Conjonctivite catarrhale du nouveau-né.

— RIBEMONT-DESSAIGNES ET LEPAGE. —

Lavages répétés avec la solution boriquée ou thébaïsée, instillation bi-quotidienne avec quelques gouttes de la solution suivante qui doit être filtrée :

Eau distillée . . . . 10 gr.
Nitrate d'argent . . . . 0 gr. 10
Laudanum de Rousseau . . . X gouttes.

Lorsque ces moyens ne suffisent pas à guérir la conjonctivite catarrhale, il faut rechercher si elle n'est point due à l'obstruction des voies lacrymales ; on obtient alors la guérison par un léger débridement et par le cathétérisme répété des voies lacrymales.

Conjonctivite catarrhale.

— DELENS. —

Des lotions répétées toutes les heures avec la solution saturée d'acide borique suffisent dans l'intervalle des cautérisations, qui n'ont jamais besoin d'être répétées plus d'une fois dans les vingt-quatre heures. Nous rejetons complètement l'emploi des solutions phéniquées même très affaiblies. D'un effet favorable dans certains cas, elles déterminent parfois des accidents d'irritation de la peau que nous n'avons jamais observés en nous bornant à l'emploi de la solution boriquée.

Dans la forme chronique de la maladie, les cautérisations au nitrate d'argent sont encore utiles, mais on ne devra pas en prolonger l'emploi. On pourra remplacer la solution d'acide borique par une solution à 1 pour 300 de sulfate de zinc. On combattra l'état hypertrophique de la muqueuse par de légers attouchements avec le crayon de sulfate de cuivre. Dans quelques cas même on devra pratiquer des scarifications de la muqueuse. Il faut compter surtout, pour abréger la durée de la maladie sur l'hygiène générale. Il sera donc quelquefois nécessaire de conseiller le séjour à la campagne.

Conjonctivite granuleuse.

— Kirmisson. —

Cautérisations fréquemment répétées avec le sulfate de cuivre, le sous-acétate de plomb et même le crayon de nitrate d'argent mitigé. Dans ce cas, neutraliser l'excès de sel d'argent avec de l'eau salée.

Lavages antiseptiques (eau phéniquée, chlorurée, boriquée), massage des paupières, après introduction entre ces organes, de pommade au précipité rouge. Insufflation d'iodoforme finement pulvérisé.

Conjonctivite purulente.

— Budin. —

Lotions avec :

Naphtol. . . . . 0 gr. 20
Eau . . . . 1000 gr.

Cette lotion ne dispense pas des cautérisations au nitrate d'argent.

(Voir aussi *Ophtalmie purulente*.)

— Delens. —

1° Lorsqu'il n'y a pas de complication cornéenne, cautérisation de la face interne des paupières avec la solution de nitrate d'argent à 2 ou 3 pour 100.

Pratiquer l'éversion des paupières pour exposer complètement la conjonctive palpébrale. L'écartement des paupières est maintenu avec les élévateurs.

Après avoir enlevé avec un tampon de coton hydrophile le pus qui mouille la conjonctive, on promène sur toute sa surface et jusque sur les replis des culs-de-sac, un pinceau de blaireau imprégné de la solution de nitrate d'argent. Il faut que la surface de la conjonctive blanchisse pour que la cautérisation soit jugée suffisante.

Si les deux yeux doivent être cautérisés, on se sert d'un pinceau différent pour chaque œil.

Malade couché et renouveler aussi souvent que possible les compresses trempées dans la solution saturée d'acide borique.

Les cautérisations au nitrate d'argent doivent être renouvelées toutes les 12 heures. En cas de douleurs lancinantes, sangsues à la tempe.

2° Lorsqu'il existe des altérations cornéennes, même traitement que plus haut et en plus, collyre au sulfate d'ésérine à 1/100, toucher l'ulcération avec la pointe fine du thermo-cautère ; en cas de perforation et de hernie de l'iris, réséquer l'iris.

Compresses chaudes avec un pansement légèrement compressif.

Constipation.

— Dujardin-Beaumetz. —

Il faut savoir si la constipation est :

1° De cause mécanique ;

2° De cause alimentaire ;

ou dépend :

1° D'un défaut de sécrétion des liquides intestinaux ;

2° D'un défaut de contractilité de la couche musculaire de l'intestin ;

3º D'une affection de la moelle ou d'un obstacle mécanique.

Régime. — Aliments végétaux. Eau en abondance. Exercice ; gymnastique, marche. Se présenter à la garde-robe à la même heure tous les jours. Hydrothérapie : douches sur le ventre, douches périnéales, anales et rectales.

(Voir *Purgatifs.*)

Constipation chez les enfants.

— Sevestre. —

Un bon moyen de combattre la constipation chez les enfants est de donner une décoction faite avec des pruneaux et 2 ou 3 grammes de follicules de séné, ou le séné associé à la manne.

M. Sevestre prescrit aussi la préparation suivante :

Eau bouillante	200 gr.
Manne en larmes	30 gr.
Follicules de séné	4 gr.
Poudre de café torréfié	10 gr.

Passez et faites prendre dans la journée.

— J. Simon. —

Tous les matins, donner :

Huile d'amandes douces	15 gr.
Huile de ricin	20 à 30 gouttes

ou bien, une cuillerée à soupe de sirop de rhubarbe.

Avant les deux repas, pendant 7 jours, donner :

Extrait de jusquiame	āā 0 gr. 01
Jusquiame en poudre	

Après le repas, donner un cachet de :

Crème de tartre	0 gr. 10 à 0 gr. 15
Charbon végétal	0 gr. 05 à 0 gr. 10
Magnésie calcinée	0 gr. 20

Si la constipation persiste, remplacer les remèdes par un demi-verre d'une eau minérale laxative naturelle pris une demi-heure avant le repas.

Frictions, massages du ventre. Au besoin, courants continus sur le ventre. S'il y a de la congestion du cæcum, révulsion avec la teinture d'iode ou de petits vésicatoires.

Contusion.

— RECLUS. —

1er *degré*. — Repos, application de compresses trempées dans un liquide astringent.

2e *degré*. — Compresses imbibées d'eau froide, position élevée si la région le permet, massages prudents, compression méthodique avec la bande élastique modérément serrée. L'enlever dès que le malade la tolère difficilement.

Dans les hématomes déjà organisés, si le liquide ne se résorbe pas spontanément, aspiration avec l'appareil Potain. Si les caillots ne peuvent s'évacuer par la canule, incision antiseptique.

3e et 4e *degrés*. — Repos absolu, lavages antiseptiques, grands bains locaux, pulvérisations phéniquées. Amputation.

Contusion de l'abdomen.

— PEYROT. —

Contusion légère : expectation ; applications de quelques compresses résolutives.

Contusion moyenne : combattre la stupeur ; puis réfrigérants, glace sur le ventre, collodion en badigeonnages épais sur le ventre pour prévenir les accidents résultant de graves lésions internes ; diète de vin et opium à l'intérieur.

Contusion grave : laparotomie pour rechercher et suturer une déchirure intestinale, pour réséquer une anse intestinale gangrénée, fermer ou extirper la vésicule biliaire ouverte, un fragment du foie, de la rate ou des reins.

— Michaux. —

La laparotomie exploratrice s'impose absolument. Elle doit être précoce et faite avec la plus grande rapidité possible.

Contusion de l'œil.

— Delens. —

Contusion légère. — Repos de l'organe, compression fraîche, lotions froides.

Contusion de moyenne intensité. — Lotion antiseptique glacée, compression douce ; prévenir le malade que la résorption sanguine exige 12 à 15 jours.

Contusion très grave. — Mettre tous ses soins à éviter la suppuration. Antisepsie rigoureuse. Sublimé à 1 pour 2.000. Iodoforme finement pulvérisé entre les paupières. Sachets de glace. Pour calmer la douleur, injection de morphine.

— Panas. —

Après un traumatisme de l'œil, recourir aux antiphlogistiques (glace, sangsues, vésicatoires, pommade mercurielle), n'instiller d'*atropine* que si le tonus oculaire est normal. S'il est exagéré, employer les *myotiques* (ésérine, pilocarpine). Si les accidents continuent avec hypertension de l'œil, employer les ponctions répétées en continuant l'usage des myotiques. Ne procéder à l'extraction du cristallin que si tous les autres moyens ont échoué.

Ne recourir à l'intervention que beaucoup plus tard, quand tous les phénomènes aigus ont disparu. Si le traumatisme produit plus tard un strabisme, opérer la cataracte le plus tôt possible.

Contusion du poumon.

— Peyrot. —

Dans les cas graves : injections d'éther, applications chaudes, boissons stimulantes. Combattre la dyspnée par les injections de morphine, l'hémorrhagie par l'immobilité, les ventouses sèches, la ventouse Junod, la ligature des membres.

Convulsions des enfants (Voir *Eclampsie*).
Coqueluche.

— COMBY. —

Après chaque quinte dix gouttes du mélange suivant

Teinture de belladone... ⎫
— d'aconit..... ⎬ ââ 10 gr.
— de grindelia robusta..... ⎭

— DESCROIZILLES. —

Poudre de racine de belladone.   1 gr.
Sucre..............   20 gr.

Pour 100 paquets : 2 à 6 par jour.

Ou bien :

Valérianate de caféine....   1 gr. 25
Sucre..............   3 gr.

Pour 25 paquets : 2 à 6 par jour.

Ou bien :

Sirop d'opium ..... ⎫
— d'éther....... ⎬ ââ 40 gr.
— de belladone.... ⎬
— de fleurs d'oranger . ⎭

2 à 4 cuillerées à café par jour.

— HUCHARD. —

Bromoforme ...... de 4 à 20 gouttes

par jour en 6 ou 8 fois, très diluées dans une potion ou une infusion chaude.

— MOIZARD. —

Sulfate de quinine ....   1 gr.
Poudre de benjoin.... ⎫
Salicylate de bismuth... ⎬ ââ 5 gr.

Pour insufflations nasales.

— MARFAN. —

Antipyrine.	3 gr.
Sirop de belladone.	20 gr.
Eau distillée	100 gr.

Une cuillerée à café représente 0 gr. 10 d'antipyrine.
— à dessert — 0 gr. 20 —
— à soupe — 0 gr. 40 —

Chez les enfants de moins de deux ans, *pro die* de 0 gr. 20 à 1 gr. d'antipyrine.

Après un an la dose initiale est de 1 gr., la dose maxima de 3 gr.

Bromoforme.	7 gr.
Huile d'amandes douces . . .	30 gr.
Gomme arabique.	30 gr.
Sirop de fleurs d'oranger. . .	40 gr.
Eau distillée q. s. pour faire .	300 cc.

Chaque cuillerée à café contient *quatre* gouttes.
Au-dessous de 6 mois, II à III gouttes *pro die*.
De 6 mois à un an, III à IV gouttes.
Au-dessous de 6 ans, IV gouttes par année d'âge.

— J. SIMON. —

Teinture de belladone. . .	
Alcoolature de racine d'aconit.	āā X gouttes.
Eau de laurier-cerise	10 gr.
— de tilleul.	60 gr.
— de fleurs d'oranger. . . .	10 gr.
Sirop de lactucarium.	30 gr.

Par cuillerées à café.

Ou bien :

Teinture de belladone. . .	
Alcoolature de racine d'aconit.	āā 5 gr.

X gouttes matin et soir.

Ou bien :

Sirop de tolu . . . . ⎫
— de belladone . . . . ⎬ ââ 30 gr.
— de codéine . . . . . ⎭

Une cuillerée à café, matin et soir, chez les enfants au-dessus de 2 ans.

Cor et durillon.

— DEJERINE. —

Ramollir l'épiderme par un bain.
Enlever par grattage, ou couche par couche avec le bistouri, les lamelles épidermiques, sans intéresser le derme ou bien mettre sur le cor :

Acide salicylique . . . . 1 gr.
Collodion. . . . . 15 gr.

qu'on étend avec un pinceau matin et soir, pendant 4 à 5 jours, puis enlever le tout.

Corps flottants articulaires.

— RECLUS. —

Par une incision directe et large, arriver sur le corps étranger que l'on saisit et qu'on extirpe. Appliquer ensuite l'appareil ouaté de Guérin.

Corps étrangers de l'estomac.

— PEYROT. —

Si les corps étrangers peuvent être rejetés facilement, on peut provoquer le vomissement, mais s'ils ne sont pas toxiques, mieux vaut les laisser passer dans l'intestin. On facilite ce passage en faisant prendre des matières féculentes.

Si le corps étranger est volumineux, on a recours à la taille stomacale ou gastrostomie.

Corps étrangers de l'œil.

— Tillaux. —

Extraire le corps étranger. S'il siège dans la chambre antérieure, l'enlever avec une curette ou une pince après paracentèse de la cornée. S'il est fixé sur l'iris, l'enlever en excisant la partie de l'iris dans laquelle il est implanté. Si le globe est détruit, on fait l'énucléation.

Corps étrangers de l'œsophage.

— Peyrot. —

L'*œsophagotomie externe* est la seule ressource qui reste pour les corps étrangers qui ne peuvent être extraits par la bouche ou refoulés dans l'estomac. Elle n'est praticable que si le corps étranger occupe la région cervicale ou la partie tout à fait supérieure de la région thoracique. Pourvu qu'il ne dépasse pas la première pièce du sternum, on peut encore avoir avantage à aller saisir le corps étranger par la plaie œsophagienne au moyen de longues pinces.

Corps étrangers de l'urèthre.

— Guyon. —

Quand le corps étranger occupe la portion profonde de l'urèthre, **ne pas chercher à l'attirer en avant**. Chercher à **le rejeter dans la vessie**. Une fois ce but atteint, lithotritie. Pour refouler le corps étranger, se servir d'une grosse bougie de cire. Si on ne peut refouler le corps étranger, prendre une bougie fine et la faire cheminer jusqu'au delà du corps étranger. L'écoulement de l'urine se fait mieux et le corps étranger se dégage. Le malade doit rester couché et uriner dans cette position et le calcul retombe de lui-même dans la vessie ou devient mobile dans le canal.

S'il s'agit d'un calcul arrêté dans la région *pénienne*,

surtout dans la fosse naviculaire, débrider le méat ou introduire une sonde cannelée entre le calcul et la paroi inférieure de l'urèthre et basculer.

S'il s'agit d'un corps étranger arrêté dans la région pénienne, se garder de faire une boutonnière uréthrale. Recourir à la curette articulée. On saisit le corps étranger entre la cuiller et la curette, passée derrière lui, et une bougie en cire fortement appliquée sur sa face antérieure. Faire l'extraction en suivant la paroi supérieure de l'urèthre.

Corps étrangers de la vessie.

— Bouilly. —

Extraction par les voies naturelles.

En cas d'incertitude sur la nature, le volume, le siège des corps étrangers, faire la taille hypogastrique. Celle-ci est indispensable quand le corps étranger est volumineux, incrusté de concrétions calcaires et fixé sur un point de la vessie.

Chez la *femme*, taille vaginale suivie de suture immédiate ou consécutive de la vessie, quand on ne peut retirer le corps étranger après dilatation de l'urèthre.

Corps étrangers des voies aériennes.

— Peyrot. —

La laryngotomie et la trachéotomie sont indiquées seulement dans le cas où les corps étrangers provoquent des spasmes dangereux ou menacent, par leur volume, d'amener l'asphyxie. Il faut toujours penser à la possibilité d'une expulsion spontanée hâtive ou tardive pour les corps d'un petit volume.

Coryza aigu.

— Lermoyez. —

Traitement abortif.

Acide phénique pur. . . . } ââ 5 gr.
Ammoniaque. . . . . . . }

Alcool à 90°.	10 gr.
Eau distillée	15 gr.

Toutes les heures, verser 10 gouttes sur du papier buvard et en respirer les vapeurs par le nez.

Ou bien priser, toutes les heures, une forte pincée de :

Chlorhydrate de cocaïne . . .	0 gr. 50
Menthol	0 gr. 25
Salol.	5 gr.
Acide borique	15 gr.

Ou bien : prendre en deux fois, trente gouttes de :

Teinture de belladone. . .	
Alcoolature de racine d'aconit.	āā 4 gr.

Traitement palliatif. Pulvérisations d'une solution tiède et bouillie de cocaïne au 100°, toutes les 2 ou 3 heures.

Ou bien priser :

Chlorhydrate de cocaïne. . .	0 gr. 50
Menthol	0 gr. 25
Salicylate de bismuth. . .	
Sucre de lait	āā 5 gr.

Ou bien pulvériser dans le nez :

Menthol	1 gr.
Huile d'olives.	20 gr.

Pour calmer les névralgies et l'infection générale, prendre à chacun des trois repas un cachet de :

Chlorhydrate de quinine . . .	0 gr. 25
Antipyrine	0 gr. 50

Pour prévenir l'*érythème* des narines, graisser l'orifice du nez avec de la vaseline boriquée.

Pas de *lavages* du nez à la période aiguë.

Coryza aigu des nouveau-nés.

— Lermoyez. —

Instiller dans les narines quelques gouttes d'huile mentholée à 2 0/0. *Pas de cocaïne.*

Avant chaque tétée, débarrasser mécaniquement le nez avec une douche d'air donnée avec la poire de Politzer.

Corps fibreux (Voir *Fibromes*).

Couperose (Voir *Acné rosacea*).

Coxalgie (Voir *Tumeur blanche*).

Crampes douloureuses des femmes enceintes.

— Tarnier. —

Pour prévenir le retour des crampes, entretenir la liberté du ventre : calmer l'irritabilité du ventre par les opiacés. Au moment où surviennent les crampes, masser les muscles contracturés. Etendre fortement la jambe, le pied et les orteils si la crampe siège dans les fléchisseurs, les fléchir si elle siège dans les extenseurs.

Crevasses du sein (Voir *Excoriations du mamelon*).

Croup (Voir *Diphtérie* et *Trachéotomie*).

Cure radicale des hernies.

— Tillaux. —

Réduire la hernie. Ouverture large et dissection du sac. Si celui-ci contient de l'épiploon adhérent, on le résèque aussi haut que possible. On détruit les adhérences de l'intestin quand il y en a et on le réduit. Arrivé au collet du sac, on l'attire en bas. On sectionne le péritoine aussi haut que possible et on le suture en forme de bourse. On essaie ensuite de diminuer la largeur de l'anneau en rapprochant les piliers par des sutures. Si le sac contient de l'épiploon, on s'en sert pour former une sorte de bouchon qui oblitère le collet. — Suture de la peau. Drainage. Pansement compressif.

Curettage de l'utérus (Voir *Endométrite septique*).

Cystite aiguë.

— Bouilly. —

Sangsues à l'hypogastre, au périnée ou à l'anus. Grands bains prolongés, cataplasmes. Injections émollientes chaudes dans le rectum. A l'intérieur : opium, lavements au chloral. Suppositoires belladonés contre la douleur et le ténesme vésical. Boissons émollientes chaudes. Térébenthine, lithine, essence de santal, eaux de Vichy, de Vittel, de Contrexéville, pour modifier la composition des urines.

Si la cystite reconnaît pour cause un corps étranger ou des fragments de calcul après une lithotritie, faire la taille. Combattre la rétention d'urine par le cathétérisme répété 3 ou 4 fois par jour. Evacuer *lentement et incomplètement* la vessie. Si les urines sont altérées, injections modificatrices.

— Guyon. —

Hygiène sévère. Prohiber les boissons alcooliques. Régime lacté. Boissons alcalines. Bains. Réserver les émissions sanguines (sangsues) pour les cas suraigus.

Injections hypodermiques de morphine.

Les lavages vésicaux sont contre-indiqués dans toute cystite aiguë, d'autant plus que celle-ci est plus douloureuse.

Quand la douleur ne cède pas aux antiphlogistiques et aux calmants, recourir aux *instillations de nitrate d'argent*. Cette méthode est applicable aux cas les plus aigus, même et surtout à ceux qui s'accompagnent de petites hémorrhagies à la fin de la miction.

7.

Faire uriner le malade avant l'opération. Eviter tout lavage boriqué avant ou après. Choisir un instillateur n° 13 ou 14. Une fois la région membraneuse dépassée, on ramène le talon vers le sphincter. Pour être sûr de ne pas s'être trop avancé, on commence l'instillation dans la portion prostatique.

La dose employée est de 20 à 30 gouttes d'une solution de nitrate d'argent à 1/50. Au bout de quelques jours, on peut employer une solution au 1/40 et même au 1/20.

— Huchard. —

> Chlorhydrate de morphine . .   0 gr. 12
> Beurre de cacao . . . .   12 gr.

Pour 6 suppositoires : 2 par jour.

Ou bien :

> Aloès pulvérisé . . . .   1 gr.
> Chlorhydrate de morphine . .   0 gr. 05
> Sucre en poudre . . . .   3 gr.

En 10 paquets : 2 à 3 par jour.

Cystite blennorrhagique.

— Bouilly. —

Pour les cas aigus, voir *Cystite aiguë*.

Dans les cas chroniques, le meilleur moyen de combattre la fréquence et la douleur des mictions consiste dans l'instillation d'une solution au 50e de nitrate d'argent dans l'urèthre profond et, au besoin, dans la vessie (voir *Blennorrhagie chronique*). On peut également recourir à la dilatation progressive à l'aide des bougies Béniqué.

— Guyon. —

Instillation dans la vessie d'une solution de nitrate d'argent au 50e, qu'on renouvelle au besoin les jours suivants.

Cystite chronique.

— BOUILLY. —

Toutes les fois qu'elle dépend d'un obstacle au cours des urines, la première indication est de le supprimer. Eaux d'Evian, de Vittel, de Contrexéville, Vals, Vichy, pour agir sur les parois vésicales ou sur l'urine altérée. Balsamiques.

Contre l'alcalinité des urines :

　Acide benzoïque . . . .　2 à 6 gr.
　Glycérine neutre . . . .　4 à 6 gr.
　Julep gommeux . . . .　120 gr.

Traitement local. — Révulsifs sur la région hypogastrique. Quand il y a rétention d'urine, évacuer la vessie deux à quatre fois par jour. Ne pas évacuer complètement la vessie et retirer la sonde avant que la vessie soit vide.

Agir avec précaution, s'il y a pyélo-néphrite. Les *injections intra-vésicales* sont indiquées quand l'urine stagne et se décompose dans la vessie. Elles seront faites doucement avec une seringue et une sonde béquille à calibre intérieur aussi large que possible et munie d'yeux larges. Le liquide, à une température de 37° à 38°, sera injecté par petits coups. Dès que 40 à 50 grammes auront été introduits, les laisser ressortir. Les lavages seront très courts, si la muqueuse est très sensible.

Les liquides à employer sont : le nitrate d'argent en solution à 1/500, l'acide phénique à 1 0/0, l'acide borique à 3 ou 4 0/0, le sulfate de cuivre à 1 ou 2 0/0, le tannin à 1 ou 2 0/0 surtout dans l'hémorrhagie vésicale. L'acide borique empêche bien la fermentation ammoniacale.

Quand il y a uréthro-cystite, dans la cystite blennorrhagique chronique, le traitement par excellence est l'instillation de 10 à 25 gouttes d'une solution de nitrate d'argent à 1/50 déposées à la région prostatique de l'urèthre.

Contre certaines cystites chroniques, rebelles, chez la

femme, on peut recourir à la création d'une fistule vésico-vaginale qu'on maintient ouverte à l'aide d'un petit tube de verre ayant la forme d'un bouton de chemise.

— Guyon. —

Diluer l'urine. Eaux de Vittel, Contrexéville, Capvern.

Térébenthine de Venise . . . ⎱
Extrait de quinquina . . . ⎰ ââ 10 centigr.
Magnésie calcinée . . . . Q. s

Pour une pilule, 4 à 6 par jour.

Injections vésicales. Introduire peu de liquide à la fois, 50 à 80 gr. au plus. S'arrêter quand le liquide injecté ressort limpide. On peut employer :

Nitrate d'argent . . . . 1 gr.
Eau distillée. . . . . 500 gr.

— Guyon. —

Instillations de sublimé. Indiquées quand la cystite résiste au nitrate d'argent.

Titrage de la solution. Dans les cystites récentes : titrage maximum, 1 pour 2000. Dans les anciennes : 1 pour 1000 à 1 pour 500. — *Dose* de chaque instillation : 2 à 5 gr. dans la vessie, 10 à 15 gouttes dans l'urèthre postérieur.

Il faut que la vessie soit *vide* avant de faire l'instillation. L'instillateur sera du calibre 12 ou 14. Avoir soin de retirer la seringue munie de l'instillateur, une fois l'opération terminée.

Le malade ne doit pas rester sur le dos. Il faut le mettre dans le décubitus latéral droit et gauche, puis sur le ventre pour promener le liquide dans toute la vessie.

Cystite tuberculeuse.

— Guyon. —

Traitement général : Huile de foie de morue, créosote. Régime lacté. Eviter les instillations de nitrate d'argent. — Voir : *Cystite chronique*.

Cystocèle.

— BOUILLY. —

La cystocèle inguinale réductible doit être maintenue à l'aide d'un bandage herniaire. Si elle est irréductible par adhérence aux parties voisines, disséquer ces adhérences et réduire l'organe. — Contre l'engouement, ponctionner la poche et faire un lavage. — S'il y a des calculs, les retirer par la cystotomie et tenter la cure radicale de la cystocèle en excisant et suturant les parois vésicales herniées.

D

Dartres (Voir *Pityriasis, Eczéma, Séborrhée*).

Délire aigu.

— Huchard. —

Potion :

Uréthane	1 à 3 gr.
Sirop de fleurs d'oranger . . .	15 gr.
Eau de tilleul.	40 gr.

A prendre en une fois.

Ou bien :

Hydrate de chloral.	3 gr.
Sirop thébaïque.	30 gr.
Eau de menthe	100 gr.

A donner en quatre fois.

Dentition (accidents de la).

— Sevestre. —

Quand surviennent les accidents de dentition (salivation, prurit de dentition, envies fréquentes d'uriner, troubles digestifs, etc.), il faut surveiller l'alimentation, ne pas la modifier quand l'enfant souffre, ne faire le sevrage qu'après 16 ou au moins 12 dents, car alors il y a une longue période intercalaire de repos, les accidents arrivant surtout au moment de la poussée des canines.

Pour obtenir la régularisation des tétées ou pour empêcher les mères de faire des choses nuisibles il sera bon de formuler une *potion morale* et donner :

Eau de laitue............	͞aa 60 gr.
Eau de tilleul...........	
Sirop de fleurs d'oranger . . .	30 gr.

Car dans ce cas la nourrice donnera son lait régulièrement, surtout si on fait prendre cette potion à heure fixe dans l'intervalle des tétées.

Comme médication plus active, donner des bains tièdes plusieurs fois par jour, et y faire ajouter du tilleul qui n'a d'autre propriété d'ailleurs, que de faire accepter plus facilement le bain.

On peut donner aussi une potion au bromure de potassium. A six ou huit mois, on donne 30 à 40 centigrammes *pro die* par cuillerée à café. A huit ou dix mois, on peut donner 1 gramme.

Au-dessous de 2 ans, il faut être prudent pour l'administration du chloral.

Chez les tout petits enfants il vaut mieux ne pas donner de chloral.

Quand les enfants souffrent trop, on pourra, dans certains cas, faire une incision de la gencive. Quoi qu'on en ait dit, ce moyen amène souvent beaucoup de calme.

— E. Besnier. —

Lorsque la dentition laborieuse s'accompagne de dermatite prurigineuse.

1º Quatre fois par jour, frictionner les gencives avec :

Borate de soude............	0 gr. 50
Teinture de safran..........	II gouttes.
Glycérine.................	͞aa 25 gr.
Eau de roses..............	

2º Donner, au premier déjeuner, un paquet de :

| Phosphate de chaux . . . | ͞aa 0 gr. 10 |
| Phosphate de soude. . . . | |

3º Lotions matin et soir avec de l'eau amidonnée. On ajoutera dans un litre une cuillerée à café de :

Salol . . . . 2 gr.
Alcool . . . . ⎫
Glycérine . . . . ⎬ āā 50 gr.

Poudrer ensuite avec de l'amidon.

— Comby. —

Attouchements avec :

Cocaïne . . . . 0 gr. 50
Sirop de belladone . . . . . . 10 gr.

Désinfection des éponges.

— Terrier. —

Commencer par les battre avec un maillet, pour les débarrasser des débris calcaires. Les laver à grande eau et les exprimer. Les plonger successivement pendant une heure dans l'acide chlorhydrique à 1/50 et, pendant 20 minutes, dans une solution de permanganate de potasse à 5 0/00. Deuxième lavage à grande eau. Les blanchir ensuite dans une solution de bi-sulfite de soude à 2 0/0, additionnée d'un peu d'acide chlorhydrique. Laver à l'eau bouillie et conserver dans une solution antiseptique.

Diabète.

— Huchard. —

Antipyrine . . . . 2 à 3 gr.

A prendre chaque jour pendant 3 semaines à un mois. On cesse ensuite pendant 15 jours et on reprend une autre série. Pour éviter les effets fâcheux sur les voies digestives, on peut prescrire :

Antipyrine . . . . 20 gr.
Bicarbonate de soude . . . . . 10 gr.

Pour 20 paquets, 3 à 4 par jour à 4 ou 5 heures d'intervalle.

Le *bromure de potassium* peut amener une dépression nerveuse fâcheuse. Si on l'emploie, il ne faut pas dépasser 3 à 4 grammes par jour et on doit en cesser l'empoli pendant 10 jours au moins, chaque mois.

Les *eaux de Vichy* sont contre-indiquées dans tous les cas où il existe des signes d'épuisement nerveux ou d'épuisement consomptif, surtout dans la tuberculose pulmonaire, chez les congestifs, les artérioscléreux, les cardiopathes. Elles sont indiquées chez les diabétiques, hépatiques avec congestions répétées du foie, chez les diabétiques obèses, chez ceux atteints de goutte et de gravelle, chez ceux qui ne font pas d'exercice et éliminent beaucoup d'acide urique.

Chaque mois, on peut prescrire l'antipyrine pendant 10 jours et pendant 20 jours l'arsenic :

Arséniate de soude. . . . . . . 0 gr. 10
Chlorure de sodium. . . .
Carbonate ou benzoate de } ââ 10 gr.
   lithine. . . . .

pour 100 pilules recouvertes de gélatine ou de tolu fluidifié par l'éther, 5 à 15 par jour.

— Renault. —

Antipyrine. — 3 gr. par jour, 1 gr. de 4 heures en 4 heures et loin du repas. On peut ajouter 0 gr. 50 de bicarbonate de soude par gramme d'antipyrine.

L'antipyrine est contre-indiquée quand : 1° après 6 à 8 jours de traitement, le sucre ne s'abaisse pas rapidement, de 25 0/0, par exemple ; 2° la diminution de la polyurie s'accompagne d'une densité plus grande de l'urine ; 3° il y a diminution de l'appétit et affaiblissement général ; 4° le diabète se complique d'albuminurie.

— A. Robin. —

Aliments et boissons défendus. Sucre ; miel ; fruits sucrés, fruits secs. Confitures, glaces, pâtisseries. Melon, betteraves, carottes, navets, radis, farineux. Pain, riz, maïs, fécule, tapioca. Pâtes alimentaires.

Vins mousseux, doux, bière, limonade, eaux très gazeuses, liqueurs, lait, chocolat.

Le pain est remplacé par 100 à 150 grammes de pommes de terre.

Médication alternante. 1re *période.* Pendant 4 à 5 jours, prendre, une heure avant le déjeuner et le dîner, un paquet de :

Antipyrine . . . . 0 gr. 75 à 1 gr.
Bicarbonate de soude. . . 0 gr. 50 à 0 gr. 75

dissous dans un peu d'Eau de Vals.

2e *période.* Pendant 15 jours : avant le déjeuner prendre un cachet de :

Sulfate de quinine. . . . 0 gr. 40

Continuer 6 jours, cesser 4 jours, reprendre 6 jours. Avant le déjeuner et le dîner, prendre un cachet de :

Arséniate de soude . . . 0 gr. 002 à 0 gr. 003
Carbonate de lithine . . 0 gr. 10 à 0 gr. 15
Codéine. . . . . 0 gr. 02 à 0 gr. 05
Poudre de thériaque. . . 0 gr. 25
Extrait de quinquina sec. 0 gr. 40

3e *période.* Pendant 8 jours : les 1er et 2e jours, une pilule toutes les 6 heures ; les 3e et 4e jours, une toutes les 4 heures ; les 5e et 6e jours, une toutes les 3 heures ; les 7e et 8e jours, une toutes les 6 heures ; les 9e et 10e jours, toutes les 8 heures, de :

Extrait de belladone . . . . . 0 gr. 005
— thébaïque . . . . . 0 gr. 01
— valériane . . . . . 0 gr. 10
Poudre de quinquina . . . . . Q. s.

pour une pilule.

Faire boire, dans la journée, de préférence aux repas, de l'eau bouillie additionnée de 8 gr. de *bicarbonate de soude* par litre.

Si la belladone est mal supportée, remplacer les pilules par 2 à 3 gr. de *bromure de potassium* pris en 3 fois.

Au bout d'un mois de traitement : continuer les eaux alcalines, s'il y a de l'azoturie. Si l'urée tombe au-dessous de la normale ou si le malade s'affaiblit, cesser les alcalins et donner, aux repas, une pilule de :

Tartrate ferrico-potassique . .	0 gr. 10
Poudre de rhubarbe	0 gr. 05
— de noix vomique . . .	0 gr. 02
Extrait de quinquina.	0 gr. 20

Diabète infantile.

— A. Robin. —

Combiner les traitements alternant et tonique. Insister sur l'alimentation grasse: huile de foie de morue. N'employer les opiacés qu'avec une grande réserve. Essayer le *glycéro-phosphate de fer*.

Diabète avec azoturie.

— A. Robin. —

Huile de foie de morue : alimentation grasse, préparations ferrugineuses, glycéro-phosphate de fer. Amers, strychniques.

Traitement hydro-minéral. Vichy et Carlsbad pour les diabétiques gros mangeurs chez qui il y a excès d'urée urinaire. Quand l'affaiblissement du diabétique frise la cachexie : *Ems, Royat, Pougues* et ensuite *Forges, Spa*. Les eaux minérales chlorurées sodiques fortes sont contre-indiquées au début et dans la période d'activité du diabète. Elles sont indiquées chez les malades dont la nutrition fléchit et chez qui l'urée tend à s'abaisser.

Diabète avec oxydations abaissées.

— A. Robin. —

Toniques. Sulfate de quinine avec quinquina, amers. Inhalations d'oxygène. Frictions, massage, hydrothérapie. Trois pilules par jour, au début du repas, de :

Sulfate de quinine	0 gr. 01
Poudre de fève de St-Ignace .	0 gr. 01
— d'ipéca.	0 gr. 01 à 0,02
Extrait de quinquina	0 gr. 10

pour une pilule.

Diarrhée.

— Debove. —

De 200 à 400 gr. de *silicate de magnésie* par jour, dans une boisson aromatique ou dans du lait.

— Dujardin-Beaumetz. —

Sous-nitrate de bismuth . . .	1 à 10 gr.
Gomme adragante	1 gr.
Sirop de coings	30 gr.
Eau de laitue	120 gr.

Par cuillerées à bouche.

Ou bien :

Opium brut en poudre	0 gr. 20
Craie préparée. . . . . }	ââ 10 gr.
Sous-nitrate de bismuth. . }	

En 10 paquets : un paquet avant le repas.

Ou bien :

Tannin.	0 gr. 50
Laudanum de Sydenham . . .	X gouttes.
Conserve de roses	10 gr.

Pour un électuaire.

Laudanum de Sydenham . . .	X gouttes.
Sous-nitrate de bismuth . . .	10 gr.
Sirop de ratanhia	30 gr.
Eau de menthe.	10 gr.
— laitue	70 gr.

Par cuillerées à bouche.

Ou bien :

Racine de ratanhia	20 gr.
Eau	1000 gr.

Pour tisane.

Ou bien :

Cachou concassé	8 gr.
Eau bouillante	1 litre

Pour tisane.

Tannin.	1 gr.
Laudanum de Sydenham . . .	VI gouttes.
Eau	300 gr.

Pour un lavement.

Ou bien :

Extrait de ratanhia.	5 gr.
Eau	300 gr.

Faire bouillir une demi-heure. Pour un lavement.

Poudre de cachou.	2 à 10 gr.
Eau chaude.	250 gr.

Pour lavement.

— Marfan. —

Benzo-naphtol.	0 gr. 50

pour un cachet. — Faites 10 cachets semblables. Un cachet trois fois par jour, à chacun des trois repas. Si la diarrhée est intense et si les coliques sont vives, prendre en même temps que chaque cachet, 4 gouttes de laudanum de Sydenham dans un peu d'eau.

Diarrhée infantile.

— Comby. —

Diarrhée simple d'origine alimentaire chez les jeunes enfants : régler les prises de lait.

Si cela ne suffit pas, donner les alcalins (eau de chaux, eau de Vichy, par cuillerées à café dans du lait), puis les astringents (bismuth, 1, 2, 3 grammes ; ratanhia, 1 gramme dans un julep gommeux).

Si la diarrhée persiste : diète aqueuse, lait étendu d'eau de riz, eau albumineuse, décoction blanche de Sydenham.

Dans les cas graves : diète hydrique absolue (eau pure, eau stérilisée) pendant une journée ou une demi-journée.

Ajouter à ces boissons quelques grammes de cognac, une goutte de laudanum de Sydenham dans vingt gouttes d'élixir parégorique.

Contre vomissements : lavage de l'estomac.

Grands lavages de l'intestin.

Si l'enfant est allaité artificiellement, conseiller le lait stérilisé.

Lavements amidonnés copieux (50 à 100 grammes) et additionnés de laudanum.

Lavements boratés tièdes à 3 ou 4 pour 1.000.

Si la diarrhée paraît infectieuse, donner : calomel (5 à 10 centigrammes en trois ou quatre prises) ou l'acide chlorhydrique (50 centigrammes dans un julep de 60 grammes) et enfin l'acide lactique, 2 grammes dans une potion sucrée de 100 grammes, une cuillerée à café après chaque tétée.

Dans diarrhées vertes bilieuses et acides, donner les alcalins ; chez les enfants âgés faire l'antisepsie intestinale par le naphtol, bétol, benzo-naphtol.

Bains simples tièdes (25 à 30°), bains sinapisés (50 gr. de farine de moutarde par bain), sont utiles.

Bains de camomille chauds (deux par jour de cinq à dix minutes de durée).

Si algidité : faire respirer de l'oxygène, réchauffer avec des boules d'eau chaude ou la couveuse, frictionner avec des flanelles chaudes ou imbibées d'eau-de-vie camphrée.

Injections d'éther (1/4 de seringue de Pravaz et de sérum artificiel (eau salée à 7 ou 10 pour 1000).

Contre les vomissements : boissons glacées et fragments de glace.

On peut encore donner la poudre de talc, 30, 60 grammes par jour mélangée au lait ; surtout dans les diarrhées chroniques qui ont résisté aux autres remèdes.

Pour certaines diarrhées de la seconde enfance, caractérisées par des selles glaireuses ou muco-membraneuses : recommander les eaux de Plombières.

Le tannin pur tel qu'il est livré par la pharmacie est

un médicament difficilement utilisable et d'une efficacité douteuse dans les diarrhées infantiles. Il a un goût désagréable ; il offense l'estomac ; son astringence est épuisée quand il arrive dans l'estomac. Après l'avoir essayé dans un certain nombre de cas, j'ai été obligé de l'abandonner.

Sans doute, ces inconvénients avaient frappé d'autres observateurs : le tannin n'a jamais joui d'une grande faveur dans le traitement des diarrhées de l'enfance, on a essayé de le remplacer par des combinaisons tanniques dont deux actuellement, la *tannigène* et la *tannalbine* ont de grands avantages sur le tannin. Ils se présentent sous forme d'une poudre légère, sans mauvais goût, sans odeur, qui n'irrite pas la muqueuse de l'estomac, qui ne provoque pas de vomissements et qui ne paraît se dédoubler que dans l'intestin.

Aux nourrissons, tannigène et tannalbine par paquets de 20 à 25 centigrammes répétés, 3, 4 et 5 fois par jour, de façon à donner à l'enfant une dose quotidienne de 50 centigrammes. Le médicament peut être continué plusieurs jours, plusieurs semaines, sans inconvénients. On mêle la poudre à l'eau sucrée, au sirop, au miel dans une cuillère à café qu'on porte au fond de la bouche du bébé.

Dans les diarrhées simples, apyrétiques, non infectieuses, ces poudres astringentes peuvent suffire, mais s'il s'agit de choléra infantile, de diarrhées profuses, avec vomissements, fièvre, etc., on devra leur associer les antiseptiques intestinaux tel que le calomel à doses fractionnées (1/2 centigramme 3 à 5 fois par jour) sans oublier la diète hydrique, le sérum artificiel et les autres moyens conseillés partout ailleurs.

— Grancher. —

Acide lactique . . . . 2 gr.
Eau distillée . . . . } āā 50 gr.
Sirop de framboises . . . }

Par cuillerées à café, tous les quarts d'heure ou toutes les demi-heures.

— Hayem. —

  Acide lactique . . . . 2 gr.
  Essence de menthe. . . . . . I à II gouttes.
  Eau distillée . . . . 95 gr.
  Sirop . . . . 15 gr.

Une cuillerée à café un quart d'heure après chaque tétée et, dans les cas graves, tous les quarts d'heure.

— Le Gendre. —

Examiner les déjections avec du papier de tournesol. Dans la diarrhée par *polycholie*, elles sont en général *acides*. Prescrire alors le *bicarbonate de soude* : 1 gr. 25 par kilogramme du poids de l'enfant.

Dans la *diarrhée verte microbienne*, les garde-robes sont neutres ou *alcalines*. Donner alors

  Acide lactique . . . . 2 gr.
  Sirop . . . . 10 gr.
  Eau. . . . . 80 gr.

Une cuillerée à café toutes les demi-heures.

Diarrhée chronique chez les enfants.

— Hutinel. —

1° *Diarrhée persistante des enfants au sein.*

Peu inquiétante si l'enfant continue à augmenter de poids. Régler les tétées, en surveiller la durée et l'abondance, cesser le lait stérilisé si l'enfant est à l'alimentation mixte.

Eau de Vichy ou eau de chaux par cuillerée à café 5 ou 10 minutes avant la tétée ; craie préparée, bicarbonate de soude, magnésie, sous-nitrate ou salicylate de bismuth, benzo-naphtol, phosphate de chaux, 2 à 5 centigr. de calomel.

2° *Diarrhée persistante des enfants nourris au biberon.*

Donner une nourrice si possible et régler les tétées. Lait stérilisé ; le saler légèrement ; éloigner les repas ;

alimentation plutôt insuffisante qu'excessive. Lait d'ânesse, képhir. Au-dessus de 10 mois, viande crue.

Poudres précitées, seules ou mélangées. Eaux de Châtel-Guyon, Vals, Carlsbad.

3° *Diarrhée chronique chez les enfants sevrés.*

Lait stérilisé ou bouilli à intervalles réglés, mélangé d'eau de Vichy ou d'eau de chaux : képhir, viande crue. Eaux précitées (Carlsbad, Châtel-Guyon). Astringents-antiseptiques (Benzo-naphtol, salol, sels de bismuth). Opium à petites doses. Bains salés. Lavements astringents ou amidonnés. Calomel à petites doses, purgatifs salins.

4° *Diarrhée chronique des enfants déjà grands.*

De 5 à 15 ans on peut rencontrer des diarrhées dont la cause première est due à un trouble de la fonction stomacale. Le lait est souvent assez mal toléré, de même que la viande crue. Les potages épais, très cuits, dégraissés, les purées de légumes secs, le riz, le macaroni, les pâtes, les œufs à la coque, les viandes très cuites et tendres nourrissent mieux. L'acide chlorhydrique est généralement utile.

Eau laxative, tous les matins, pendant un certain temps.

Eau de Plombières, de Carlsbad.

Phosphate de chaux (décoction blanche au superphosphate de chaux).

Diarrhée des tuberculeux.

— GRANCHER et HUTINEL. —

Salicylate de bismuth à la dose de 4 à 8 gr. par jour.

Digestion (fièvre de) chez les enfants.

— COMBY. —

Régime sévère. Abstention de viande faisandée, de vin, sauces excitantes ou épicées (enfants au-dessous de 2 ans).

Prescrire : pain grillé, panades et soupes épaisses, légumes secs, œufs, lait, fruits cuits.

Paquets :

Bicarbonate de soude	0 gr. 30
Magnésie calcinée	0 gr. 25
Benzo-naphtol	0 gr. 20
Pepsine,	0 gr. 10
Poudre de noix vomique	0 gr. 02 à 0 gr. 03

Pour 1 paquet. — 1 ou 2 par jour.

Calomel	0 gr. 01 à 0 gr. 03
Sucre de lait	0 gr. 50

Pour 1 paquet, 4 ou 5 par jour si l'enfant a la langue saburrale.

Eau d'Evian, d'Alet.

Dilatation de l'estomac.

— Debove et Achard. —

Lavage de l'estomac avec le tube de Faucher et de l'eau pure ou alcalinisée, tiède ou froide, ou des solutions de nitrate d'argent à 2 p. 1000 ; permanganate de potasse, à 1 p. 1000 ou acide salicylique dans les mêmes proportions.

Dans l'intervalle des lavages, donner les antiseptiques : menthol, naphtol, bétol, salol, et surtout l'acide salicylique.

Régime : repas peu copieux et espacés, aliments liquides ou finement divisés. Boire modérément.

Si alimentation impossible donner des lavements alimentaires.

Traitement de la cause et enfin traitement chirurgical : gastro-entérostomie.

Dans la dilatation de la maladie de Reichmann, donner des alcalins à haute dose.

Dans les cas de catarrhe gastrique donner de l'acide chlorhydrique.

Contre l'atonie gastrique :

Seigle ergoté pulvérisé	0 gr. 25
Poudre de noix vomique	0 gr. 05

Pour un cachet n° 10, 1 après chaque repas.

Tablettes d'ipéca à 1 centigr. une à trois après chaque repas.

 Teinture d'ipéca. . . . . 10 gr.
 — de kola. . . . . . . 20 gr. m.

XX ou XXX gouttes dans de l'eau à prendre après le repas en deux ou trois fois à une demi-heure d'intervalle.

Electrisation, massage de l'estomac, hydrothérapie.

— BOUCHARD. —

Faire, par jour, 2 repas séparés par un intervalle de 9 heures, ou 3 repas. L'intervalle sera alors de 4 heures entre le premier et le second et de 8 heures entre le deuxième et le troisième. Le malade mangera lentement en mâchant avec soin. Eviter les aliments liquides. Prescrire la croûte de pain ou le pain grillé. On pourra, pour le déjeuner, prendre un œuf à la coque et des fruits cuits. Pour le dîner : viandes chaudes braisées, viandes froides, viandes en purée, poisson bouilli, légumes en purée, crème, riz au lait, fruits en compote. Ne permettre, parmi les fruits frais, que les fraises, les pêches et le raisin. Ne boire qu'un verre et demi par repas. Pas de vin pur. Couper le vin avec des eaux minérales.

— HUCHARD. —

Quand la dilatation est peu considérable avec un léger état de putridité stomacale et intestinale.

 Salicylate de bismuth. . .
 Magnésie anglaise. . . . . ââ 10 gr.
 Bicarbonate de soude. . .

En 30 cachets, un à chaque repas.

Quand la maladie est plus avancée.

 Salicylate de bismuth. . .
 Naphtol. . . . . ââ 10 gr.
 Charbon . . . .

Pour 30 cachets, même administration.

Ne permettre que 300 gr. de boisson par repas. Mettre, entre les deux repas, un intervalle de 7 heures. Ordonner les viandes rôties ou grillées, les œufs, les légumes en purée. Défendre la soupe.

Dilatation bronchique.

— Rendu.

Contre les accidents inflammatoires pulmonaires : révulsifs.

Contre le catarrhe : balsamiques (térébenthine, créosote, tolu, eucalyptol). Dans certains cas, la *pneumotomie* est indiquée.

Diphtérie.

— Cadet de Gassicourt. —

Technique des injections de sérum antidiphtérique : Doses :

Chez les enfants de 1 mois à 2 ans.   5 cm. cubes.
             après 2 ans . . . 10   —
             après 12 ans . 10 à 20 —

L'injection est renouvelée en se guidant sur l'état de l'enfant. Le *lieu d'élection* pour l'injection est le flanc.

En même temps on fait de grandes irrigations avec l'eau boriquée à 40 0/00 ou l'eau chlorurée : 50 gr. de liqueur de Labarraque pour un litre d'eau. Trois fois par jour, on bourre *les narines* avec de la vaseline boriquée à 10 0/0.

— Gaucher. —

1° *Ablation des fausses membranes*. Elle doit être faite avec la plus grande douceur. Il faut enlever toutes les fausses membranes, mais on ne doit produire que le moins de lésions possible. Se servir de pinceaux de molleton.

2° *Badigeonnage de la muqueuse*. On se sert de :

    Camphre . . . . 20 gr.
    Huile de ricin. . . . . 15 gr.
    Alcool à 90° . . . . 10 gr.
    Acide phénique cristallisé. . .   5 gr.
    Acide tartrique . . . .   1 gr.

L'ablation de la fausse membrane et l'application de la mixture doivent être répétées toutes les 3 ou 4 heures et même plus souvent si les fausses membranes se reproduisent rapidement.

Il est permis de faire, toutes les 2 heures, des irrigations phéniquées avec la solution au centième.

— Hutinel. —

Pour les attouchements, prescrire :

Acide phénique cristallisé...	5 gr.
Camphre...	20 gr.
Alcool à 90°...	10 gr.
Glycérine pure...	25 gr.

Badigeonner toutes les 3 ou 4 heures.

Toutes les 2 heures, injection avec :

Acide borique...	40 gr.
Eau distillée...	1000 gr.

Pulvérisation toutes les demi-heures avec ce même liquide. Se servir du pulvérisateur de Lucas-Championnière. Approcher l'instrument le plus près possible de la bouche.

Vaporisations, dans la chambre du malade, avec un fourneau de cuisine sur lequel on met deux casseroles contenant chacune environ 2 litres d'eau. Dans ces casseroles on verse, toutes les 3 heures, une cuillère à soupe de :

Acide phénique...	280 gr.
— salicylique...	56 gr.
— benzoïque...	112 gr.
Alcool pur...	468 gr.

— Huchard. —

Pulvérisations continuelles d'acide phénique dans la chambre, d'après le procédé de Renou.

Toutes les heures ou toutes les demi-heures, irrigation par la bouche avec une solution d'acide salicylique à 1,5 ou 2 pour 1000.

8.

Badigeonnages fréquents avec un pinceau trempé dans une solution d'acide salicylique.

> Acide salicylique. . . . . 4 gr.
> Alcool à 90°. . . . . 40 gr.
> Eau distillée . . . . 80 gr.

(D'après Bergeron). Ne pas excorier la muqueuse.

Huchard préfère :

> Acide salicylique . . . . 5 gr.
> Alcool à 60°. . . . . ⎫
> Eau distillée.. . . . . ⎬ ââ 40 gr.
> Glycérine. . . . . ⎭

A l'intérieur : acide salicylique 0 gr. 50 à 1 gr.

— SEVESTRE. —

Dans les cas de *diphtérie pure, non associée*, le sérum de Roux ne détermine pas d'accidents sérieux. *L'injection est donc de règle.*

Dans les cas de *diphtérie associée au streptocoque*, le sérum peut causer des accidents, parfois effrayants, mais sans gravité réelle. La crainte de ces accidents ne doit pas empêcher de recourir aux injections de sérum.

Les seuls cas où l'hésitation est permise sont ceux dans lesquels il y a des streptocoques abondants associés au bacille court.

Dans les cas où l'examen révèle le streptocoque sans bacille de Lœffler, le sérum ne peut avoir aucune action favorable. Il est au moins inutile. *Mieux vaut s'abstenir.*

Quand on ne peut faire l'examen bactériologique, s'il s'agit d'une angine *légère*, au début, il vaut mieux attendre le résultat de l'examen, à condition de suivre le malade et de se tenir prêt à faire l'injection si le mal fait des progrès.

Si la maladie présente quelques caractères de gravité,

surtout s'il s'agit d'un croup, ne pas attendre le résultat de la culture et faire l'injection.

— Roux. —

1º Avant même de pratiquer l'ensemencement, on injectera immédiatement 10 centimètres cubes de sérum anti-diphtérique de Roux, et si l'angine est grave, ou si l'exsudat s'étend au larynx, 20 centimètres cubes du même sérum ;

2º Si la fausse membrane cède, tombe, si la température, le pouls et l'albumine s'atténuent 24 heures après, on devra attendre, sans pratiquer d'injections, en surveillant.

3º Au contraire, les phénomènes généraux persistent-ils, une seconde injection s'impose, suivie de 24 heures de repos ;

4º Enfin, en cas de persistance des accidents locaux ou généraux, une troisième injection s'impose ;

5º Des irrigations dans la gorge avec les injections suivantes :

  Eau bouillie. . . . . , . 1000 gr.
  Liq. de Labarraque. . . . . . 50 gr.

Pourront être très utilement répétées toutes les 4 heures ;

6º On évitera le plus soigneusement possible les badigeonnages de la gorge avec un tampon dur, ainsi que l'arrachement des fausses membranes.

Seules les irrigations ou les attouchements à la glycérine salicylée (5 0/0) pourront être pratiqués.

Les topiques au sublimé seront plus particulièrement bannis de la pratique.

Diurétiques.

— Huchard. —

  Calomel . . . . 2 gr.
  Poudre d'opium . . . . 0 gr. 20

Pour 10 paquets. Prendre 4 paquets par jour pendant deux jours.

Queues de cerises . . . . ⎫
Chiendent . . . . ⎬ ââ 5 gr.
Racine de cainça . . . . 2 gr.

Pour un paquet.

Faire bouillir un paquet dans un litre d'eau pendant un quart d'heure et jeter sur :

Uva-ursi . . . . ⎫
Pariétaire . . . . ⎬ ââ 4 gr.
Arenaria rubra . . . . . . ⎭

Laisser infuser jusqu'à refroidissement, passer et ajouter :

Nitrate de potasse . . . . ⎫
Benzoate de soude . . . . ⎬ ââ 0 gr. 50
Carbonate de potasse. . . ⎭

— Millard. —

Dans la cirrhose du foie et la pleurésie.

Baies de genièvre . . . . 10 gr.

Faites infuser dans : eau bouillante, 200 gr. et ajoutez :

Nitrate de potasse. . . . . ⎫ ââ 2 gr.
Acétate de potasse . . . . ⎭
Oxymel scillitique. . . . . . . 30 gr.
Sirop des cinq racines . . . . . 35 gr.

A prendre dans la journée.

— G. Sée. —

Extrait de scille . . . . 1 gr.
Poudre de scille . . . . 0 gr. 50
Extrait hydro-alcoolique d'aconit . . . . 0 gr. 10

Pour 10 pilules : à prendre en 24 heures, une toutes les deux heures.

Ou bien :

Lactose . . . . 100 gr.

Dissoudre dans un litre d'eau. A prendre dans la journée.

Durillon (Voir *Cor*).

Douleurs ostéocopes.

— Peter. —

    Calomel à la vapeur. . . . . 0 gr. 20
    Sucre en poudre . . . . 2 gr.

En 20 prises, 10 dans la journée.

Dysentérie.

— J. Simon (chez les enfants).

    Cachou. . . . . 8 gr.
    Extrait de noyer. . . . . 1 gr.
    Extrait de campêche. . . . . 2 gr.
    Eau . . . . Q. s.

Pour un lavement. Faire prendre ce lavement et un lavement simple.

— Debove et Achard. —

Purgatifs salins, sulfate de soude, sulfate de magnésie, phosphate de soude à la dose de 20 grammes par jour.

    Calomel . . . . 0, 50 à 1 gr.

à prendre dans un cachet.

    Calomel . . . . 0 gr. 02
    Sucre en poudre . . . . 0 gr. 20

Pour un cachet n° 20. Un cachet toutes les heures.

    Ipéca concassé. . . . . 2 gr.
    Eau . . . . 150 gr.

Faire bouillir un quart d'heure, passer et ajouter :

    Sirop d'opium. . . . . 30 gr.

A prendre par cuillerées à soupe d'heure en heure.

    Poudre de Dower . . . . . . 0 gr. 20

Pour un cachet n° 20. — 5 à 10 cachets par jour.

    Poudre d'ipéca . . . . 0,05 centigr.
    Calomel . . . . 0,02 »

Extrait d'opium. . . . . . . 0,01 centigr.
Miel blanc. . . . . Q. s.

pour une pilule n° 30. — 6 à 10 pilules par jour.

Antiseptiques internes, naphtol, salol, salicylate de bismuth, etc.

Lavements antiseptiques au nitrate d'argent.

Nitrate d'argent. . . . . . . 0,10 à 0,50
Eau . . . . 1 litre

— Dujardin-Beaumetz. —

L'ipéca est supérieur au calomel. Prescrire la potion suivante :

Poudre d'ipéca . . . . 4 gr.

Faire bouillir cinq minutes dans l'eau. Filtrer et ajouter :

Eau de cannelle. . . . . .
Sirop d'opium. . . . . . . } ââ 30 gr.

Donner par cuillerées à bouche d'heure en heure.

Prescrire en même temps :

Extrait de Saturne . . . . . 3 à 5 gr.
Eau. . . . . 250 gr.

Pour un lavement.

Entretenir la chaleur du corps par tous les moyens possibles.

Ou bien :

Teinture d'ipéca. . . . . . 10 à 20 gr.
Menthol . . . . 1 gr.

A prendre par doses fractionnées. Le menthol a l'avantage d'empêcher les vomissements.

Dysménorrhée.

— A. Robin. —

Pour régulariser les règles chez les femmes qui ont un flux menstruel trop abondant.

On ordonnera à la malade de prendre au moment des

deux principaux repas, huit jours avant l'époque présumée des règles, 1 à 3 cuillerées à café de la potion suivante :

Elixir de Garus. . . . . 100 gr.
Extrait fluide d'hydrastis . ⎫
— de viburnum ⎬ ââ 5 gr.
prunifolium. . . . . . . ⎪
Gossypium herbaceum . . ⎭

— M. S. A. —

On cessera dès le jour réglementaire de l'époque : mais si le flux traîne plus que de raison, ce qui est fréquent, on reprendra la mixture dès le 4° jour. En cas d'intolérance des médicaments ci-dessus, on ordonnerait :

Ergotine Bonjean . . . . . . 0 gr. 10
Poudre de sang-dragon . . . 0 gr. 10

Pour une pilule. 4 à 6 par jour.

Ou bien la potion suivante :

Ergotine Bonjean. . . . . . . 4 gr.
Acide gallique . . . . 0 gr. 50
Sirop de térébenthine . . . 30 gr.
Eau de tilleul . . . . 120 gr.

4 à 6 cuillerées par jour.

— Huchard. —

Teinture d'hydrastis cana- ⎫
densis . . . . ⎬ ââ 15 gr.
Teinture de viburnum pru- ⎪
nifolium. ⎭

Dix gouttes, toutes les deux heures, dans un peu d'eau sucrée. Dans la dysménorrhée avec ménorrhagie.

Dysménorrhée membraneuse.

— Pozzi. —

Constitue, anatomiquement et cliniquement, une métrite aiguë, ou, pour mieux dire, la poussée aiguë d'une affection chronique. Tout autre traitement que le curettage échoue généralement. Cette pratique a, au contraire, donné d'excellents résultats, à la condition d'être complétée par des injections de teinture d'iode à l'aide de la seringue à injection intra-utérine de Braun (environ 3 gr. par injection), une tous les deux jours, durant deux semaines.

Dyspepsie.

— Barié. —

Liqueur de Fowler.	3 gr.
Teinture de noix vomique	8 gr.

12 à 15 gouttes avant le repas.

Ou bien :

Teinture de quinquina		
— colombo	ââ	5 gr.
— gentiane		
— rhubarbe.		3 gr.
— noix vomique.		2 gr.

Filtrez : 15 à 20 gouttes avant le déjeuner et le dîner.

Ou bien :

Teinture de gentiane	5 gr.
— d'écorces d'oranges amères.	5 gr.
Teinture de badiane	8 gr.
— cardamome composée.	1 gr. 50
— amère de Baumé.	1 gr.
Eau distillée de menthe.	125 gr.

Une cuillerée à café, 2 fois par jour.

Ou bien :

Maltine	5 centigr.
Pepsine	15 centigr.
Magnésie calcinée	5 centigr.
Bicarbonate de soude en poudre	5 centigr.
Sucre blanc	Q. s.

Pour un cachet. Un aux repas, 2 fois par jour.

Ou bien :

Acide chlorhydrique	1 gr.
Julep gommeux	125 gr.

A prendre par cuillerées.

Ou bien :

Acide chlorhydrique officinal	VI gouttes.
Sirop de limons	20 gr.
Eau filtrée	120 gr.

Une cuillerée à bouche à la fin du repas.

— DE BEURMANN. —

Eau chloroformée saturée	150 gr.
Eau de fleurs d'oranger	50 gr.
Eau	100 gr.

Une cuillerée à dessert dans les digestions pénibles.

— BUCQUOY. —

Liqueur de Fowler	1 gr.
Teinture de noix vomique	2 gr.
Sirop de goudron	300 gr.

Une cuillerée à soupe avant les deux repas.

— DUJARDIN-BEAUMETZ. —

I. *Dyspepsie par défaut de sécrétion du suc gastrique.* — Viande en poudre ou en pulpe, bouillon, lait, mélange de lait ou de bouillon, vin ou eau additionnée d'eau-de-vie.

II. *Dyspepsie par exagération de sécrétion du suc*

gastrique. — Régime purement végétal ; féculents, légumes, fruits, lait, jamais de vin, quelquefois de la bière.

III. *Dyspepsie avec troubles sympathiques (vertige stomacal).* — Régime exclusivement composé de féculents, légumes, fruits, lait. Ordonner :

Rhum.	5 gr.
Dextrine	10 gr.
Sirop	30 gr.
Eau.	60 gr.

Par cuillerées, ou :

Aloès.	0 gr. 05
Rhubarbe	0 gr. 05
Gentiane	0 gr. 05

Pour une pilule. Une à chaque repas.

— G. Sée. —

I. — Digestifs, nutritifs, auxiliaires indirects : Acide chlorhydrique. Pepsine animale et végétale. Peptones. Substances antifermentescibles (acide salicylique, iode).

II. — Substances pepsinogènes : Alcalins sodiques. Alcool.

III. — Médicaments gastriques : Amers. Noix vomique. Tannin. Nitrate d'argent.

IV. — Evacuants mécaniques pour les dyspepsies par excès de mucus ou de peptones. Lavage de l'estomac.

V. — Evacuants éméto-purgatifs.

VI. — Absorbants : Charbon. Bismuth. Craie.

VII. — Sédatifs. Emollients : Opium. Belladone. Jusquiame. Aconit. — Emissions sanguines locales.

VIII. — Eaux thermales. Hydrothérapie. Electricité.

— Marfan. —

Pour calmer les douleurs et les vomissements dans les dyspepsies qui ne sont pas dues à l'hyperchlorhydrie :

Alcool rectifié.	
Teinture d'iode	ââ 4 gr.
Acide phénique pur. . . .	

cinq gouttes dans un peu d'eau à chacun des deux principaux repas.

— HUCHARD. —

Eau distillée	400 gr.
Curaçao ou sp. écorces d'oranges amères	100 gr.
HCl.	0 gr. 50

A prendre un verre à madère à la fin de chaque repas.

Dyspepsie acide et avec gastralgie.

— EMPIS. —

Strychnine.	0 gr. 01
Alcool	1 gr.
Eau distillée	100 gr.

1 à 3 cuillerées à bouche par jour dans la dyspepsie avec vomissements.

— HÉRARD. —

Poudre de noix vomique	1 gr.
— rhubarbe	4 gr.
Carbonate de chaux	3 gr.
Oléo-saccharure de menthe. . .	4 gr.

Pour 20 paquets. — 1 à chaque repas.

— HUCHARD. —

Pancréatine	
Bicarbonate de soude . . .	ââ 4 gr.
Magnésie	
Poudre de noix vomique . . .	0 gr. 40

Ou bien :

> Eau chloroformée saturée. . . 150 gr.
> — distillée de menthe . . . 30 gr.
> — distillée. . . . . 120 gr.

Une cuillerée à dessert avant le repas.

Ou bien :

> Teinture de noix vomique. ⎫
> — de gentiane . . . ⎬ ââ 4 gr.
> — de badiane. . . . ⎭
> Chloroforme. . . . . XL gouttes.

8 à 10 gouttes dans un verre à madère d'eau avant le repas.

Ou bien :

> Teinture d'écorces d'oran- ⎫
> ges amères. . . . . . . ⎬ ââ 4 gr.
> Teinture de badiane. . . . ⎭
> — Baumé. . . . . . . 2 gr.

10 gouttes, matin et soir, dans un verre à madère d'eau, dix minutes avant le repas.

Ou bien :

> Magnésie calcinée. . . . . . . 25 gr.
> Crème de tartre. . . . . 20 gr.
> Fleur de soufre . . . . 15 gr.
> Bicarbonate de soude . . . . . 10 gr.
> Sucre de vanille. . . . . 5 gr.

Une cuillerée à café par jour.

> Maltine. . . . . 0 gr. 05
> Pepsine. . . . . 0 gr. 15
> Magnésie calcinée. . . . . . . 0 gr. 05
> Bicarbonate de soude. . . . . 0 gr. 05
> Sucre . . . . Q. s.

Pour un paquet ou un cachet au repas.

Quand il y a insuffisance de la sécrétion chlorhydro-pepsique, prendre, à la fin du repas, une cuillerée à bouche de :

Acide chlorhydrique officinal .	VI gouttes.
Sirop de limons	20 gr.
Eau filtrée	120 gr.

Quand il y a des douleurs, éviter d'administrer de la quinine et des narcotiques. Il faut lutter contre l'hyperacidité du suc gastrique.

Supprimer l'alcool, le thé, le café, les mets épicés, les salades, les acides, le gibier, la charcuterie, les salaisons, les fromages faits, les féculents, les légumes verts riches en cellulose, la pâtisserie, les corps gras, le pain frais. Supprimer les eaux de table riches en acide carbonique. On peut prescrire le lait à petites doses, les viandes hachées, les œufs. On peut instituer le régime ainsi : le matin, un verre de lait ; à 11 heures, déjeuner avec des œufs et de la viande hachée ; vers 3 heures, une tasse de lait ; vers 7 heures, un léger repas ; pendant la nuit une à deux tasses de lait.

Prescrire les *alcalins* à haute dose (10 à 20 gr. par jour) à distance du repas quand les douleurs sont très intenses. Employer le bicarbonate de soude ou la magnésie décarbonatée. On peut encore prescrire :

Bicarbonate de soude . . . }
Craie lavée. . . . .   } ââ 50 gr.

Pour 50 paquets : un toutes les heures pendant 4 heures en commençant après le repas.

Quand il y a constipation, prescrire :

Benzoate de soude. . . . . }
Poudre de rhubarbe. . . .   } ââ 5 gr.
Poudre de noix vomique . . . 0 gr. 25

Pour 10 cachets, 2 à 3 par jour.

Eaux minérales à prescrire : Vichy, Carlsbad, Vals, Pougues, Alet, Saint-Nectaire.

— A. Robin. —

Teinture de rhubarbe . . . }
— de badiane. . . .   } ââ 3 gr.

Teinture de menispermum cocculus	
— d'ipéca	ââ 1 gr.
— thébaïque	

6 gouttes dans une cuillerée d'eau quelques minutes avant le repas.

— Legroux. —

Gouttes noires anglaises. . . . 1 gr.
Teinture de belladone. . . . . 4 gr.
     — de gentiane . . . . . 10 gr.

Eau de laurier-cerise . . .	
— de menthe	ââ 20 gr.

     — de fleurs d'oranger . . . . 60 gr.
Eau chloroformée. . . . . . . 80 gr.

Une cuillerée à café au repas.

— Potain. —

Teinture de badiane. . . .	
— de noix vomique. . . .	ââ 5 gr.

20 gouttes, au repas, dans de l'eau.

Magnésie	
Poudre de charbon	ââ 10 gr.

Pour 20 cachets. — Un à chaque repas.

Liqueur d'Hoffmann. . . .	
Teinture de badiane . . .	ââ 3 gr.
— de rhubarbe. . .	

     — de noix vomique . . . 1 gr.

20 gouttes au repas.

Dyspepsie hypersthénique.

— Robin. —

1º Régime lacté absolu pendant quelques jours.

2º Ensuite régime des dyspeptiques : viandes rôties, légumes cuits à l'eau avec peu de beurre, œufs, puis :

Acide sulfurique	2 gr. 60
— azotique	0 gr. 80
Alcool	18 gr.
Eau	} ââ 150 gr.
Sirop de limons	

A prendre deux cuillerées par jour.

— G. Sée. —

Teinture de ciguë	} ââ 5 gr.
— jusquiame	
Teinture de gentiane	2 gr. 50
Essence d'anis	V gouttes

De 10 à 30 gouttes dans la dyspepsie avec gastralgie.

Magnésie calcinée	} ââ 15 gr.
Craie lavée	
Poudre de colombo	1 gr.
— vanille	0 gr. 50

Une demi-cuillerée à café avant chaque repas. Dans la dyspepsie avec atonie gastro-intestinale.

Dyspepsie hyperchlorhydrique.

— A. Robin. —

Donner, après chaque repas, un cachet de :

Magnésie calcinée	60 centigr.
Opium brut pulvérisé	2 centigr.
Sous-nitrate de bismuth	30 centigr.

Eaux minérales faibles. — Eviter les émotions, les excès alimentaires. — Douches avec de l'eau à 25 ou 30°. Promener le jet d'abord sur le rachis. Au bout de 10 minutes, doucher pendant 15 secondes avec de l'eau à 8 ou 10°. Pas de douche en pluie. — *Contre-indications* : cardiopathie, coliques hépatiques.

Dans les formes particulièrement douloureuses :

Solanine	0 gr. 10
Acide sulfurique dilué p. dissoudre	Q. s.
Chlorhydrate de cocaïne .	
— de morphine	ââ 0 gr. 10
Picrotoxine.	
Sulfate neutre d'atropine .	ââ 0 gr. 02
Ergotine Yvon.	2 gr.
Eau chloroformée.	9 gr.

M. s. a. et filtrer. V à VI gouttes avant chacun des deux principaux repas.

Si le malade était au régime lacté absolu I à III gouttes avant chaque prise de lait, c'est-à-dire, XV à XVIII gouttes par jour.

Dyspepsie des enfants.

— Hutinel. —

Eau distillée.	160 gr.
Sirop d'oranges.	40 gr.
Acide lactique pur	2 gr.

Par cuillerée à café toutes les heures dans l'intervalle des tétées.

Ou bien :

Eau distillée.	250 gr.
Sirop d'oranges.	50 gr.
Acide chlorhydrique pur. . .	0 gr. 40

— J. Simon. —

Donner à chaque tétée, une pincée de *carbonate de magnésie*. Chez les enfants plus âgés, donner une demi-cuillerée de ce sel, matin et soir.

Ou bien : *Eau de chaux*, 10 à 15 grammes dans une potion prise en 24 heures.

Teinture de cascarille. . .	
— de cannelle . . .	
— de gentiane . . .	ââ 5 gr.
— de colombo . . .	
— de rhubarbe . . .	
— de noix vomique. .	1 à 2 gr.

10 gouttes, avant le repas, dans une cuillerée à dessert de vin de Bugeaud ou de gentiane coupé d'eau.

Ou bien :

Teinture de rhubarbe	10 gr.
— de belladone	5 gr.
— de noix vomique . .	1 gr.

Ou bien :

Poudre d'yeux d'écrevisses . .	0 gr. 20
Magnésie calcinée	0 gr. 15
Rhubarbe	0 gr. 10
Noix vomique	0 gr. 05
Pepsine.	0 gr. 05

Pour un cachet. En cas de constipation.

Teinture de colombo . . . ⎫	
— de cascarille. . . ⎬ ââ 5 gr.	
— de belladone	2 gr.
Elixir parégorique	5 gr.

Dans la dyspepsie douloureuse : 10 gouttes avant chaque repas, dans un peu d'infusion de camomille froide.

Dans la dyspepsie liée à la chlorose, chez les filles aux approches de la menstruation.

Poudre de quinquina . . . ⎫ ââ 10 gr.	
Craie préparée . . . . . . ⎭	
Rhubarbe	5 gr.
Sous-carbonate de fer	4 gr.

Une pincée pendant le repas.

Dans la dyspepsie avec atonie, ordonner :

Craie préparée	0 gr. 50
Colombo.	0 gr. 20
Rhubarbe	0 gr. 10
Codéine	0 gr. 01
Noix vomique	0 gr. 10

Pour un paquet.

Dans la dyspepsie des jeunes enfants, s'il y a du météorisme prescrire :

DYS

Sous-nitrate de bismuth	4 gr.
Laudanum de Sydenham	I goutte
Sirop	20 gr.
Eau de gomme	100 gr.
— de chaux	10 gr.

Par cuillerées à bouche.

Ou bien :

Teinture de noix vomique.	
— de belladone	ââ 5 gr.
Huile de camomille camphrée.	15 gr.

En onctions sur le ventre.

Codéine	1/4 à 1/2 centig.
Poudre d'yeux d'écrevisses	10 centigr.
Magnésie	10 centigr.
Rhubarbe	5 centigr.
Noix vomique	1 centigr.

Pour un paquet. Un avant le repas.

Dysphagie des phtisiques.

— LERMOYEZ. —

Faire faire au malade quelques inspirations profondes. Introduire l'index gauche sur le bord droit de la langue jusqu'à l'épiglotte, glisser la tige du lance-poudre à poire et insuffler, dès que le bec arrive au-dessus du rebord épiglottique.

Chlorhydrate de morphine.	
Sucre de lait	ââ 2 gr.
Gomme arabique en poudre	1 gr.

Chaque insufflation est faite avec 5 centig. de ce mélange.

Dyspnée cardiaque.

— HUCHARD. —

Régime lacté exclusif : 2 à 4 litres par jour pendant 10 à 12 jours. Plus tard, éviter les bouillons potages gras, viandes peu cuites et faisandées, gibier, fromages forts, poissons, conserves, charcuterie. Insister sur : laitage, légumes en purée, œufs frais, viandes bien cuites.

Tous les mois pendant 5 à 6 jours, ou tous les 15 jours, régime lacté exclusif. De temps en temps, lavement froid à 20° et, pendant 3 jours, dose quotidienne de 2 gr. 50 de *théobromine*.

En même temps :

  Benzo-naphtol. . . . .   25 gr.
  Charbon . . . .   15 gr.

pour 50 cachets : 4 à 6 par jour.

Ou :

  Benzo-naphtol. . . . .   25 gr.
  Charbon. . . . .   15 gr.
  Pancréatine. . . . .   5 gr.

pour 50 cachets.

S'il y a besoin de purgatif.

  Calomel. . . . .   0 gr. 60
  Scammonée. . . . . } ââ 0 gr. 30
  Jalap. . . . .

en 2 cachets.

— G. Sée. —

  Chloral. . . . .   2 à 4 gr.
  Iodure de potassium . . . .   1,50 à 2 gr.
  Julep gommeux. . . . . . .   120 gr.

Donner par cuillerées à bouche toutes les deux heures.

Ou bien :

  Sirop de raifort. . . . . . } ââ 150 gr.
  — de diacode . . . . .
  Teinture d'iode . . . .   5 gr.

De 3 à 6 cuillerées à café par jour.

E

Eclampsie gravidique.

— Porak. —

1º Grands lavages de l'intestin (30, 40, 50 litres de liquide, jusqu'à émission de bile) et le lavage du sang (saignée de 750 grammes suivie de l'injection de un litre et demi d'eau salée).

2º Eviter la production des réflexes éclamptiques en n'introduisant aucun liquide dans l'estomac pendant toute la durée de l'état de mal et terminer l'accouchement le plus rapidement possible au besoin en faisant la dilatation forcée du col.

— Tarnier. —

Régime lacté.
1ᵉʳ jour. 1 litre de lait. Quelques aliments.
2ᵉ jour. 2 litres de lait. Quelques aliments.
3ᵉ jour. 3 litres de lait. Peu d'aliments.
4ᵉ jour et suivants. 4 litres de lait sans autres aliments.

Accouchement prématuré quand : 1º la grossesse a atteint la fin du 8ᵉ mois ; 2º l'albuminurie est parvenue à un haut degré ou si la malade ressent quelque signe précurseur de l'éclampsie ; 3º la femme est primipare ou quand elle a été atteinte d'éclampsie à un accouchement précédent ; 4º on a constaté l'inefficacité du traitement médical.

Eclampsie infantile.

— J. Simon. —

Bromure de potassium. . . . 1 à 2 gr.

Musc.	0 gr. 10
Eau de laurier-cerise	15 gr.
Sirop de codéine	5 gr.
Sirop.	Q. s. pr sucrer.
Eau de tilleul.	100 gr.

Chez les jeunes enfants.

Evacuer l'intestin avec un lavement purgatif. Si la convulsion cesse et qu'on puisse faire ingérer des liquides, donner un vomitif. Si les attaques persistent, donner un lavement avec

Chloral	0 gr. 50
Camphre.	1 gr.
Teinture de musc	XX gouttes.

Si les accès se reproduisent au bout de quelques heures, *bain sinapisé*, seulement quand il n'y a pas de fièvre. Si les convulsions persistent, mettre à la nuque, pendant 3 heures, un *vésicatoire*, qu'on remplacera par un cataplasme. Dans les convulsions d'origine albuminurique, urémique, *émissions sanguines*. A un enfant de 3 à 5 ans, on peut mettre 3 à 4 sangsues derrière les oreilles, ou appliquer des ventouses scarifiées sur les reins, de manière à enlever 50 à 60 gr. de sang. On emploie en même temps la médication ci-dessus. Comme prophylaxie, chez les enfants nerveux, donner, pendant 3 à 4 jours, de temps en temps, 0,20 à 0,30 gr. bromure de potassium.

Ecthyma.

— Vidal. —

Cinabre.	1 gr. 50
Minium	2 gr. 50
Emplâtre diachylon	27 gr.

Empêche la multiplication des lésions ; très promptement siccatif et cicatrisant.

Ecthyma syphilitique.

— Tenneson. —

Faire tomber les croûtes en les ramollissant avec de la vaseline et un cataplasme. Appliquer ensuite un pansement humide et s'opposer à l'auto-inoculation. Quand les pustules ne sont pas nombreuses les recouvrir avec des bandelettes d'emplâtre rouges imbriquées.

Eczéma aigu.

— E. Besnier. —

Acide salicylique.	de 0,50 à 2 gr.
Oxyde de zinc en poudre. }	āā 24 gr.
Poudre d'amidon. }	
Lanoline.	de 30 à 40 gr.
Vaseline.	de 10 à 20 gr.

— Brocq. —

1º *Traitement général*. — Chez les *arthritiques* :

Benzoate de soude.	3 gr.
Bicarbonate —	10 gr.
Sirop de fumeterre. }	āā 200 gr.
Eau distillée. }	

De 2 à 4 cuillerées à soupe par jour.

Chez les *rhumatisants* tourmentés de douleurs incessantes et dont l'eczéma ne présente pas de réaction inflammatoire vraie :

Salicylate de soude. }	āā de 2 à 5 gr.
Benzoate de soude. }	
Bicarbonate de soude.	10 gr.
Sirop de fumeterre. }	āā 200 gr.
Eau distillée. }	

De 2 à 4 cuillerées à soupe par jour.

Chez les individus atteints de *lithiase biliaire* ou *rénale* :

Benzoate de lithine. . . . . . de 2 à 5 gr.
Bicarbonate de soude. . . . . 10 gr.
Sirop de fumeterre . . . . } āā 200 gr.
Eau distillée . . . .

Même dose.

Chez les *scrofuleux* :

Vin ferrugineux. . . . . 45 gr.
Sirop. . . . . } āā 8 gr.
Liqueur de Pearson. . . .
Eau distillée . . . . 60 gr.

De 1 à 2 cuillerées à café au repas.

Quand l'eczéma n'a aucun caractère *inflammatoire*.

Arséniate de soude. . . . . . 10 centigr.
Eau distillée . . . . 250 gr.

1 à 4 cuillerées à café par jour, aux repas.

2° *Traitement local.*

Quand les parties malades ne sont plus trop enflammées :

Oxyde de zinc finement pulvérisé. 1 à 5 gr.
Vaseline pure. . . . . 25 gr.

Poudrer ensuite avec :

Oxyde de zinc . . . . 1 partie.
Poudre d'amidon. . . . . . 3 parties.

Ou :

Oxyde de zinc . . . . . . } āā 1 partie.
Sous-nitrate de bismuth. .
Poudre d'amidon. . . . . . 3 parties.

Pommades :

Oxyde de zinc . . . . . . } āā 2 gr.
Axonge benzoïnée. . . . .

Ou bien :

Sous-nitrate de bismuth. . . . 2 gr.
Lanoline . . . . 16 gr.

Ou bien :

> Acide borique. . . . . 2 à 6 gr.
> Vaseline. . . . . 25 gr.

Ou bien : .

> Baume du Pérou. . . . . 0 gr. 50
> Vaseline. . . . . 30 gr.

Ou bien :

> Acide borique. . . . . 5 gr.
> Axonge fraîche ou vaseline . . 10 gr.
> Lanoline . . . . 35 gr.

Dans les eczémas des sujets *lymphatiques* :

> Huile de cade. . . . . . . 2 à 5 gr.
> Glycérolé d'amidon. . . . 30 gr.

Dans les eczémas *impétigineux* de la face :

> Précipité jaune . . . . . . 0,50 à 1 gr.
> Vaseline. . . . . 20 gr.

— GAUCHER. —

1º *Pendant la vésiculation et le suintement* : poudre d'amidon. Pas de bains, de pommades, ni de cataplasmes.

2º *Quand les croûtes sont formées* : cataplasmes de fécule froids. Bains d'amidon avec modération.

3º *Pendant la desquamation* :

> Oxyde de zinc. . . . . 2 gr.
> Axonge. . . . . 30 gr.

Ou bien :

> Calomel . . . . 2 gr.
> Axonge. . . . . 30 gr.

Ou bien :

> Sous-nitrate de bismuth. . . . 3 gr.
> Axonge . . . . 30 gr.

Ou bien :

Sous-acétate de plomb liquide. . . . . } ââ 8 gr.
Glycérine. . . . . }
Axonge. . . . . 30 gr.

Dans l'eczéma craquelé.

— Lallier. —

Dans l'eczéma *atonique*, faire des badigeonnages avec l'*acide pyroligneux* à 6º Baumé, pur ou étendu d'eau. On peut prescrire aussi des applications de :

Huile de cade. . . . . . . }
Soufre précipité. . . . . } ââ 10 gr.
Savon vert. . . . . }

Cesser dès qu'il se produit une vive irritation.

— Vidal. —

S'il y a de vives démangeaisons, appliquer :

Acide tartrique . . . . 1 gr.
Vaseline. . . . . 20 gr.

Eczéma de l'anus.

— E. Besnier. —

Badigeonnages tous les 2 ou 3 jours avec :

Nitrate d'argent . . . . 1 gr.
Eau distillée. . . . . 100 gr.

Pommade :

Précipité jaune . . . . 0 gr. 05
Vaseline. . . . . 10 gr.

— Gaucher. —

Hydrate de chloral. . . . . . 6 gr.
Eau. . . . . } ââ 100 gr.
Glycérine. . . . . }

Eczéma de la barbe et des sourcils.

— Brocq. —

Pendant la nuit, cataplasmes de fécule.

Pendant le jour, onctions avec :

> Turbith minéral . . . . 1 gr.
> Vaseline pure . . . . 20 gr.

Ou bien :

> Soufre précipité. . . . . de 5 à 10 gr.
> Vaseline . . . . 50 gr.

Eczéma du cuir chevelu.

— Thibierge. —

Couper les cheveux ras. Enlever les croûtes en appliquant des compresses humides recouvertes de taffetas ciré. On peut les ramollir, au préalable, avec de l'huile.

Dans l'eczéma *aigu*, *suintant* : pulvérisations et enveloppements chauds, émollients. L'inflammation disparue, appliquer :

> Naphtol . . . . 1 à 4 gr.
> Huile de foie de morue. . ⎫
>   — d'amandes douces. . ⎬ ââ 50 gr.

Dans les formes chroniques. Pommade avec 5 à 15 parties de soufre pour 100 gr. de vaseline.

Dans l'eczéma ancien :

> Huile de cade. . . . . 2 à 40 gr.
> Extrait de Panama. . . . Q. s. pr émulsionner
> Glycérolé d'amidon. . . . . . 50 gr.

Eczéma de la face.

— Brocq. —

> Acide tartrique. . . . . 1 gr.
> Acide salicylique . . . . . 0.50 à 1 gr.
> Glycérolé d'amidon. . . . . . 25 gr.

Ou bien :

 Acide salicylique. . . . . . . 2 gr.
 Baume du Pérou. . . . . . . Q. s.
 Vaseline. . . . . 30 à 35 gr.

Ou bien :

 Sous-acétate de plomb liquide. 4 gr.
 Vaseline . . . . 5 gr.
 Lanoline. . . . . 40 gr.

— VIDAL. —

Dans l'*eczéma impétigineux*, applications de :

 Précipité jaune. . . . . 1 gr.
 Huile de cade. . . . . 5 gr.
 Glycérolé d'amidon. . . . . 30 gr.

Quand l'éruption est sèche, mettre :

 Précipité jaune. . . . . 1 gr.
 Cérat sans eau . . . . 20 gr.

S'il y a des démangeaisons :

 Acide tartrique. . . . . 1 gr.
 Glycérolé d'amidon. . . . . 20 gr.

Dans les cas rebelles, un peu atoniques, avec infiltration profonde des téguments, mettre :

 Précipité jaune. . . . . 1 gr.
 Huile de cade. . . . . 5 gr.
 Glycérolé d'amidon . . . . . 30 gr.

Dès que l'éruption est sèche, mettre :

 Précipité jaune. . . . . 1 gr.
 Cérat sans eau . . . . 20 gr.
 Emplâtre simple . . . . . . 600 gr.
 Cire jaune . . . . 250 gr.
 Huile blanche . . . . 400 gr.
 Dextrine . . . . 20 gr.
 Eau . . . . . . Q. s. pour délayer la dextrine.

Ou bien :

Emplâtre simple avec litharge
et huile de foie de morue . . 600 gr.
Cire jaune . . . . 250 gr.
Huile de foie de morue . . . . 350 gr.
Dextrine . . . . 20 gr.
Eau . . . . . Q. s. pour délayer la dextrine.

Eczéma de la langue (glossite exfoliatrice marginée).

— BESNIER. —

Appliquer, 2 fois par jour, avec un pinceau :

Baume du Pérou . . . . . . } āā 1 gr.
Acide borique pulvérisé . . }
Chlorhydrate de cocaïne . . . 0 gr. 05
Vaseline . . . . 40 gr.

Eczéma récidivant de la lèvre supérieure.

— BROCQ. —

On sait que, pour que le traitement de l'eczéma récidivant de la lèvre supérieure soit efficace, il faut traiter non seulement la lèvre, mais aussi la partie antérieure des fosses nasales. Pour arriver à ce but, M. Brocq prescrit souvent le traitement suivant :

Tout d'abord on fait aspirer matin et soir, de manière à ce qu'elle pénètre profondément dans les fosses nasales, un peu de la pommade suivante :

Thiol . . . . 0 gr. 50
Acide borique porphyrisé . . . 5 gr.
Menthol . . . . 0 gr. 04
Vaseline pure . . . . 30 gr.

Puis on fait laver la lèvre avec de l'eau qui aura bouilli additionnée d'une cuillerée à soupe d'acide borique par litre, et aussi chaude qu'on pourra la supporter. On touche ensuite les points malades avec de l'alcool camphré et pendant la nuit on applique la pommade suivante :

Oxyde jaune d'hydrargyre...	0 gr. 75
Vaseline pure.........	20 gr.

Le jour on applique une autre pommade telle que la suivante :

Résorcine............	0 gr. 10
Acide salicylique.......	0 gr. 25
Oxyde de zinc.........	3 gr.
Lanoline	6 gr.
Vaseline	12 gr.

Eczéma des narines.

— E. BESNIER. —

Mettre dans les narines des boulettes de coton imprégnées de :

Onguent diachylon.....	āā 20 gr.
Huile d'olive.........	

Eczéma des parties génitales.

— E. BESNIER. —

Au début, traitement antiphlogistique : enveloppement par le caoutchouc pendant le jour, cataplasmes de fécule pendant la nuit. Après un mois de traitement, pommades irritantes.

Sulfure de zinc hydraté....	5 gr.
Vaseline	100 gr.

Chaque semaine : deux bains avec 50 grammes de carbonate de soude.

— BROCQ. —

Chlorhydrate de morphine...	0 gr. 20
— de cocaïne ...	0 gr. 50
Oxyde de zinc.........	2 gr.
Vaseline............	20 gr.

Ou bien :

Chlorhydrate de cocaïne	0 gr. 50
Huile de cade	4 gr.
Glycérolé d'amidon	20 gr.

— Vidal. —

Introduire dans le vagin des tampons d'ouate, dont les 3 premiers ont été imbibés avec :

| Baume de Gurjum | 1 partie. |
| Eau de chaux | 2 parties. |

Les autres tampons sont roulés dans la poudre de talc. Un pansement par jour.

Eczéma des paupières.

— Brocq. —

| Précipité jaune | 0,50 à 1 gr. |
| Vaseline | 20 gr. |

— Hardy. —

| Protonitrate de mercure | 1 à 3 centigr. |
| Axonge | 10 gr. |

— Vidal. —

Si le malade est strumeux :

Précipité jaune	0 gr. 25
Huile d'amandes douces	1 gr.
Beurre de cacao	4 gr.

Eczéma chronique.

— Gaucher. —

Tannin	1 à 4 gr.
Glycérine	
Eau	āā 30 gr.

Ou bien :

| Sous-acétate de plomb | 3 gr. |
| Eau | 100 gr. |

Ou bien :

> Sulfate de zinc . . . . 1 à 3 gr.
> Eau distillée . . . . 100 gr.

Ou bien :

> Nitrate d'argent . . . . 5 gr.
> Eau distillée . . . . 50 gr.

Avec prudence et sur de petites surfaces.

Ou bien :

> Sublimé . . . . 0,25 à 0 gr. 50
> Alcool à 38° . . . . 10 gr.
> Eau distillée . . . . 40 gr.

Ou bien :

> Huile de cade . . . . 4 gr.
> Glycérolé d'amidon . . . . . . 30 gr.

— J. Simon. —

> Bioxyde de mercure . . . . . . 0 gr. 50
> Camphre . . . . 1 gr.
> Axonge . . . . 30 gr.

Dans l'eczéma chronique des enfants.

— Vidal. —

Si les surfaces malades sont sèches, les panser tous les deux jours avec des bandelettes d'emplâtre simple du Codex ou les emplâtres suivants :

> Dextrine . . . . 20 gr.
> Huile de foie de morue . . . . 350 gr.
> Cire jaune . . . . 250 gr.
> Emplâtre simple . . . . 600 gr.

Ou bien :

> Dextrine . . . . 20 gr.
> Huile blanche . . . . 400 gr.
> Cire jaune . . . . 250 gr.
> Emplâtre simple . . . . 600 gr.
> Eau . . . . Q. s. pour dissoudre la dextrine.

Eczéma de la face chez l'enfant.

— E. Besnier. —

En cas de prurit gingival, attouchements avec :

Bromure de potassium	1 gr.
Cocaïne	0 gr. 10
Glycérine	}ââ 1 gr.
Eau distillée	

En cas d'agitation :

Bromure de potassium	1 gr.
Sirop de fleurs d'oranger	50 gr.

Une cuillerée à café toutes les heures, jusqu'à 4.

Oxyde de zinc	25 gr.
Vaseline	75 gr.

Pour mettre sur la face.

Dans l'eczéma séborrhéique.

Résorcine	1 gr.
Oxyde de zinc	10 gr.
Vaseline	100 gr.

Ou bien :

Soufre	4 à 5 gr.
Oxyde de zinc	10 gr.
Vaseline	100 gr.

Eczéma des nourrissons.

— Marfan. —

Eczéma séborrhéique : régler les tétées. A l'intérieur donner une fois par semaine :

Calomel	0 gr. 03 à 0 gr. 05
Sucre	0,40

en 3 paquets : à prendre dans la matinée dans un peu d'eau pure avant une tétée.

Cataplasme de fécule ou masque de caoutchouc. Déterger les surfaces malades à l'eau boriquée à 3 0/0.

Après 3 ou 4 jours, remplacer le cataplasme par une onction avec :

    Soufre . . . . 1 gr.
    Oxyde de zinc . . . . 4 gr.
    Lanoline . . . . } ââ 15 gr.
    Vaseline . . . .

Eczéma à placards disséminés. Traiter la dyspepsie. De temps en temps : calomel. Cataplasme de fécule. Supprimer les bains. Faire des onctions avec :

    Acide salicylique. . . . . 0 gr. 05 à 0 gr. 10
    Oxyde de zinc . . . . } ââ 4 gr.
    Amidon . . . .
    Lanoline . . . . } ââ 15 gr.
    Vaseline . . . .

Eczéma séborrhéique.

— E. Besnier. —

Tous les soirs, mettre sur la tête de la pommade soufrée à 15 0/0. Le lendemain matin, on prépare une solution d'ammoniaque (une cuillerée à café pour 3 cuillerées d'eau), on y trempe une petite éponge qu'on exprime et avec laquelle on nettoie le cuir chevelu. Tous les vêtements sont taillés largement, pour ne pas faire de plis sous les bras. L'aisselle est nettoyée avec de l'eau chaude et du savon. L'enduire ensuite avec :

    Acide salicylique. . . . 1 gr. à 5 gr.
    Oxyde de zinc . . . . . . } ââ 50 gr.
    Vaseline . . . .

Par-dessus la pommade, mettre une plaque de coton hydrophile.

Bains avec 20 gr. de trisulfure de potassium.

— Brocq. —

Pour les lèvres, cautériser avec la solution de nitrate d'argent au dixième ou au cinquième, ou, au besoin, avec le crayon. Mettre ensuite de la lanoline pure ou de la vaseline résorcinée au centième, puis au soixantième.

Embarras gastrique.

— Dieulafoy. —

Le traitement des différents états gastriques a pour agent principal les évacuants. S'il s'agit d'un simple embarras gastrique, ou d'un catarrhe stomacal de moyenne intensité, les purgatifs salins sont suffisants : on donne deux ou trois jours de suite 20 grammes de sulfate de soude dans du bouillon aux herbes ou les eaux de Birmenstorff, de Pulna, etc. Si l'état gastrique est plus accentué, donner l'ipéca seul (2 gr.) ou l'ipéca avec le tartre stibié.

  Ipéca . . . . 2 gr.
  Tartre stibié . . . . 0 gr. 05

et on prescrit le lendemain ou le surlendemain un purgatif salin. Le malade est mis à la diète ; on lui donne suivant le cas des boissons acidulées, quelques verres de :

  Eau . . . . 1 litre
  Acide chlorhydrique . . . . . 4 gr.

du bouillon froid, du lait froid coupé avec de l'eau de Vichy (Célestins) ou de St-Galmier, de Vals.

Empoisonnements.

Acétanilide. — Vomitifs. Inhalations d'oxygène. Stimulants. Respiration artificielle. Saignée.

Acides. — Alcalins. Magnésie. Eau de savon ou eau de chaux. Eau albumineuse.

Acide phénique. — Sulfate de soude, 30 gr. dans eau, 750 gr. Sucrate de chaux. Lavages stomacaux avec solution de sulfate de soude. Eau albumineuse. Huile d'olive. Stimulants. Saignée. Respiration artificielle.

Aconit. — Vider l'estomac. Vomitifs, ou mieux pompe stomacale. Stimulants. Inhalations de nitrite d'amyle. Respiration artificielle.

Alcalis. Ammoniaque. — Vider l'estomac. Acides : eau vinaigrée, jus de citron. Eau albumineuse. Lait.

Alcool. — Vider l'estomac. Stimulants. Affusions froides. Café. Inhalations de nitrate d'amyle.

Alun. — Vomitifs. Lait. Magnésie. Boissons mucilagineuses.

Antimoine. Emétique. — Vider l'estomac. Astringents. Tannin, acide gallique, café fort, thé vert fort. Décoction d'écorce de chêne, de ratanhia, de quinquina. Stimulants.

Arsenic. — Vider l'estomac. Eau chaude. Hydrate de sesquioxyde de fer. On l'obtient ainsi :

Faire une solution de :

    Eau distillée . . . . 5000 gr.
    Perchlorure de fer . . . . . . 100 gr.

Ajouter :

    Carbonate de soude . . . . . 70 gr.
    Eau . . . . 1000 gr.

Filtrer.

Le précipité rougeâtre est donné dans de l'eau chaude. Magnésie calcinée à hautes doses. Stimulants.

Belladone et atropine. — Vider l'estomac. Stimulants : café ou thé forts. Chaleur. — Sudorifiques : jaborandi, 4 gr. en infusion ou pilocarpine, 2 centigr. en injection.

Benzine. — Vider l'estomac. Stimulants. Teinture de belladone, XX gouttes. Respiration artificielle.

Bichromate de potasse. — Vider l'estomac. Eau de chaux et lait. Boissons émollientes.

Camphre. — Vider l'estomac. Stimulants : inhalations d'éther. Eviter les boissons alcooliques.

Cantharides. — Vider l'estomac. Purgatifs, mais pas de purgatifs huileux. Opium. Bains.

Carbonique (Acide). — Inhalations d'oxygène. Respiration artificielle. Lotions d'eau froide. Saignée. Stimulants. Transfusion du sang.

Champignons. — Vider l'estomac. Ether. Purgatifs.

Chloral. — Vider l'estomac. Stimulants. Tenir le malade éveillé. Inhalations de nitrite d'amyle. Respiration artificielle.

Chlorate de potasse. — Vider l'estomac. Boissons émollientes. Purgatifs.

Chlore. — Inhalations d'oxygène ou d'hydrogène sulfuré.

Chloroforme. — S'assurer que la langue du malade n'est pas refoulée en arrière. Mettre la tête dans une position déclive. Inhalations d'oxygène. Respiration artificielle. Électrisation du nerf phrénique. Tractions rythmées de la langue.

Si le chloroforme a été *ingéré* : vider l'estomac. Eau de Vichy.

Ciguë et Cicutine. — Vider l'estomac. Infusion de café ou de thé. Astringents. Respiration artificielle. Stimulants.

Cocaïne. — Vider l'estomac. Astringents. Stimulants. Respiration artificielle. Inhalations de nitrite d'amyle. Injections d'éther. Boissons émollientes.

Créosote. — (Voir *Acide phénique*.)

Croton. — Vider l'estomac. Boissons émollientes. Opium.

Cuivre. — Vider l'estomac. Eau albumineuse. Boissons émollientes.

Coloquinte. — Vider l'estomac. Opium. Stimulants.

Cyanhydrique (Acide). — Vider l'estomac. Inhalations de chlore ou d'ammoniaque. A l'intérieur, eau chlorée. Magnésie. Hydrothérapie. Lotions froides sur la tête et la colonne vertébrale. Respiration artificielle. Inhalations d'oxygène. Electricité.

Digitale. — Vider l'estomac. Astringents. Stimulants.

Emétique. — (Voir *Antimoine*.)

Ether. — (Voir *Chloroforme*.)

Iode. — Vider l'estomac. Eau amidonnée ou panée. Magnésie.

Iodures. — Limonade sulfurique et ensuite eau amidonnée.

Iodure d'éthyle. — Inhalations d'oxygène. Respiration artificielle.

Jaborandi. — Astringents. Injections hypodermiques d'atropine.

Lobélia. — Vider l'estomac. Astringents. Stimulants.

Morphine. — Vider l'estomac. Astringents. Stimulants. Empêcher le malade de dormir par tous les moyens possibles. Respiration artificielle.

Nitrate d'argent. — Eau salée. Émollients.

Nitrate de potasse. — Vider l'estomac. Eau albumineuse. Injections d'éther.

Nitrite d'amyle. — Respiration artificielle. Inhalations d'oxygène.

Oxalique (Acide). — Craie ou magnésie dans de l'eau. Eau de chaux. Purgatif huileux.

Oxalates. — Chlorure de magnésium, 20 gr. dans de l'eau.

Perchlorure de fer. — Vider l'estomac. Astringents. Stimulants.

Permanganate de potasse. — Vider l'estomac. Eau vinaigrée sucrée. Astringents.

Phosphore. — Vider l'estomac. Essence de térébenthine. Eau albumineuse. Lait. Inhalations d'oxygène.

Plomb. — Vider l'estomac. Sulfate de soude ou de magnésie.

Eau albumineuse. Soufre et miel : ââ 20 gr.

Quinine. — Vider l'estomac. Stimulants. Opium. Respiration artificielle.

Résorcine. — Vider l'estomac. Eau albumineuse. Stimulants. Électricité. Inhalations de nitrite d'amyle.

Rue et Sabine.— Purgatifs. Huile de ricin. Émollients. Eau albumineuse.

Salicylate de soude. — Vider l'estomac. Boissons excitantes. Opium. Respiration artificielle.

Salol. — Vider l'estomac. Purgatifs salins.

Santonine. — Vider l'estomac. — Boissons stimulantes. Inhalations de chloroforme.

Scille. — Vider l'estomac. Stimulants. Opium.

Spartéine. — Vider l'estomac. Astringents. Purgatifs.

Strychnine. — Vider l'estomac. Astringents. Chloral. Inhalations de chloroforme. Respiration artificielle. Courant galvanique continu sur la colonne vertébrale.

Sublimé. — Vider l'estomac. Eau albumineuse suivie rapidement de vomitifs. Eau sulfureuse. Emollients. Stimulants.

Sulfhydrique (Acide). — Inhalations de chlore.

Tabac. — Vider l'estomac. Astringents. Stimulants.

Térébenthine. — Vider l'estomac. Purgatifs salins. Emollients.

Vératrine. — Vider l'estomac. Astringents. Huile de ricin.

Zinc (Sels de). — Vider l'estomac. Eau albumineuse. Huile de ricin. Astringents.

Empoisonnement urineux.

— Guyon. —

Traitement chirurgical de la cause.

Faciliter l'élimination, par la muqueuse digestive, des

matériaux de l'urine accumulés dans le sang. Laxatifs doux et répétés. Toniques. Frictions sèches ou aromatiques. Massages. Bains. Régime lacté.

Accès aigu. — Provoquer et favoriser la sudation. Boissons aromatiques chaudes. Thé punché (100 à 120 gr. de rhum pour un litre de thé). Dès que le troisième stade commence, sulfate de quinine 1 gr. à prendre toutes les heures, par paquets de 0 gr. 20. Le jour qui suit l'accès, purgatif salin.

Empyème.

— Peyrot. —

Le thorax étant lavé au savon et à la solution de sublimé, toutes les précautions nécessaires étant prises du côté des éponges, des instruments, des assistants, et de l'opérateur lui-même, on incise l'espace intercostal dans le lieu qu'on a choisi. Le choix d'un espace n'est pas à la vérité toujours libre ; lorsqu'il s'agit d'un épanchement limité à une portion seulement de la cavité pleurale, on est bien obligé de placer l'incision là où la percussion et la ponction aspiratrice faite pour assurer le diagnostic ont montré la présence du pus.

Je recommanderai néanmoins d'opérer dans le 6e ou le 7e espace intercostal, en faisant partir l'incision de la ligne verticale tirée par le sommet de l'aisselle et en la dirigeant en arrière. Cette incision ne sera pas dans une situation habituellement déclive ; mais on peut compter sur les mouvements de la respiration et sur les efforts de la toux pour faciliter l'évacuation du pus. Pendant les premiers jours, on fera au besoin coucher de temps en temps les malades sur le côté opéré.

Cette incision a l'avantage de ne point porter sur des masses musculaires épaisses comme l'incision postérieure ; elle ne risque pas, comme ces dernières, de nous faire tomber sur le poumon rétracté dans la gouttière vertébrale ; elle est assez élevée pour que la lésion du diaphragme puisse être facilement évitée.

— Schwartz. —

Faire une incision de 5 centim. au niveau du 6e ou du 7e espace intercostal, le long du bord supérieur de la côte inférieure, en avant de l'angle inférieur de l'omoplate. La plaie ouverte, introduire deux gros drains d'une longueur de 5 centimètres environ et de 7 à 8 millimètres de diamètre. On les fixe au ras des téguments avec deux crins de Florence. Avec une seringue aseptique, on injecte dans la plaie, en ayant soin de laisser le liquide ressortir au fur et à mesure, 4 ou 5 litres de solution de *chlorure de zinc* à 1 0/0, jusqu'à ce que le liquide sorte à peu près clair. On fait ensuite un pansement antiseptique compressif avec de la gaze salolée ou iodoformée et de l'ouate maintenu par une bande de tarlatane humide. Le pansement doit embrasser tout le côté malade.

Si le pus est de bonne nature, le mal récent, la plèvre peu épaissie et le poumon dilatable, un seul lavage antiseptique suffit. Le pansement est renouvelé 24 heures après, puis le deuxième, 48 heures après le premier. Les drains sont laissés en place. Si la température reste au-dessous de 38°5 le soir, si la sécrétion diminue, les drains peuvent être raccourcis au bout de 8 à 10 jours et enlevés quand la sécrétion est devenue presque insignifiante. S'il n'en est pas ainsi, il faut faire des lavages avec de l'eau bouillie naphtolée à 0 gr. 30 0/00 tous les deux jours, puis tous les 3 ou 4 jours suivant le liquide sécrété et la température du soir.

Empyème du sinus maxillaire.

— Tillaux. —

Donner issue au pus en ouvrant le sinus par le fond d'une alvéole ou par la fosse canine. La première voie est indiquée lorsqu'il manque une petite molaire ou la première grosse molaire.

Endocardite : Voir *Mitrales* et *Aortiques* (*Affections*).

Endocardite aiguë et insuffisance mitrale chez l'enfant.

— MARFAN. —

L'endocardite aiguë aboutissant rarement à la guérison, il faut se demander si on ne pourrait pas la prévenir. Comme elle est le plus souvent d'origine rhumatismale, il faut tâcher de l'empêcher de se développer par le repos au lit, même dans les formes légères, par la diète lactée mitigée et surtout par l'emploi méthodique de la médication salicylée qui, bien conduite, diminue le nombre des complications cardiaques et atténue leur gravité.

Lorsque l'endocardite est constituée, le meilleur traitement est encore de continuer l'emploi méthodique du salicylate de soude.

Dans la période subaiguë, on donnera de l'iodure de potassium.

Dans l'endocardite chronique, latente, sans troubles fonctionnels, on règlera attentivement la vie et l'alimentation.

On proscrira toute fatigue physique, tout exercice de force comme l'escrime et l'équitation.

On permettra les jeux d'adresse sans grand déplacement de force musculaire.

La bicyclette, très discutée, doit être proscrite, car la mesure est très difficile à garder.

Au moment du choix d'une profession, on éloignera l'enfant de toutes celles qui exigent un apprentissage pénible ou un travail d'une certaine force.

On évitera à l'enfant toute excitation morale.

Le travail intellectuel ne sera pas défendu, mais il sera modéré.

Le régime sera substantiel, sans surcharge gastrique ; quatre fois par jour deux petits et deux grands, sans permettre à l'enfant de boire beaucoup, et en proscrivant à l'enfant l'usage des excitants, alcool, café, thé, tabac.

On évitera soigneusement toute récidive de rhumatisme par une hygiène sévère, pas de séjour au bord de la mer.

Si la lésion vasculaire provoque des troubles hyposystoliques, palpitations, céphalée, épistaxis, insomnies, le repos physique et intellectuel doit être complet.

On usera des sédatifs, de ceux dont les meilleurs sont l'opium et les bromures.

En pareil cas, qu'on s'abstienne surtout de digitale qui aggravera sûrement les accidents.

Endométrite.

— TERRIER. —

Poudre d'iodoforme	10 gr.
Gomme adragante	0 gr. 50
Glycérine	} ââ Q. s.
Eau distillée	

Pour 10 crayons.

Ou bien :

Sublimé	0 gr. 50
Poudre de talc	25 gr.
Gomme adragante	1 gr. 50
Eau	} ââ Q. s.
Glycérine	

Pour 50 crayons.

Les crayons sont introduits dans l'utérus après lavage du vagin et désinfection de cette cavité avec de l'ouate imbibée d'une solution de sublimé à 1 0/00. Ils sont maintenus au moyen de tampons d'ouate iodoformée.

Endométrite chronique.

— POZZI. —

Tampons vaginaux glycérinés. Injections chaudes prolongées. Scarifications du col. Irrigations intra-utérines avec la sonde à double courant avec des solutions antiseptiques faibles. Drainage, tamponnements intra-utérins. Balayage au tampon. Ecouvillonnage. Cautérisations intra-utérines. Galvano-caustique. Injections caustiques (teinture d'iode, glycérine créosotée, perchlorure de fer). Curettage. Résection du col.

Endométrite septique.

— Doléris. —

Curage de l'utérus. — Chloroforme. Mettre la femme dans la position obstétricale, le siège débordant le lit, les jambes écartées.

Lavage vaginal avec la liqueur de Van Swieten dédoublée. Abaissement de l'utérus. L'index gauche va à la recherche du col. Celui-ci est fixé par le doigt et la main droite armée d'une longue pince à griffe va saisir son bord antérieur. L'index gauche est retiré et la main gauche placée sur le fond de l'utérus qu'elle déprime. Si le col n'est pas dilatable, on le dilate avec un dilatateur métallique. Une valve de Sims déprime le périnée et la paroi postérieure du vagin.

Le col ouvert, avec une sonde à double courant on fait un lavage intra-utérin avec la liqueur de Van Swieten dédoublée.

On procède au curage avec la curette de Récamier. On gratte jusqu'à ce que la curette ne ramène plus rien. Nouveau lavage.

On introduit ensuite un écouvillon trempé dans la glycérine créosotée à parties égales et on fait un dernier lavage.

Engelures.

— E. Besnier. —

1º Baigner les mains, matin et soir, dans la décoction de feuilles de noyer.

2º Frictionner ensuite avec de l'alcool camphré.

3º Poudrer avec :

    Salicylate de bismuth . . . . . 10 gr.
    Amidon . . . . 60 gr.

4° Le soir, avant de mettre cette poudre, on peut frictionner avec :

Glycérine.	͞aa͞ 50 gr.
Eau de roses	
Tannin	1 gr.

5° Si les engelures sont ulcérées, les envelopper de feuilles de noyer ramollies dans 'eau chaude.

— BROCQ. —

Comme préparation interne contre les engelures persistantes :

Sulfate de quinine.	1 gr.
Extrait aqueux d'ergot de seigle.	0 gr. 50
Poudre de digitale.	0 gr. 10
— de racine de belladone.	0 gr. 05

Pour 40 pilules. 3 pilules par jour pendant un mois ou six semaines.

— LE GENDRE. —

Laver les mains et les pieds seulement avec de l'eau de feuilles de noyer. Faire ensuite une lotion avec de l'alcool camphré.

Appliquer une couche de :

Camphre pulvérisé	0 gr. 50
Baume du Pérou	1 gr.
Oxyde de zinc.	1 gr.
Vaseline.	30 gr.

Entéralgie.

— POTAIN. —

Si le trouble des fonctions intestinales est le fait primitif : laxatifs. S'il s'agit d'un phénomène spasmodique, les purgatifs n'ont pas d'effet : prescrire la *belladone* et même l'*opium* à petites doses ; l'*éther*, le *valérianate d'ammoniaque*.

Dans l'intervalle des crises, *laxatifs*. Proscrire les

purgatifs drastiques, l'aloès, le séné. Contre la constipation prescrire l'huile de ricin, fleur de soufre, rhubarbe.

Pendant les accès, *balnéation chaude* avec la plus grande surveillance pour éviter les refroidissements.

Hydrothérapie. Commencer par la douche chaude ou tiède.

Electricité. Pendant la crise, faradisation avec le balai. Dans l'intervalle, courants continus : pôle positif sur le rachis au niveau des dernières vertèbres dorsales ; pôle négatif promené sur le côlon ascendant et descendant. Ne pas dépasser 10 milliampères.

Pilules.

Poudre de belladone . . . } ââ 0.01 c.
Extrait de belladone . . . }

Pour une pilule. Une à trois pilules par jour.

Entérite aiguë.

— DIEULAFOY. —

Chez l'adulte atteint d'entérite aiguë on prescrit un purgatif salin, 30 grammes de sulfate de soude, eau de Pulna, de Birmenstorff, etc., qu'on répète, si c'est nécessaire, plusieurs jours de suite. L'action des évacuants une fois produite, on donne des opiacés, en potion ou en lavements ; la diète doit être sévère, les boissons se composent d'eau de riz ou d'eau albumineuse édulcorée avec du sirop de gomme. Si les coliques sont très vives, on pratique des injections sous-cutanées de morphine, on applique sur le ventre des cataplasmes laudanisés. Le salicylate de bismuth, l'eau de chaux dans du lait trouvent également leurs indications.

Entérite aiguë infantile.

Voir *Intestin* (Septicémie aiguë gastro-intestinale chez les enfants).

— Grancher. —

Lavage intestinal avec un litre d'eau bouillie additionnée d'eau de Vichy. On prend un tube de calibre moyen qu'on introduit à une profondeur de 15 centimètres et un entonnoir à débit lent.

L'enfant est mis dans le décubitus latéral, alternativement à droite et à gauche.

Si la diarrhée est *fétide* : calomel 5 centigrammes, combiné, s'il y a lieu, avec le laudanum à la dose d'une goutte par jour et par année d'âge.

Contre les *vomissements*, lavage stomacal.

Pas d'*aliments*. En cas de faiblesse : eau champagnisée (une cuillerée à soupe de champagne pour un verre d'eau).

Pendant la convalescence : 1er jour *régime lacté* absolu : lait bouilli par cuillerées à soupe d'heure en heure. Le 2e jour doubler la dose de lait et arriver progressivement à la ration habituelle.

Entéro-colite muco-membraneuse (Voir *Colite muco-membraneuse*).

Entérite chronique.

— Huchard. —

Extrait de ratanhia. . . .
— de monesia. . . .
— de colombo. . . . } ââ 2 gr.
Poudre de Dower . . . .

Pour 40 pilules. 6 à 10 par jour.

Entérorrhagie (Voir *Hémorrhagie intestinale*).

Entéro-typhlo-colites chroniques.

— Dieulafoy. —

Régime alimentaire. — Lait, laitage, farineux, œufs, soupe, légumes farineux en purée, pas de légumes verts.

pas de pain, pas de viande, pas de vin, pas de charcuterie, pas de gibier, pas d'aliments acides, pas d'aliments gras.

Médication pour les formes diarrhéiques. — Si le lait est mal toléré on lui adjoint la préparation suivante :

Eau de chaux	200 gr.
Chlorhydrate de cocaïne . . .	0 gr. 02
— de morphine . .	0 gr. 01

Cinq grandes cuillerées par jour, une environ par tasse de lait.

Dans certains cas la viande crue peut être associée au régime lacté ou le remplacer. Les purgatifs salins à petite dose, 5 grammes de sulfate de soude tous les matins, donnent de bons résultats. On a préconisé le bismuth, la craie préparée, le talc pur (Debove); les opiacés, les astringents, le nitrate d'argent, soit en pilules, à la dose de 5 centigrammes par jour, soit en lavements. J'ai constaté l'efficacité de l'ipéca à petites doses ; je donne tous les jours quatre ou cinq pilules contenant chacune :

Poudre d'ipéca.	0 gr. 03
— d'opium	0 gr. 005

Médication pour les constipations opiniâtres. — Huile de ricin, 5 à 10 grammes plusieurs fois par semaine ; 40 centigrammes de rhubarbe avant chaque repas ; cascarine ou poudre laxative de Vichy avant de se coucher ; crème de tartre, soufre et magnésie ; petits lavements glycérinés, huileux ou savonneux.

Médication pour les douleurs. — Antipyrine, pilules d'opium de un centigramme, cuillerée à café de sirop de codéine, petites injections de morphine, compresses chaudes sur le ventre.

Médication locale. — Grands lavements de un à deux litres d'eau à 40°. Lavements d'infusion de mauve ou de guimauve ; se méfier des lavements médicamenteux ; porter une ceinture pour éviter l'entéroptose.

Traitement hydrominéral. — Cures de Pougues, de Châtel-Guyon et surtout de Plombières.

Entorse.

— Reclus. —

Le traitement comprend 3 phases :

1º Aussitôt après l'accident, appliquer une *bande élastique* depuis la racine des orteils jusqu'à la moitié de la jambe. Il ne faut serrer que juste assez pour que la bande tienne. Si l'entorse est légère, on permet la marche. La bande est enlevée deux fois par jour et la région nettoyée.

2º Plonger l'articulation dans un *bain* dont la température est élevée peu à peu à 48º et 55º pendant 10 à 15 minutes.

3º *Massage*. — Il faut pétrir énergiquement les parties. L'opération dure de 10 à 15 minutes. On met ensuite pendant douze heures la bande de caoutchouc.

Éphélides.

— C. Paul. —

Lotions avec :

Borate de soude	50 gr.
Eau de roses	500 gr.

Ou bien :

Sublimé	1 gr.
Alcool	Q. s.
Eau distillée	600 gr.

Épididymite (Voir *Orchite*).

Épilepsie.

Charcot. —

Bromure de zinc	13 gr.
Sirop d'écorces d'oranges amères	728 gr.

Par cuillerées à bouche. De 1 à 5 par jour.

— Féré. —

Pointes de feu très légères, 2 ou 3 fois par semaine,

au nombre d'une vingtaine, sur la région du crâne correspondant aux centres moteurs qui paraissent le siège de la décharge motrice. Ces pointes de feu peuvent être appliquées sans raser le cuir chevelu en ayant soin d'écarter les cheveux.

En cas de douleurs surtout, appliquer le compresseur bi-temporal ; c'est une calotte à double paroi d'étoffe divisée, du sommet à la base, par des coutures radiées formant des loges de 1 centim. de largeur environ. Ces loges sont remplies de plomb de chasse qu'on distribue uniformément ou de manières différentes, suivant que la compression doit être générale ou partielle. On se sert généralement de 2 kilog. de plomb n° 10. La calotte est appliquée pendant un quart d'heure, rarement pendant 2 à 3 heures. Quelques malades peuvent la porter constamment.

— DIEULAFOY. —

Le traitement de l'accès est presque nul ; certains malades dont l'aura part de la main ou du pied peuvent arrêter l'accès par la compression des parties sus-jacentes à l'aura. Le traitement le plus efficace de l'épilepsie paraît être l'association du bromure de potassium et de la belladone longtemps continués ; le bromure doit être pris à la dose de 2 à 8 grammes, tous les jours, la première et la troisième semaine de chaque mois, et la belladone est administrée à la dose de 2 à 6 centigrammes, tous les jours, la deuxième et la quatrième semaine de chaque mois. Le bromure de potassium peut être remplacé par le bromure de camphre, de sodium, etc. En diminuant la ration quotidienne du sel, par un régime d'hypochloruration, on rend le malade plus sensible à l'action du bromure. Le traitement doit être poursuivi très longtemps.

— LUCAS-CHAMPIONNIÈRE. —

Traitement chirurgical (trépanation) dans l'épilepsie symptomatique (exostoses, tumeurs) et de l'épilepsie franche.

ÉPIS

— Gilles de la Tourette. —

Dans les cas *moyens* : donner de 3 à 5 gr. de bromure pendant deux mois, puis de 2 à 4 gr. pendant deux autres mois et ainsi de suite pendant un an.

Si le bromure échoue : donner le bromure à la dose de 6 à 8 gr. à dose progressivement croissante et décroissante. Concurremment prescrire 3, 2, 1 gr. de *borate de soude* par jour, de façon à ce que la plus forte dose de bromure coïncide avec la plus faible de borate et vice versa.

— Huchard. —

Pendant la crise se borner à surveiller le malade, le contenir sans violence, le préserver des chutes, des contusions et, quand les convulsions commencent à s'apaiser, faciliter le rétablissement de la respiration en plaçant la tête dans une attitude favorable à l'expulsion des mucosités.

Comme traitement : *Bromure de potassium.* Commencer par une dose faible qu'on augmente progressivement. Cette quantité doit être prescrite en plusieurs fois, un quart d'heure après chaque repas. La dose quotidienne de 3 à 4 gr. ne suffit pas. Il faut arriver à 6 et 8 gr.

Dans l'épilepsie *nocturne* il faut prescrire le bromure le soir, à l'approche de la nuit.

On peut encore prescrire :

    Borax en poudre . . . . 10 gr.
    Glycérine pure . . . . 6 gr.
    Sirop d'écorces d'oranges amères . . . . 100 gr.

2 à 3 cuillerées par jour.

Épistaxis.

— Rendu. —

Priser plusieurs fois par jour un mélange composé de :

Antipyrine	0 gr. 50
Tannin	1 gr.
Sucre en poudre	10 gr.

— Kirmisson. —

Injections froides et astringentes. — Poudres absorbantes insufflées dans les narines : sous-nitrate de bismuth. Tamponnement antérieur et, au besoin, complet des fosses nasales.

A l'*intérieur* : Sulfate de quinine. Injections sous-cutanées d'ergotine.

— Tillaux. —

Mettre sur le nez, le front et la nuque des compresses imbibées d'eau glacée. On élève le bras du côté correspondant à l'hémorrhagie. — Toucher la pituitaire avec un pinceau imbibé de :

Perchlorure de fer	10 gr.
Eau	20 gr.

Si l'on échoue, boucher la narine avec un tampon d'ouate ou de charpie. Au besoin, tamponnement complet. Le tamponnement postérieur aura une forme rectangulaire. On lui donnera 3 centim. de hauteur et 15 millim. de largeur. On l'assujettit avec un fil double.

Le tamponnement antérieur se fera avec trois ou quatre boulettes d'ouate ou de charpie munies d'un fil. Au bout de 48 heures, on retire le tampon antérieur et on laisse le postérieur qui est enlevé le lendemain.

Épithélioma de la face.

— Brocq. —

Pansements avec la poudre d'*aristol*. Son action n'est pas douloureuse, ce qui doit la faire préférer au chlorate de potasse. Elle n'a pas d'odeur et ne cause pas d'intoxication générale. Elle est moins irritante pour les tissus que l'iodoforme.

Épithélioma superficiel de la peau.

— Gaucher. —

Si la lésion est trop étendue, si les ganglions sont pris, si la marche de l'affection est rapide ou très lente, ne pas toucher au néoplasme.

Dans les autres cas, il faut enlever la tumeur.

Cautérisation ignée à l'aide du galvano ou du thermo-cautère.

Faire des cautérisations juxtaposées et à plusieurs reprises.

L'épithélioma saigne aisément ; arrêter l'hémorrhagie avec un tampon d'ouate ou d'amadou.

Pendant quelques jours recouvrir la plaie de compresses banales et appliquer une pommade chloratée. Plus tard, cautériser de nouveau et nouvelles applications de compresses et de chlorate.

Si les végétations progressent rapidement, les *caustiques chimiques* sont préférables.

La pâte de Vienne (chaux vive, 60, potasse caustique à la chaux, 50, alcool à 90°, q.s. pour faire pâte) n'est pas dangereuse à condition de n'en pas mettre sur les parties saines.

Il y a encore deux autres caustiques :

Les caustiques à base d'arsenic ; très connus et employés depuis longtemps, témoin la pâte du frère Côme. Le meilleur est le *caustique de Manec* :

Acide arsénieux	2 gr.
Sulfure de mercure	6 gr.
Eponge calcinée	12 gr.

On délaye le mélange dans de l'eau en pâte ; on étend un peu de cette pâte sur une rondelle d'amadou qu'on applique sur l'ulcère. Au bout de quinze jours l'eschare tombe.

Le remède n'est pas sans causer une inflammation assez vive.

Le chlorure de zinc est un bon caustique et s'emploie dans la *pâte de Canquoin*.

Les flèches de pâte de Canquoin sont très utiles pour pénétrer dans les cavités.

Épithélioma du prépuce.

— Brocq. —

Saupoudrer la plaie avec du *chlorate de potasse* pulvérisé. Appliquer des compresses imbibées de :

Chlorate de potasse.	25 gr.
Résorcine.	2 gr. 50
Eau.	250 gr.

Ou panser avec :

Résorcine	1 gr.
Chlorate de potasse.	2 gr.
Vaseline	20 gr.

Érysipèle.

— C. Paul. —

Chez les nouveau-nés. Appliquer à la région ombilicale :

Sublimé	0 gr. 05
Sulfate de chaux	10 gr.
Vaseline	40 gr.

Ou bien :

Collodion élastique.

Érysipèle de la face.

— Jaccoud. —

Traitement général. — Vin de quinquina à la dose de 250 grammes ou 500 grammes par jour, depuis le début de la maladie jusqu'à la défervescence. Si le sujet est alcoolique, pour calmer le délire, y ajouter 30 ou 80 grammes de cognac et 15 à 20 gouttes de laudanum par jour.

— Talamon. —

Traitement local. — Pulvérisation d'une solution éthérée de sublimé à 1/100. Cette méthode diminue la douleur, la durée et l'extension de l'érysipèle, quelquefois elle peut le faire avorter.

Sublimé............	} āā 1 gr.	
Acide tartrique.......		
Alcool à 90°..........	5 cent. cub.	
Ether q. s. pour faire.....	100 » »	

— Halloprau. —

Mettre sur les parties malades des compresses imbibées d'une solution d'*acide salicylique* au 20°. Faire prendre 4 gr. de cet acide en 3 fois par 24 heures. Contre-indications : dyspnée, accidents cérébraux.

— L. Labbé. —

Ether sulfurique......	} āā 100 gr.
Camphre...........	

En applications sur la partie malade.

Érythème.

— C. Paul. —

Lotions avec liquides astringents. Poudrer les parties avec des poudres absorbantes.

Pommades avec :

Goudron............	5 gr.
Vaseline...........	50 gr.

Ou bien :

Huile de cade.........	3 gr. 50
Vaseline...........	50 gr.

Ou bien :

Calomel............	1 gr.
Vaseline...........	50 gr.

Érythème noueux.

— POTAIN. —

Le traitement local est, en général, inutile. Suivant les cas, prescrire le salicylate de soude ou l'iodure de potassium.

Érythème des fesses chez les enfants.

— E. BESNIER. —

Talc	ââ 58 gr.
Oxyde de zinc	

Ou bien :

Acide borique	1 à 2 gr.
Poudre d'amidon	10 gr.

— LE GENDRE. —

Chez les enfants. Lotions avec :

Naphtol β	0 gr. 20
Eau	100 gr.

Sécher ensuite les parties et les saupoudrer avec de l'acide borique pulvérisé.

Érythème prurigineux (enfants).

— LE GENDRE. —

Mettre une couche légère de :

Acide salicylique	1 gr.
Oxyde de zinc	2 gr.
Glycérolé d'amidon	30 gr.

Saupoudrer ensuite avec de l'amidon.

Excoriations du mamelon.

— PINARD. —

Acide borique	6 gr.
Eau distillée	300 gr.

Pour imbiber des compresses qu'on met sur le point excorié et qu'on recouvre d'un taffetas gommé.

Exostose sous-unguéale.

— Tillaux. —

On fait l'ablation de la tumeur en ayant soin de poursuivre avec la gouge la racine de la tumeur qui s'enfonce dans l'os sous forme d'une sorte de clou.

F

Faux croup (Voir *Laryngite striduleuse*).

Favus.

— E. BESNIER. —

1º Couper les cheveux ras aux ciseaux ; le rasoir fait des inoculations.

2º Epiler autour des plaques les cheveux sains pour faire une barrière à l'extension du champignon.

3º Le soir : vaseline boriquée. Le matin : lavage à l'eau de savon.

Convaincu que l'épilation seule suffit à guérir le favus, il se contente de faire des savonnages fréquents et d'enduire la tête d'un corps gras.

Pendant quelque temps, il a prescrit des applications de compresses de tarlatane trempées dans :

Tannin . . . . 10 à 15 gr.
Eau. . . . . 100 gr.

— BROCQ. —

Traitement général. — Seulement lorsque le malade est scrofuleux et débilité, on peut essayer de modifier l'état général par les amers, l'huile de foie de morue, le fer et les bains sulfureux.

Traitement local. — Nettoyer la tête du malade. Pour cela, couper les cheveux ras aux ciseaux, ramollir les croûtes avec de la glycérine, de l'huile d'amandes douces, d'olive, de ricin, de foie de morue, pures ou additionnées d'acide phénique, salicylique, baume du Pérou, avec parties égales de savon noir, d'axonge, etc.

Si les croûtes sont trop épaisses, après avoir appliqué le corps gras, mettre la calotte de caoutchouc pendant la nuit. Le lendemain matin, savonner avec la décoction de Panama et du savon noir. On peut aussi frictionner avec :

    Huile de cade . . . . 5 gr.
    Savon noir. . . . . 2 à 3 gr.
    Glycérolé d'amidon . . . . . 30 gr.

puis appliquer des cataplasmes, enfin savonner au savon noir.

Quand la tête est bien nettoyée, épiler. Quand il y a plusieurs points d'attaque disséminés et diffus, épiler toute l'étendue du cuir chevelu, au moins une première fois. Dans les épilations successives, circonscrire le champ d'épilation suivant la configuration des parties atteintes. S'il n'y a qu'un seul point pris, on peut n'épiler que les régions malades. Mais il faut toujours épiler dans un rayon de 1 à 2 centimètres autour d'elles.

Enlever tous les poils malades et appliquer :

    Sublimé . . . . 1 gr.
    Eau distillée . . . . 300 à 500 gr.

Ou :

    Turbith minéral . . . . 1 gr.
    Vaseline . . . . 30 gr.

Ou :

    Sulfate ou acétate de cuivre. 0,50 à 1 gr.
    Vaseline. . . . . 30 gr.

Si les applications parasiticides produisent trop d'inflammation, les remplacer momentanément par des cataplasmes de fécule ou des pommades calmantes, telles que :

    Acide borique . . . . 1 gr.
    Vaseline . . . . 20 gr.

Au bout de 4 à 6 semaines, les cheveux ayant repoussé, épiler de nouveau, et ainsi de suite.

La guérison est annoncée par la disparition de la rougeur du cuir chevelu et de la desquamation. Les poils n'ont plus leur énorme gaîne et ne présentent pas de parasites à l'examen microscopique.

Durée moyenne du traitement : 10 mois à 3 ans.

— Gaucher. —

1° Faire tomber les croûtes au moyen de compresses, de cataplasmes, de calottes de caoutchouc. Bien savonner la tête au savon au naphtol.

2° Les croûtes tombées, épiler les plaques et leurs bords.

3° Appliquer dans l'intervalle un des liquides suivants

    Eau oxygénée.
    Sublimé à 1/500.
    Teinture d'iode.
    Huile créosotée.
    Essence de térébenthine.

ou des pommades comme :

    Turbith à 3 p. 30.
    Acide salicylique à 1 p. 30.

4° Soigner l'état général.

Favus du corps.

— Brocq. —

Il suffit d'énucléer avec soin les godets, ou, s'ils sont nombreux, on les ramollit avec :

    Savon noir ou soufre . . . } ââ 20 gr.
    Axonge. . . . . }

Ou bien :

    Huile de cade . . . . . . } ââ 20 gr.
    Savon noir . . . . }

Ou par un bain savonneux. Puis on savonne énergiquement la partie malade, faire ensuite quelques applications parasiticides, surtout avec la *teinture d'iode*.

Favus des ongles.

— Brocq. —

Le meilleur procédé est d'enlever l'ongle et d'envelopper le doigt avec des compresses trempées dans le sublimé.

On peut encore enlever mécaniquement les dépôts jaunâtres partiels, ou, si l'altération est diffuse, appliquer des emplâtres hydrargyriques.

Fibromes utérins.

— Tillaux. —

S'il y a des hémorrhagies : glace sur le ventre, injections chaudes, ergotine, tamponnement. Contre les douleurs, opium ; contre les phénomènes de compression, coucher la malade, la tête renversée, le bassin fortement incliné. Hydrothérapie (Salins, Salies-de-Béarn). Courants continus. Machine électrique de 25 à 30 éléments. Un excitateur est introduit dans le vagin jusqu'au col utérin et même dans l'utérus. Appliquer sur le ventre la plaque qui forme l'autre pôle. On intervertit les courants pour éviter la production des eschares.

Fièvre de digestion chez les enfants
(Voir *Digestion*).

Fièvre intermittente.

— Huchard. —

Dans la fièvre *quotidienne*, la quinine doit être administrée huit heures avant le frisson, c'est-à-dire presque immédiatement après l'accès qui vient de finir.

Dans la fièvre *tierce*, la quinine doit être administrée douze heures avant le frisson.

Dans la fièvre *quarte*, l'administration de la quinine doit être terminée dix-huit heures avant le frisson.

— JACCOUD. —

Dans l'infection paludéenne, employer de fortes doses de quinine (2 gr.) et les dépasser quelquefois. Tant que le malade a ses accès, il faut que la totalité de la dose soit donnée avant le début et coup sur coup, à une demi-heure d'intervalle, divisée en trois ou quatre fractions. Plus tard, après la disparition des accès, donner une dose moyenne de sulfate de quinine de 0 gr. 75 prolongée pendant plusieurs mois. On peut ordonner aussi en injections :

> Bibromhydrate de quinine . . 1 gr.
> Eau distillée . . . . 5 gr.

3 ou 4 injections dans les cas graves.

— G. SÉE. —

> Salicylate de quinine. . . . . 0 gr. 50
> Sirop d'écorces d'oranges . } ââ 30 gr.
> Rhum . . . . }
> Julep gommeux. . . . . 120 gr.

— POTAIN. —

Administrer le sulfate de quinine de façon à ce que le maximum d'absorption ait lieu au moment où l'accès doit débuter. Une période de 8 heures est nécessaire pour l'absorption. Si la dose est forte, donner la moitié 8 heures avant l'accès, la deuxième quatre heures avant.

— J. SIMON. —

> Sulfate de quinine . . . . . . 0 gr. 75
> Eau acidulée . . . . 4 gr.
> Miel blanc . . . . 40 gr.

Une cuillerée à café de ce mélange toutes les deux ou trois heures.

Lavement de sulfate de quinine de 0.10 à 0.40, additionné d'une goutte de laudanum.

Administrer le médicament par la voie stomacale avec de la glycérine mélangée de sirop tartrique, ou de sirop de tolu.

Ou bien :

Sulfate de quinine. . . .	0 gr. 30 à 0 gr. 40
Sirop tartrique	Q. s.
Sirop de codéine	5 à 10 gr.
Acide sulfurique	1 goutte.
Eau.	100 gr.

Ou bien :

Arséniate de soude.	0 gr. 15
Eau distillée	250 gr.
Eau de mélisse.	Q. s.

Chaque cuillerée à café contient 1 milligr. de principe actif.

Doses du sulfate de quinine suivant les âges.

Avant 1 an.	0 gr. 05 à 0 gr. 15
De 1 à 2 ans.	0 gr. 10 à 0 gr. 20
De 2 à 3 ans.	0 gr. 15 à 0 gr. 25
De 3 à 4 ans.	0 gr. 20 à 0 gr. 30
De 4 à 7 ans.	0 gr. 25 à 0 gr. 40
De 7 ans à l'âge adulte.	0 gr. 60 à 1 gr.

— Comby. —

Sulfate de quinine.	0 gr. 25
Eau de Rabel . . . . q. s.	(le moins possible)
Infusion de camomille tiède.	100 gr.
Laudanum de Sydenham. .	I goutte.

En lavement, après un lavement ordinaire qui aura été rendu.

Fièvre puerpérale.

(Voir *Injections intra-utérines continues*, *Endométrite septique* et *Péritonite puerpérale*.)

Fièvre typhoïde.

— Bouchard. —

La thérapeutique comprend quatre indications : antisepsie générale, antisepsie intestinale, médication antipyrétique. Régime.

Au début, purgatif salin.

Administrer chaque jour, pendant quatre jours, 0 gr. 40 de calomel en 20 doses, qu'on donne d'heure en heure. On ne doit pas obtenir la salivation.

La *quinine* n'est indiquée que si la température, prise dans le rectum, dépasse 40° le matin ou 41° le soir. La quinine donnée, ne prescrire une nouvelle dose que 72 heures après. Les doses ordinaires sont : 2 grammes dans le premier et le deuxième septénaire ; 1 gr. 50 dans le troisième ; 1 gr. dans le quatrième et au delà.

Bains généraux. La température du bain est inférieure de 2° à la température centrale du malade. On refroidit peu à peu le bain d'un dixième de degré par minute, jusqu'à ce qu'il ait atteint 30°, chiffre au-dessous duquel il ne faut pas descendre. — Le bain est répété 8 fois en 24 heures.

Les bains sont contre-indiqués lorsqu'il y a hémorrhagie intestinale ou hépatisation du poumon. On peut les continuer pendant la période menstruelle.

Supprimer tout aliment, même le lait. Donner la décoction d'orge ou de viande 1/2 litre à 2 litres par jour. Le chlorure de sodium, les phosphates, les acides végétaux (jus de citron) sont utiles. Donner par jour 50 grammes de peptone. Glycérine, jusqu'à 200 gr. par jour.

— Huchard. —

Emploi de la quinine.

Il faut prescrire de fortes doses et dans un temps très court, par exemple 1 gr. 50 à 2 gr. de quinine dans l'espace d'une heure. Diviser cette dose et la répartir sur toute la journée, c'est ne rien faire au point de vue de l'antipyrèse.

Il faut prescrire cette dose 6 à 8 heures avant l'exacerbation fébrile.

La quinine administrée à doses massives a une action fébrifuge. Donnée à doses fractionnées, elle n'a plus qu'une action tonique. Quand on veut employer la quinine comme tonique, on peut prescrire.

   Extrait de quinquina . . . . . 8 gr.
   Sulfate de quinine . . . . . . 2 gr.

Pour 80 pilules. 2 matin et soir au repas.

— Jaccoud. —

Dès que le diagnostic est certain, mettre le malade au régime suivant : 1 litre à 1 litre 1/2 de lait par jour. 250 gr. de vin de Bordeaux pur ou coupé d'eau. Lotions froides avec vinaigre aromatique, 4 lotions par 24 heures si la température axillaire ne dépasse pas 39°, ou si elle oscille entre 39° et 39°5, huit si elle atteint 40°.

Le premier jour, s'il y a de l'adynamie, donner 40 à 80 gr. d'alcool incorporés, dans une potion, à 3 ou 4 gr. d'extrait de quinquina. Si l'adynamie est menaçante, ajouter 4 à 6 gr. d'acétate d'ammoniaque. S'il y a des phénomènes thoraciques, mettre, matin et soir, 40 ventouses sur les membres inférieurs.

Si la rémission matinale n'atteint pas 0°5, donner la quinine. Le premier jour, 2 gr. de bibromhydrate de quinine en 4 cachets, de quart d'heure en quart d'heure, 7 à 8 heures avant l'exacerbation fébrile. Le deuxième jour, la dose est de 1 gr. 50 et, le troisième, de 1 gr. Suspendre ensuite pendant 3 ou 4 jours pour reprendre si c'est nécessaire.

La digitale est indiquée quand il y a un affaiblissement du premier bruit du cœur et insuffisance fonctionnelle de cet organe. On la donne en infusion à la dose maximum de 0 gr. 60 le premier jour et de 0 gr. 40 le lendemain. Suspendre pendant 2 à 3 jours.

L'acide salicylique est contre-indiqué quand il y a faiblesse du cœur, déterminations rénales, intensité des accidents thoraciques.

— Merklen. —

Il faut traiter les typhoïdiques dès le début et pour cela lutter contre la fièvre, favoriser la diurèse, soutenir les forces.

Chambre aérée, suffisamment vaste, débarrassée des meubles inutiles ; température 15° à 17° centigrades. Ni visites, ni conversations inutiles. Propreté absolue des draps et du linge, asepsie et antisepsie de la bouche et des autres orifices naturels : nettoyage des dents et gencives, lavages des régions ano-génitales et interfessières, surtout après les garde-robes reçues dans un bassin constamment nettoyé avec la liqueur de Wan Swieten, eau phéniquée, solution de sulfate de cuivre.

Alimenter le typhique exclusivement de liquides : lait, bouillon dégraissé, café au lait ou thé au lait léger : le faire boire et *boire beaucoup*.

A partir de la convalescence apyrétique : potages légers à la crème d'orge, au tapioca, vin léger ou eau rougie, cacao ou chocolat à l'eau. Toute recrudescence fébrile fera revenir aux liquides seuls.

Combattre la constipation qui succède à la diarrhée par les purgatifs légers ou les laxatifs. Lavement d'eau bouillie matin et soir.

Prendre la température rectale toutes les 3 heures.

Les fièvres typhoïdes légères ou moyennes peuvent être soignées quand l'élévation thermique n'est pas considérable par les seules *lotions froides*.

Si la fièvre est hyperthermique (40 à 41°), *traitement de Brandt* ; bains de 20° et de quinze minutes toutes les deux heures, toutes les fois que la température rectale dépasse ou atteint 39°, avec trois affusions froides pendant le bain ; si la température est rebelle à cette intervention, balnéation plus fréquente à 18°.

Les bains froids doivent être continués jusqu'à la défervescence, c'est-à-dire jusqu'au moment où la température n'atteint plus 39° à aucun moment de la journée.

— Debove et Achard. —

Médication évacuante et antiseptique.

Au début de la fièvre typhoïde donner des purgatifs légers :

    Sulfate de soude ou magnésie. 15 gr.
    Sirop de limons. . . . . 50 gr.
    Eau bouillie . . . . 250 gr.

F. s. a. à prendre en deux fois à 1/2 heure d'intervalle.

Lavements froids matin et soir avec :

    Acide phénique . . . . 0 gr. 50
    Glycérine . . . . 25 gr.
    Eau bouillie . . . . 450 gr.

F. s. a., ou :

    Naphtol . . . . 0 gr. 20
    Borate de soude . . . . 10 gr.
    Eau bouillie . . . . 1 litre

F. s. a.

Antiseptiques internes, en cas de diarrhée :

    Naphtol β . . . . 0 gr. 20
    Salicylate de bismuth. . . . . 0 gr. 50.

Pour 1 cachet n° 20, 5 à 10 par jour.

En cas de constipation :

    Benzo-naphtol . . . . 0 gr. 25
    Magnésie calcinée . . . . . . 0 gr. 50

Pour un cachet n° 20, 4 à 8 par jour.

Médication antithermique :

    Sulfate de quinine . . . . . . 0 gr. 50

Pour un cachet n° 12, 2 à 5 par jour.

Antipyrine, hydrothérapie, bains froids, draps mouillés, lotions froides.

Médication tonique :

Extrait de quinquina.	4 gr.
Potion de Todd.	150 gr.

F. s. a. à prendre par cuillerées à soupe.

Traitement des complications :

A. — *Diarrhée.*

Bains froids, compresses froides sur l'abdomen.

Limonade lactique :

Acide lactique.	10 gr.
Sirop de limons	200 gr.
Eau bouillie	800 gr.

M. à prendre par demi-verre.

Lavements d'amidon laudanisé :

Amidon	15 gr.
Eau	500 gr.

Délayer l'amidon dans 100 grammes d'eau froide, faire chauffer le reste du liquide et le verser bouillant sur le mélange d'eau et d'amidon en agitant, ajouter XV gouttes de laudanum.

Lavement de nitrate d'argent :

Nitrate d'argent	0 gr. 10
Eau distillée	500 gr.

F. s. a.

B. — *Vomissements.*

Boissons glacées et gazeuses, potion de Rivière.

Menthol	0 gr. 10
Alcoolat de mélisse.	15 gr.
Chlorhydrate de cocaïne . . .	0 gr. 05
Sirop de sucre	30 gr.
Eau chloroformée.	100 gr.

F. s. a. Par cuillerée à soupe.

Appliquer sur le creux épigastrique une vessie de glace ou des révulsifs : cataplasmes sinapisés, pulvérisations de chlorure de méthyle ou d'éthyle, mouches de Milan.

C. — *Hémorrhagies intestinales.*

Suppression des bains froids et des lavements, application de glace sur le ventre.

Injections hypodermiques d'ergotine ou potion à l'ergotine :

>   Ergotine . . . . 3 gr.
>   Sirop de ratanhia . . . . . . 30 gr.
>   Eau de cannelle . . . . 100 gr.

A prendre en trois fois.

Si perforation intestinale, immobiliser l'intestin par la morphine ou l'opium.

En cas de défaillance cardiaque et d'adynamie, injections hypodermiques d'éther, de camphre, de caféine, de spartéine.

D. — *Contre la congestion pulmonaire :*

Ventouses sèches, thé au rhum, potions alcooliques.

E. — *Délire et insomnie.*

>   Bromure de sodium . . . . . 2 gr.
>   Sirop de chloral . . . . 30 gr.
>   Eau de menthe. . . . . 100 gr.

En deux fois.

Prophylaxie :

Désinfecter les selles avec lait de chaux ou une des solutions :

>   Sublimé. . . . . 1 gr.
>   Eau . . . . 1 litre.

Ou :

>   Acide phénique . . . . 25 à 50 gr.
>   Eau . . . . 1 litre.

Fièvre typhoïde des enfants.

— COMBY. —

Diète lactée, laxatifs ou lavements frais, lotions froides.

Boissons abondantes.

Contre hyperthermie :

Sulfate de quinine à la dose de 25, 50, 75 centigr. de 2 à 6 ans ; après 6 ans, on peut donner 1 gramme ou 1 gr. 50.

Dans la seconde enfance : antisepsie intestinale avec naphtol (1 gr. par jour en 5 ou 6 doses) ou le benzo-naphtol mieux toléré (2 gr. par jour en 8 ou 10 paquets).

Bains froids (à 20°), drap mouillé, lotions vinaigrées.

Contre bronchite : ventouses sèches.

Chez les petits enfants : alimentation (lait d'ânesse).

Prophylaxie : isolement, boissons stérilisées.

— MARFAN. —

Nettoyage antiseptique quotidien de la bouche, narines, peau. Alimentation : lait, bouillon, potages. Boissons : eau d'orge miellée ou limonade vineuse.

Antisepsie intestinale et antithermie :

Benzo-naphtol. . . . . . . } āā 0 gr. 10
Sulfate de quinine. . . . . }

Dose quotidienne pour un enfant de 6 ans. Lavage quotidien de l'intestin par des irrigations abondantes d'eau bouillie. Tous les 2 jours : un demi-verre d'eau de Sedlitz.

Dans les formes graves : Bains froids. Température du premier bain : 22° refroidi à 20°. Les bains suivants sont donnés à 20° et refroidis à 18°. Durée du bain : 4 à 5 minutes. Cesser le bain dès le premier frisson et dès qu'il survient de l'apnée. Pendant le bain, aspersions froides sur la tête. Après le bain, enveloppement dans une couverture de laine et donner une boisson chaude. En cas d'apnée, cesser le bain, tractions rythmées de la langue, frictions sur le corps.

— A. Robin. —

Benzoate de soude. . . .	0 gr. 25 à 0 gr. 50
Sirop de cannelle	15 gr.
Looch blanc.	50 gr.

Par cuillerées à bouche.

— J. Simon. —

Perchlorure de fer, 1 à 3 gouttes, toutes les 2 heures.

En cas de diarrhée très forte : laudanum de Sydenham à la dose de 2 gouttes pour les enfants de 2 à 3 ans, de 3 à 4 gouttes au-dessus de cet âge.

En cas d'adynamie :

Eau-de-vie	10 gr. à 25 gr.
Sirop de quinquina . . .	40 gr.
Eau distillée.	120 gr.

Ou bien :

Carbonate d'ammoniaque	0 gr. 20 à 0 gr. 30
Extrait de quinquina . .	1 gr.
Vin de Malaga	15 gr. à 30 gr.
Eau-de-vie	10 gr. à 20 gr.
Julep gommeux	100 gr.

En cas d'excitation cérébrale, lavement avec :

Jaune d'œuf.	N° 1
Camphre	0 gr. 50
Eau.	60 gr.

Ou bien :

Chloral	0 gr. 80 à 1 gr.

Fissure à l'anus.

— Tillaux. —

Le malade étant anesthésié, on introduit dans l'anus

l'index gauche, puis le droit. On enfonce les doigts aussi profondément que possible dans le rectum, puis on les recourbe en crochet et on les écarte brusquement aussi fortement que possible en dirigeant la traction jusqu'aux ischions.

Si, après l'opération, la douleur persistait, on appliquerait des compresses froides ou imbibées d'une solution de chloral.

— Guyon. —

Eviter l'anesthésie générale qui relâche trop le sphincter et empêche de le rompre et expose à la syncope. Avant d'introduire les doigts, explorer le pourtour de l'anus avec la pulpe du doigt et l'introduire en faisant pression sur le point opposé à celui où siège la fissure.

Fissure à l'anus (enfants).

— Le Gendre. —

Suppositoires avec :

Chlorhydrate de cocaïne..	0,005 à 0,01	\} suivant l'âge
Extrait de belladone....	0, 01 à 0,05	
— fluide d'Hamamelis.	0, 10 à 0,25	
— de ratanhia....	0, 20 à 0,50	
Iodoforme.........	0, 10 à 0,25	
Tannin	0, 50	
Beurre de cacao......	2 à 4 gr.	

Fistules à l'anus.

— Peyrot. —

Purger le malade la veille : le matin administrer des lavements.

Introduire la sonde cannelée par l'orifice externe, la pousser jusque dans le rectum par l'orifice interne ou en perforant la muqueuse au point le plus élevé possible. La sonde est reçue sur l'index et ramenée au dehors par l'anus. Fendre le trajet au bistouri. S'il existe des callosités, on les enlève avec des ciseaux courbes, ou gratter le trajet avec la curette de Volkmann. Le thermocautère n'est indiqué que dans les fistules multiples exigeant des débridements nombreux.

Pansement à l'iodoforme. Inutile de mettre des mèches.

Fistules urinaires.

— Bouilly. —

Rétablir la perméabilité de l'urèthre. Soustraire le trajet au passage de l'urine et des matières fécales. Sondages réguliers. Agir ensuite sur le trajet fistuleux soit par la cautérisation avec le galvano-cautère ou le thermocautère, soit par la suture après avivement, ou par la formation de lambeaux, ou par la section de toutes les parties molles du périnée comprises entre les orifices fistuleux.

— Guyon. —

Si les fistules s'ouvrent sur une simple tuméfaction, on peut espérer arriver à la guérison sans toucher au périnée, les fistules pouvant se fermer quand le canal est rétabli par dilatation ou uréthrotomie. On facilite la cicatrisation par des cautérisations et des pansements appropriés.

S'il existe une tumeur périnéale avec quelques fistules, ou si, en même temps qu'il existe une tumeur, les orifices sont si nombreux qu'on peut les comparer à une pomme d'arrosoir, il faut intervenir plus activement. Si, en comprimant le périnée, on ne fait sortir par les orifices ni pus, ni urine, on peut espérer par un traitement simple arriver à la guérison. Dans le cas contraire, il faut inciser les parties jusqu'au clapier central. S'il y a tumeur, il faut même faire des destructions assez grandes par l'excision et les cautérisations. En même temps on applique une sonde à demeure aussi longtemps que cela est nécessaire. Il est très rare d'être obligé de faire la périnéoplastie.

Folliculites et périfolliculites décalvantes.

— Quinquaud. —

1º Nettoyer avec soin le cuir chevelu avec de l'eau savonneuse.

2º Badigeonner, tous les dix jours, les régions voisines des plaques avec de la teinture d'iode.

3º Lotionner tous les matins les plaques avec :

Bichlorure de mercure	0 gr. 15
Biiodure de mercure	1 gr.
Alcool à 90º	60 gr.
Eau	500 gr.

Flatulence.

— Barié. —

Naphtol	
Magnésie décarbonatée	ââ 5 gr.
Poudre de charbon de peuplier	
Essence de menthe	II gouttes.

Pour 15 cachets. Un au commencement du repas.

S'il y a flatulence et constipation :

Magnésie	ââ 5 gr.
Fleur de soufre	

En 15 cachets.

S'il y a flatulence et diarrhée :

1º Salicylate de potasse	5 gr.

En 15 cachets.

2º Bicarbonate de soude	2 gr.
Craie lavée	1 gr.
Poudre de noix vomique	0 gr. 20.

Pour 10 cachets.

3° Bicarbonate de soude . . . . . 1 gr.
Poudre de pepsine. . . . . 0 gr. 50
Rhubarbe. . . . . 1 gr.

Pour 10 cachets. — Un avant le repas.

S'il y a flatulence et gastralgie :

Chlorhydrate de morphine. . . 0 gr. 10
Eau distillée de laurier-cerise . 5 gr.

Une goutte avant chaque repas, avec un morceau de sucre.

Ou bien :

Chlorhydrate de cocaïne. . . . 0 gr. 25
Sirop de quinquina. . . . . . 20 gr.
Eau de laitue. . . . . 150 gr.

Une cuillerée à soupe toutes les deux heures.

— Huchard. —

Naphtol. . . . .
Magnésie décarbonatée . .
Poudre de charbon de peuplier . . . . } ââ 5 gr

Essence de menthe ou d'anis. II gouttes

Pour 15 cachets, un au début des repas.

Ou bien :

Bicarbonate de soude. . . . . 2 gr.
Craie lavée. . . . . 1 gr.
Poudre de noix vomique . . . 0 gr. 20

Pour 10 cachets.

Ou bien :

Bicarbonate de soude. . . . . 1 gr.
Pepsine . . . . 0 gr. 50
Rhubarbe . . . . 1 gr.

Pour 10 cachets. Mêmes doses.

Flueurs blanches (Voir *Leucorrhée*).

Fractures.

— Lucas-Championnière. —

Règles du massage dans les fractures. — 1° Dans les fractures à déplacement peu marqué ou peu gênant pour les fonctions, dans les fractures au voisinage des articulations, *massage immédiat*. — Dans les fractures ayant une tendance au déplacement (fractures du corps de l'humérus, du corps du fémur se déplaçant facilement), massage immédiat, puis application d'un appareil. — Dans les fractures ayant une tendance à un déplacement lent, mettre un appareil qu'on retirera de temps en temps pour faire le massage, en ayant soin d'immobiliser l'extrémité du membre. — Dans les fractures ayant une tendance à un déplacement facile et considérable, faire tout de suite l'immobilisation. Enlever l'appareil au bout de 10 jours pour faire le massage.

Avant-bras.

— Tillaux. —

Le membre étant dans une position intermédiaire entre la supination et la pronation, on applique sur le bord cubital de l'avant-bras et de la main le plein d'une attelle plâtrée, qu'on relève sur les faces antérieure et postérieure. Le bord radial reste libre. Le poignet est immobilisé et le coude laissé libre.

Bassin.

— Bouilly. —

Dans les fractures simples du *pubis*, de la *crête iliaque* et de l'*ischion* : repos au lit, large bande de diachylon faisant le tour du bassin et maintenant réduits les fragments. Dans les fractures du *coccyx*, opium pour constiper le malade.

Dans la fracture de la *cavité cotyloïde* et dans la fracture double verticale du *bassin*, mettre le malade dans la gouttière de Bonnet, et, au besoin, faire l'extension sur le membre inférieur. — Opium contre la douleur.

Calcanéum.

Immobilisation dans l'appareil ouaté.

Clavicule.

— Tillaux. —

Quand le déplacement est considérable, on réduit. Puis on prend une serviette assez grande pour que, repliée, les deux extrémités viennent se croiser par derrière le cou du malade. On plie la serviette en sautoir, on met le bras à angle droit entre les deux lames du sautoir. On porte les deux pointes latérales en arrière et on les attache. Les pointes supérieures sont portées en haut. L'une passe sur l'épaule droite, l'autre sur l'épaule gauche. On attache à l'extrémité de chaque pointe un bout de toile qu'on porte derrière le dos et qu'on attache aux deux extrémités transversales.

Cubitus.

Même appareil que pour le radius (partie moyenne) ou l'avant-bras.

Fémur.

— Bouilly. —

Col. — En général, mettre le malade dans la gouttière de Bonnet. Faire l'extension sur la jambe et la contre-extension sur le bassin.

Ou bien : appareil d'Hennequin.

— Tillaux. —

Corps du fémur. — On met le blessé sur un lit en fer. On coupe des bandelettes de diachylon de 3 centimètres de largeur qu'on colle sur les faces latérales du membre, parallèlement à son axe, à partir du niveau de la fracture. Le milieu des bandes vient former une anse au-dessous du talon. Les bandes sont maintenues par d'autres circulaires.

Ne pas chercher à réduire la fracture. On attache au

pied du lit un morceau de bois rond, au-dessus du niveau du matelas. On attache une corde à l'anse du diachylon ; on la fait passer sur le morceau de bois et on fixe un poids de 3 kilogrammes à l'extrémité de la corde. La contre-extension est faite par le poids du corps. On fait reposer la tête sur un coussin et on relève les pieds du lit. Le pied est mis dans la rectitude et la fracture se réduit.

Le malade se lève vers le quarantième jour.

Humérus.

— BOUILLY.—

Extrémité supérieure. — Quand le fragment supérieur est déplacé, il faut faire et maintenir la réduction. La réduction faite avec des poids est la meilleure. On applique ensuite un appareil plâtré. Si la tête de l'humérus est dans l'aisselle, on endort le malade et on cherche à la ramener vers la cavité glénoïde.

Après avoir mis, dans l'aisselle, un coussin, le bras est ramené contre le thorax, l'avant-bras fléchi à angle aigu et la main placée sur l'épaule du côté opposé.

Corps. — Si le déplacement est faible ou nul, on met un appareil plâtré embrassant l'épaule, le bras, le coude et l'avant-bras jusqu'à son tiers inférieur. La réduction est maintenue jusqu'à ce que l'appareil soit sec.

Si le déplacement est considérable, on fait l'extension continue jusqu'à ce qu'il soit corrigé et on maintient la réduction pendant la dessiccation de l'appareil plâtré.

Extrémité inférieure. — Attelles plâtrées latérales ou demi-gouttière postérieure après réduction. L'appareil sera peu serré. Si le gonflement est considérable, mettre le membre dans une gouttière, à demi-fléchi. N'appliquer l'appareil plâtré qu'au bout de 8 jours.

L'avant-bras doit être fléchi un peu plus qu'à angle droit, le pouce dirigé en avant et en haut. — Durée de l'immobilisation : 20 jours chez les enfants, 25 à 30 chez l'adulte.

— Tillaux. —

Chez le jeune enfant. — Ouate sur la peau, gouttière de carton maintenue par une bande.

Col. — Application de l'écharpe double. Laisser le bras immobile pendant 40 jours, en ayant soin de faire exécuter de temps à autre des mouvements au coude et à la main.

Jambe.

— Tillaux. —

Réduction, au besoin sous le chloroforme.

Appareil plâtré. — L'attelle postérieure, faite de 12 ou 15 feuilles de tarlatane partant de la racine des orteils et emboîtant complètement le mollet, remonte jusqu'à la partie moyenne de la cuisse. Les attelles latérales passent sur la plante du pied en étrier, remontent le long des faces latérales de la jambe en restant au contact des bords de l'attelle postérieure. Les extrémités remontent au même niveau que l'attelle postérieure. On fixe les attelles plâtrées avec une bande de toile qu'on enlève quand l'appareil est sec. Les attelles sont maintenues avec quelques bandes de diachylon.

Si le fragment supérieur fait saillie, on fait passer sur lui une des attelles latérales.

Sus-malléolaire. — Même traitement après réduction.

Métacarpiens.

— Bouilly. —

S'il n'y a pas de déplacement, bande immobilisant la main.

S'il y a déplacement, après réduction, attelles de gutta-percha ou de bois rembourrées d'ouate.

Nez.

— Tillaux. —

Quand il n'y a ni déplacement, ni déformation, ce qui est fréquent, se contenter d'appliquer des compresses résolutives. Si un des fragments fait saillie dans la fosse nasale, on le relève. Si la voûte nasale est affaissée, on la redresse et, s'il en est besoin, on la maintient redressée en tamponnant les narines.

Olécrâne.

Si l'écartement, le coude à angle droit, est faible, conserver le bras dans cette position. Si l'écartement est considérable on étend le bras jusqu'à ce que les fragments soient en contact et on maintient le bras dans cette position avec un appareil plâtré. Ne pas aller jusqu'à l'extension complète.

Péroné.

— BOUILLY. —

Extrémité inférieure. — Quand il y a peu ou pas de déplacement, mettre le membre dans une gouttière ou appliquer un bandage silicaté.

S'il y a fracture des malléoles et luxation du pied en dehors, réduire en tirant sur le pied, la jambe étant fléchie sur la cuisse. Appareil plâtré (voir *Fracture de jambe*). Au bout d'un mois, on enlève l'appareil et on imprime des mouvements à l'articulation.

Extrémité supérieure. — Mettre le membre dans une gouttière et rapprocher les deux fragments, par une compression exercée avec un tampon d'ouate.

Phalanges.

— BOUILLY. —

Gouttière de gutta-percha maintenue par des bandes de diachylon.

Rachis.

— KIRMISSON. —

Immobiliser le malade dans une bonne position. Le coucher sur un plan horizontal, quand on le peut sur un matelas d'eau. S'il y a rétention d'urine, sonder le malade matin et soir.

S'il existe un déplacement considérable, on peut essayer a réduction brusque, en se souvenant que, dans les lésions de la région cervicale, elle a déterminé la mort.

Radius.

— Bouilly. —

Quart supérieur. — Immobiliser l'avant-bras dans la demi-flexion et la demi-pronation avec une attelle plâtrée postérieure.

Tiers moyen. — Membre dans la demi-pronation. La réduction faite, appareil plâtré composé d'une gouttière postérieure allant depuis le tiers inférieur du bras jusqu'à la face dorsale de la main et d'une attelle antérieure, matelassée d'ouate, courte, comprimant la fracture et l'espace interosseux.

Extrémité inférieure. — La réduction obtenue, appareil silicaté circulaire. On ajoute à la partie dorsale un tampon d'ouate passant sur le fragment inférieur et, à la partie palmaire, sur un niveau plus élevé, un autre tampon comprimant le fragment supérieur.

Ou bien : gouttière plâtrée antérieure mise après réduction sur le membre en pronation, depuis le coude jusqu'au pli métacarpo-phalangien.

Rotule.

— Bouilly. —

Aussitôt après l'accident, appliquer une demi-gouttière plâtrée, montant jusque vers le milieu de la cuisse. Le membre est mis sur un plan incliné. Compression modérée sur le genou. Quand l'épanchement a suffisamment diminué, rapprocher les fragments et les maintenir avec une bande de caoutchouc.

— Chaput. —

Fracture comminutive sans écartement. Massage, mobilisation, au besoin ponction.

Fracture transversale avec un écartement inférieur à 2 centimètres : suture osseuse.

Fracture avec un écartement de plus de 2 centimètres : même traitement. Le massage employé seul est contre-indiqué.

— Lucas-Championnière. —

Ouverture de l'articulation et suture des fragments.

— Schwartz. —

Si l'épanchement est *considérable*, faire la ponction de l'articulation et évacuer le sang. Si l'épanchement est *peu abondant*, il n'y a pas lieu de s'en inquiéter. Si on arrive avant toute réaction inflammatoire et que les fragments soient peu éloignés l'un de l'autre (3 centimètres environ) et si une légère flexion du genou ne tend pas à les disjoindre davantage, après avoir appliqué un bandage compressif ouaté, on met le membre inférieur dans un hamac. Dans ces cas, le massage peut être conseillé. Si l'écartement des fragments est plus considérable, appliquer les griffes de Duplay après avoir, au besoin, chloroformé le malade. On les retire au bout de 25 à 30 jours. On doit rejeter la suture osseuse immédiate des fragments proposée par M. Lucas-Championnière dans les cas de fracture fermée. Quand la fracture est compliquée de plaie, ce procédé est recommandable.

Furoncle.

— Bouchard. —

Antisepsie intestinale :

  Naphtol précipité β . . . . . 15 gr.
  Salicylate de bismuth . . . . 7 gr. 50

Pour 30 cachets. — 3 par jour jusqu'à ce que les selles soient vertes.

— Gingeot. —

Dès que le furoncle apparaît, appliquer dessus un petit gâteau de coton imbibé d'alcool camphré ou badigeonner avec la teinture d'iode concentrée. Lotions générales d'eau boriquée, bains sulfureux ou au sublimé. Prendre :

Sulfure de sodium.	
Bicarbonate de soude . . .	
Sulfate de potasse.	ââ 10 gr.
Acide tartrique.	
Gomme arabique	

De 0,50 à 4 gr. du mélange par jour en 8 ou 10 fois, dans de l'eau ou du lait.

— Reclus. —

En général, expectation. — Recouvrir les parties avec des compresses d'eau phéniquée ou boriquée et avec une plaque de gutta-percha laminée. Attendre l'ouverture et l'expulsion spontanée du bourbillon. N'inciser la tumeur que lorsque la douleur est très vive.

Furoncle (des lèvres).

— Verneuil. —

Traverser la lèvre de part en part avec le thermocautère. Faire des ponctions assez rapprochées pour que leur action se fasse sentir dans toute l'épaisseur des tissus.

Furonculose.

— Brocq. —

L'auteur a obtenu sur lui-même et sur nombre de malades de très bons résultats de *l'emploi de la levure de bière dans la furonculose*. Cette médication semble actuellement la plus efficace qu'on puisse employer à l'intérieur ; elle semble supérieure à toutes celles qui ont été vantées jusqu'à présent : benzonaphtol, acide borique, goudron camphré, hyposulfite de soude, etc.

On emploie la levure de bière fraîche à la dose d'une cuiller à café dans un verre d'eau ; la levure sèche des boulangers (gros comme une noisette environ délayée dans de l'eau à chaque repas) ; ou d'autres préparations spécialisées.

Les effets de la levure de bière sont les suivants :

1º Quand on l'administre alors qu'un furoncle ou qu'un anthrax a déjà paru, elle en empêche le développement, la suppuration, les complications (œdèmes, lymphangites, abcès) et le réduit à un petit noyau induré ; elle ne le supprime pas totalement ; elle en abrège la durée ;

2º Elle semble prévenir et empêcher, dans une mesure très notable, la production de furoncles nouveaux, et elle arrive ainsi à guérir certaines furonculoses rebelles.

G

Gale.

— E. Besnier. —

Frictions pendant 20 minutes avec de l'eau chaude, du savon vert et une brosse sur les points où il y a des lésions de gale. Savonnage rapide sur les autres régions. Pendant 20 autres minutes, bain tiède et frictions à la brosse et au savon. Mettre ensuite avec une brosse :

Soufre	50 gr.
Carbonate de potasse	25 gr.
Axonge	300 gr.

Frictionner énergiquement les points malades, légèrement ailleurs. Laisser la pommade pendant 24 heures.

Quand il faut ménager la peau ou quand les frictions produisent une irritation fâcheuse, on peut faire une onction sur tout le corps avec :

Salol	5 gr.
Huile d'amandes douces	95 gr.

Et recouvrir la surface ainsi huilée avec de la *fleur de soufre*.

Ce pansement est pratiqué tous les soirs pendant plusieurs jours, avant de se mettre au lit.

Dans les cas où le traitement habituel a des inconvénients, comme dans la grossesse.

Naphtol β	20 gr.
Éther	Q. s.
Vaseline	100 gr.

— FOURNIER. —

1º Lotions sur tout le corps avec du savon de toilette, poudre de savon, avec ou sans parfum ;

2º Un bain d'eau de son immédiatement après ;

3º Frictions avec la pommade suivante :

Glycérine	200 gr.
Gomme adragante	1 gr.
Fleur de soufre	100 gr.
Carbonate de soude	50 gr.

Parfum ad libitum.

4º Prendre un second bain ;

5º Changer son linge de corps, ses draps de lit et brûler ses gants. Les jours suivants prendre quelques bains émollients et se servir de poudre d'amidon ou de glycérolé d'amidon.

— CONSTANTIN PAUL. —

Savonnages trois ou quatre fois dans la journée avec :

Pétrole	āā 50 gr.
Alcool	
Cire	40 gr.
Savon de Marseille	100 gr.

Ganglion du poignet.

— DUPLAY. —

Nettoyer et stériliser la peau au niveau du ganglion. Remplir de teinture d'iode une seringue de Pravaz désinfectée. Ponctionner jusqu'au centre du kyste, en prévenant toute erreur de direction. Injecter 5 à 10 gouttes de teinture d'iode. Retirer l'aiguille. Léger massage de la tumeur. Pansement antiseptique. Immobilisation par un bandage compressif et contentif.

Gangrène.

— P. RECLUS. —

Gangrène athéromateuse. — Repos dans le décubitus horizontal, membre frappé soulevé par un coussin.

Deux ou trois fois par jour immersion dans un bain à 50 degrés environ. Pansement humide avec liqueur de van Swieten dédoublée. Pulvérisations phéniquées. Attendre plutôt, en cas de mortification, la séparation spontanée et retarder l'amputation.

Gangrène diabétique. — Les ressources thérapeutiques sont assez médiocres ; éviter les traumatismes ; soigner les moindres excoriations avec la plus grande minutie. Antisepsie rigoureuse pour tous les pansements. Bains locaux, pulvérisations antiseptiques. Traitement général poursuivi avec la plus grande rigueur.

Gangrène pulmonaire.

— Bucquoy. —

    Alcoolature d'eucalyptus . . .   2 gr.
    Julep diacodé . . . .   120 gr.

Par cuillerées dans les 24 heures.

— Lancereaux. —

L'auteur a très grande confiance dans l'hyposulfite de soude donné à la dose de 3 à 5 grammes par jour.

— Rendu-Tuffier. —

Intervention chirurgicale. Ouvrir le foyer, le drainer. La pneumotomie peut donner des succès éclatants, il est bon de n'y avoir recours que dans le cas d'échec des moyens médicaux et si le foyer gangreneux est nettement circonscrit et superficiel.

— Jaccoud. —

L'indication capitale est de faire l'antisepsie. Il faut donc :

1º Réaliser la désinfection de la chambre et de l'atmosphère par des pulvérisations phéniquées.

2º Antiseptiser les voies respiratoires par l'ingestion d'une potion avec 4 gr. de *Liqueur de Labarraque.*

3º Faire l'antisepsie de l'intérieur en administrant tous les jours 0 gr. 50 *d'acide salicylique.*

4º Soutenir les malades par les toniques et l'alcool.

Gastralgie.

— Barié. —

Chloroforme	1 gr.
Rhum	8 gr.
Sirop de sucre	30 gr.
Eau distillée	120 gr.

Une à deux cuillerées avant le repas.

Gastralgie (cancer).

— Dieulafoy. —

Eau de chaux	100 gr.
Chlorhydrate de cocaïne	0 gr. 03
Chlorhydrate de morphine	0 gr. 01

par cuillerée à café, toutes les 3 heures avec une grande cuillerée de lait glacé.

— Huchard. —

Acide chlorhydrique pur	2 gr. 50
Chlorhydrate de cocaïne	0 gr. 50
Eau distillée	50 gr.
Élixir de Garus	250 gr.

Un verre à liqueur après le repas.

Ou bien :

Chloroforme	1 gr.
Rhum	8 gr.
Sirop	30 gr.
Eau distillée	120 gr.

1 à 2 cuillerées avant le repas.

Ou bien :

Eau chloroformée saturée.	āā 60 gr.
Eau distillée	

Mêmes doses.

— Labadie-Lagrave. —

5 cuillerées à soupe par jour de :

Chlorhydrate de cocaïne. . . .	0 gr. 05
Menthol en solution dans l'alcool	0 gr. 20
Sirop de codéine	20 gr.
Eau chloroformée.	100 gr.

— Potain. —

Liqueur d'Hoffman	
Teinture de badiane	āā 3 gr.
— de rhubarbe. . . .	
— de noix vomique . . .	1 gr.

20 gouttes au repas.

Gastrite aiguë.

— Dieulafoy. —

Emissions sanguines locales, sangsues au creux épigastrique, diète, glace à l'intérieur : le malade laisse fondre dans sa bouche quelques morceaux de glace ; boissons émollientes froides, lait glacé en petite quantité additionné d'eau de chaux ; à l'épigastre, glace ou compresses d'eau froide, injections de morphine pour calmer les douleurs.

Dans le cas de gastrite toxique, vomitif et contrepoison.

Gastrite chronique.

— Dieulafoy. —

Régime lacté et moyens précédents. Lavage de l'estomac (tube Faucher).

Gastrite ulcéreuse (Voir *Ulcère de l'estomac*).

Gastrotomie.

— L. Labbé. —

Antisepsie de la région. Incision de 4 centimètres parallèle aux fausses côtes gauches et à 1 centimètre en dedans. Incision aboutissant à une ligne transversale unissant l'extrémité des cartilages costaux de la neuvième côte. — Ouverture du péritoine. Recherche de l'estomac, suture à la paroi. Ouverture de l'estomac. Extraction du corps étranger.

Gingivite.

— C. PAUL. —

Poudre de quinquina. . . . . 30 gr.
— de ratanhia . . . . }
Chlorate de potasse. . . . } ââ 10 gr.

Dans la gingivite mercurielle.

Gingivite des femmes enceintes.

— RIBEMONT-DESSAIGNES et LEPAGE. —

Nettoyer d'abord la bouche. Retirer le tartre déposé autour des dents. Applications locales de teinture d'iode plus ou moins concentrée : lavages au chlorate de potasse.

— PINARD. —

Alcoolat de cochlearia . . }
Chloral . . . . } ââ 15 gr.

Pour attouchements.

Glaucome.

Ne pas mettre de collyre à l'atropine. Iridectomie ou sclérotomie.

Glossite.

— BROCQ. —

Eviter les aliments épicés. Boissons tièdes ou chaudes pendant le repas.

Extraire, panser les dents malades. Lavages fréquents avec :

Borate de soude . . . . 1 gr.
Eau de guimauve. . . . . . . 500 gr.

Soigner l'estomac. Benzoate de soude ou de lithine.

S'il y a des symptômes gastriques douloureux, faire prendre, dans une tasse d'infusion de camomille, une demi-cuillerée à café de :

Pepsine.	10 gr.
Pancréatine.	5 gr.
Bicarbonate de soude.	āā 20 gr.
Magnésie calcinée.	

Pendant les *poussées congestives* de la langue : Sulfate de quinine à doses élevées, qu'on diminue dans l'intervalle.

Localement, gargarismes avec :

Borate de soude.	āā 1 gr.
Bicarbonate de soude.	
Infusion de têtes de pavot.	āā 250 gr.
Décoction de guimauve.	

Dans les cas rebelles, pulvérisations avec l'eau de Saint-Christau.

— Kirmisson. —

Cas légers. — Gargarismes émollients, purgatifs, sangsues à la région sus-hyoïdienne.

Cas graves. — Si le gonflement de l'organe devient tel qu'il y a menace de suffocation, on pratique, à la surface de la langue, avec le bistouri, de profondes incisions. Si l'on constate l'existence d'un abcès, il faut l'ouvrir.

Enfin dans les cas pressants, on est autorisé à pratiquer la *trachéotomie*.

Glossodynie.

— C. Paul. —

Lotions avec :

Chlorhydrate de cocaïne	0 gr. 10
Eau distillée	10 gr.

Bromure de potassium. Alcalins.
Cautérisations avec le thermocautère.

Goître.

— DUGUET. —

On s'assure d'abord que la tumeur accompagne le larynx dans les mouvements de déglutition, que l'on n'y constate aucun souffle, et qu'il n'y existe pas de mouvements d'expansion. Le malade est assis. On introduit l'aiguille au centre de la tumeur, en dehors des grosses veines et des battements artériels, à deux ou trois centimètres de profondeur. — S'il ne coule aucun liquide, on procède à l'injection de teinture d'iode du codex. — S'il s'écoule du sang, on retire l'instrument et l'on tente une autre introduction. — S'il s'écoule de la sérosité, on aspire le liquide avec une seringue de Pravaz vide, puis on procède à l'injection iodée.

On pousse doucement l'injection ; à la première injection, on n'introduit que la moitié ou les deux tiers de la seringue. On retire du même coup l'aiguille et la seringue. — S'il s'écoule un peu de sang, on place le doigt sur la piqûre, l'hémorrhagie s'arrête.

On peut répéter les injections toutes les semaines quand la réaction locale de la précédente est éteinte.

— GALLIARD. —

Goître vulgaire de faible dimension non compliqué : hygiène, déplacement, séjour au bord de la mer, surveiller l'eau de boisson. Médication thyroïdienne. Si elle échoue, médication iodique discrète et prolongée.

Goître simple, peu volumineux, ayant résisté à ces médications : injections interstitielles d'iode ou d'iodoforme.

Goître simple de moyenne dimension : médication interne, injections interstitielles d'iode et d'iodoforme.

Goître simple très volumineux : thyroïdectomie.

Goître vasculaire : électropuncture, thyroïdectomie.

Goître de faible dimension, mais suffocant ou gênant la déglutition : injections interstitielles. Si le succès n'est pas rapide, thyroïdectomie. Si la dyspnée est menaçante : trachéotomie préliminaire, puis thyroïdectomie.

Goître suppuré : incision.

— PEYROT. —

Goîtres kystiques. — Quand ils sont uniloculaires : ponction et injection iodée. S'ils sont multiloculaires, ouvrir le kyste. On sectionne d'abord la peau et les parties superficielles et on suture la peau avec la face externe du kyste. Au bout de quelques jours, on ouvre le kyste avec la pâte de Canquoin ou le thermocautère. On cautérise la face interne du kyste ou on bourre la cavité avec de la gaze imbibée de liquides antiseptiques et hémostatiques.

Goîtres parenchymateux. — On injecte dans l'épaisseur du goître, au moyen de la seringue de Pravaz, un mélange à parties égales de teinture d'iode et d'eau iodurée. La quantité employée chaque fois est de 2 ou 3 grammes. En général, on renouvelle les ponctions tous les 4 à 5 jours.

Quand il y a des troubles menaçants de la respiration, faire la *thyroïdectomie*.

— SEGOND. —

Les injections de teinture d'iode sont souvent inefficaces et peuvent être suivies de récidive ou de suppuration. Le séton, le drainage, les caustiques basent la guérison sur la complication qui est le plus à redouter : la suppuration. L'incision antiseptique est bonne quand le kyste est uniloculaire. Pratiquer la thyroïdectomie *partielle*. On fait une incision unique, verticale, médiane. Une fois sur la tumeur, on l'énuclée avec l'ongle.

Goître exophtalmique.

— DIEULAFOY. —

Poudre d'ipéca	0 gr. 35
— de feuilles de digitale .	0 gr. 02
Extrait d'opium	0 gr. 0025

pour une pilule. — 4 à 6 en 24 heures.

— Joffroy et Achard. —

Hygiène alimentaire bien réglée. Défendre les excitants. Séjour au grand air. Hydrothérapie avec prudence.

Digitale, s'il y a des accidents d'asystolie. *Bromures, antipyrine,* contre l'insomnie. *Fer* en cas d'anémie prononcée. *Electrisation du cou.*

En cas d'accidents graves : *résection partielle* du corps thyroïde.

— Huchard. —

Extrait aqueux d'ergot de seigle............ } āā 4 gr.
Bromhydrate de quinine.

Pour 40 pilules. — 6 à 8 par jour.

— Joffroy et Achard. —

Courants continus. Pôle positif à la base de la nuque ; pôle négatif effleurant la partie antéro-latérale du cou et la tumeur thyroïdienne ; courant d'intensité variable suivant la résistance du malade ; courant trop intense donnerait lieu à des syncopes, de la pâleur du visage ou des vertiges. Séance de courte durée.

— Tillaux-Tuffier. —

Intervention chirurgicale, thyroïdectomie.

— Gérard-Marchant. —

Résection bilatérale du sympathique cervical.

— Potain. —

Calmer l'irritabilité du système nerveux. Recommander les *courants continus,* de la nuque à la partie inférieure du tronc.

Gommes du voile du palais.

— Fournier. —

Donner l'iodure de potassium *seul,* aussitôt que possible, 8 à 10 gr. par jour.

A la période de crudité, gargarismes émollients.

Quand la gomme est ouverte : 1° badigeonnage des ulcérations avec de la teinture d'iode. Se servir d'un pinceau à aquarelle qu'on passera 2 à 3 fois sur l'ulcération 2 à 3 fois par jour.

2° Gargarisme pour : (a) nettoyer ; (b) modifier.

(a) Gargarismes émollients.

(b) Iodure de potassium . . .   2 à 4 gr.
     Teinture d'iode. . . . . .   4 gr.
     Eau. . . . .   250 gr.

Dix fois dans la journée.

3° Pulvérisations avec ces mêmes liquides.

Quand l'ulcération est détergée, suspendre le traitement.

De temps à autre, toucher légèrement au nitrate d'argent tous les 4 ou 5 jours.

Gommes scrofuleuses.

— E. Besnier. —

Avant que la tumeur ne soit ouverte, y faire des injections avec :

Iodoforme . . . .   1 à 2 gr.
Ether. . . . .   10 gr.

Gourmes (Voir *Eczéma, Impétigo*).

Goutte.

— Bouchard. —

Carbonate, benzoate et iodure de lithium. 1 à 2 gr. dans une infusion aromatique chaude au moment de l'accès.

— Rendu. —

Applications froides de compresses trempées dans l'eau à 30-15 degrés et renouvelées de temps en temps.

XXV gouttes de teinture de semence de colchique le 1er jour et XV et XX gouttes le lendemain et les jours suivants par dose fractionnée deux ou trois fois dans les 24 heures.

Chez les goutteux atoniques ; une cuillerée à bouche à chaque repas :

> Acide chlorhydrique . . . . . 1 gr.
> Sulfate de strychnine. . . . . 0 gr. 05
> Sirop écorces oranges amères. 100 gr.
> Eau . . . . 200 gr.

— JACCOUD. —

Dans l'attaque aiguë franche, avec fièvre : expectation. Ne rien faire pendant les cinq premiers jours ; excepté de provoquer la diurèse par les procédés les plus simples. Ne pas donner même de lait. Faire prendre, chaque jour, 1 litre à 1 litre 1/2 d'eau d'Evian ou de Vittel avec 0 gr. 50 à 0 gr. 60 de carbonate de lithine. Si le résultat est négatif, faire prendre la décoction de chiendent avec 100 gr. de sirop des cinq racines et 2 gr. d'acétate de potasse par litre.

Le cinquième jour, si la fièvre et les douleurs persistent, prendre, en 24 heures, 4 à 6 pilules de :

> Bromhydrate de quinine . . . 0 gr. 10
> Poudre de digitale . . . . . . 0 gr. 05

Si, le cinquième jour, les douleurs sont toujours aussi vives, donner 2 à 3 gr. de salicylate de soude, s'il n'y a pas d'albuminurie.

Dans l'attaque *subaiguë* : colchique.

Dans la goutte à rechutes : colchique associé à la quinine. S'il y a de la goutte *viscérale* sans phénomènes articulaires : colchique, vésicatoires sur les jointures qui sont habituellement le siège de la fluxion.

— HUCHARD. —

Iodure de lithium, 25 à 50 centigr. par jour.

Quand il y a tendance à la néphrite :

> Extrait de stigmates de maïs . 6 gr.
> Benzoate de soude . . . . . . 3 gr.
> Carbonate de lithine . . . . . 3 gr.
> Huile essentielle d'anis. . . . III gouttes.

Pour 60 pilules. En prendre 2 au début de chaque repas, pendant 20 jours chaque mois. Continuer le traitement pendant 1 à 3 ans.

Suivant indication, ajouter à la formule :

Extrait de colchique . . . 15 à 30 centigr.

— Œttinger. —

Eviter tout traitement actif chez les goutteux ayant des altérations du cœur ou des reins et en cas d'attaque légère, peu douloureuse, avec fièvre modérée. Se contenter de : repos, diurétiques légers, faibles doses de *carbonate* et de *benzoate de lithine* dans une infusion aromatique chaude.

En cas d'attaque aiguë avec douleurs vives, *traitement diététique* : repos au lit, régime lacté absolu tant qu'il y a de la fièvre. Donner, chaque jour, un litre d'eau additionnée de :

Bicarbonate de potasse . . ⎫
Teinture de cannelle . . . ⎬ āā 1 gr.
Sirop des cinq racines . . . . 50 gr.

Ou de :

Acétate de potasse . . . . . . 3 gr.
Sirop des cinq racines . . . . 50 gr.

Traitement médicamenteux. — Salicylate de soude à doses modérées chez les sujets jeunes, vigoureux, à une période peu avancée de la maladie. Si les grandes articulations sont prises, employer le salicylate plutôt en *applications externes*.

Colchique dans les cas aigus avec fluxion et douleurs vives, 40 à 60 gouttes de teinture de semences ou 5 à 6 grammes de vin de colchique.

Antipyrine si le salicylate ou le colchique sont contre-indiqués.

Traitement local. — Pansement ouaté. Onctions avec :

Huile de jusquiame. . . .	
— de belladone. . . .	ââ 15 gr.
Laudanum de Sydenham .	

Ou bien :

Sulfate d'atropine.	0 gr. 15
Chlorhydrate de morphine . .	0 gr. 75
Acide oléique liquide.	30 gr.

Et surtout :

Acide salicylique.	20 gr.
Alcool absolu.	100 gr.
Huile de ricin	200 gr.

Grenouillette.

— Tillaux. —

Grenouillette aiguë. — Ouvrir sur le champ la tumeur. Evacuer le contenu.

Grenouillette chronique. — Introduire dans la partie saillante de la tumeur un ténaculum et enlever d'un coup de ciseaux courbes la portion embrochée. Laver la bouche. Cautériser au nitrate d'argent tout l'intérieur de la poche. Renouveler la cautérisation deux ou trois fois dans les jours qui suivent l'opération, quand les eschares sont détachées.

Grippe.

— Chauffard. —

Antipyrine	75 centigr.
Bicarbonate de soude.	25 centigr.

en un cachet : 2 à 3 par jour.

— Huchard. —

Dans la forme fébrile :

Sulfate de quinine.	
Extrait de quinquina . . .	ââ 2 gr.
— de racine d'aconit. . .	0 gr. 10

Pour 20 pilules. Prendre 3 pilules, 2 fois par jour.

Quand l'élément névralgique prédomine, prendre 3 fois par jour, à 4 heures d'intervalle :

    Bromhydrate de quinine . . . . 0 gr. 25

et un granule de :

    Aconitine cristallisée . . . . . . 1/4 milligr.

Quand les formes fébriles et névralgiques sont associées :

    Antipyrine. . . . . 2 à 3 gr.

En 2 ou 3 fois.

Ou bien :

    Salol . . . . 5 gr.

Pour 10 cachets, 5 par jour.

Quand il y a des phénomènes inflammatoires et catarrhaux :

    Poudre d'ipéca. . . . . 1 gr. 50 à 2 gr.

En 3 fois, à dix minutes d'intervalle.

Quand les accidents inflammatoires et catarrhaux prédominent du côté de la poitrine :

    Poudre de Dower. . . . . ⎱
       — de scille. . . . . . ⎬ āā 2 gr.
    Sulfate de quinine . . . . ⎰

Pour 20 cachets. Prendre 4 à 5 par jour.

    Tannin à l'éther . . . . 5 gr.
    Bromhydrate de quinine . . . 2 gr. 50

Pour 10 cachets. 3 par jour.

Dans les cas de vomissements et de douleurs épigastriques : eau gazeuse, lait glacé à l'eau de Vichy, puis :

    Bicarbonate de soude . . . ⎱
    Magnésie calcinée. . . . . ⎬ āā 0 gr. 30
    Salicylate de bismuth. . . ⎰

Pour un cachet. 3 à 5 par jour.

Lavements froids, de préférence, quelquefois chauds, additionnés, le matin, d'une cuillerée à soupe de *sulfate* de soude ; le soir, d'une cuillerée à café de *borate de soude*.

Dans la convalescence, donner les nervins : strychnine, caféine, phosphure de zinc.

Grossesse extra-utérine.

— Bouilly. —

La grossesse extra-utérine, en voie d'évolution, doit être opérée par la laparotomie. En cas d'hémorrhagie interne menaçante, faire la laparotomie avec extirpation du kyste fœtal.

Si on ne voit la malade que quelques jours après la rupture du kyste, on incise le cul-de-sac vaginal postérieur pour évacuer les caillots sanguins enkystés dans le péritoine.

H

Hématémèse.

— C. Paul. —

Glace. Astringents. Révulsifs sur la région épigastrique.

Hématocèle pariétale.

— Reclus. —

Si l'hématocèle est *récente* et *légère* : repos, suspension des bourses avec un caleçon de bain rembourré d'ouate. Si la tumeur est *grosse*, accompagnée de douleurs vives, si elle reste stationnaire : incision franche, évacuation des caillots, lavage de la plaie, suture.

Hématocèle péri-utérine.

— Bouilly. —

Au *début*, quand il y a des signes d'hémorrhagie interne : opium, ergotine, alcool, champagne. Applications de glace sur l'abdomen ou dans le vagin.

Quand l'hématocèle est *constituée* ; dans les premiers jours, combattre les troubles de la vessie et du rectum. Repos au lit. Plus tard, si la tumeur augmente au moment des règles et si elle menace de se rompre, la ponctionner par le vagin avec un appareil aspirateur. Précautions antiseptiques minutieuses. Si la tumeur s'ouvre spontanément, agrandir l'ouverture, drainage, lavages antiseptiques.

Si la collection a suppuré, l'inciser par le vagin : drainage, injections antiseptiques.

Hématocèle vaginale spontanée.

— Bouilly. —

Hématocèle à parois peu épaisses. — Ponction, injection iodée après lavages abondants. Si c'est insuffisant ou s'il y a inflammation, fendre largement la poche, la débarrasser de son contenu : pansement antiseptique.

Hématocèles à parois épaisses. — Ouverture large d'emblée. Destruction des néomembranes qui tapissent la face interne de la tunique vaginale par la cuiller tranchante.

Hématocèle à parois ossiformes. — Castration.

Hématocèle vaginale traumatique.

— Bouilly. —

Cas simples. — Repos au lit, les bourses relevées, compresses résolutives.

Quand la collection est considérable, la vider par ponction. Si on suppose la présence de caillots ou de fausses membranes ne pouvant sortir par la canule, ouvrir la poche largement, la débarrasser des produits qui la recouvrent, suturer après drainage.

La ponction avec injection iodée peut donner de bons résultats quand il s'agit d'une hydro-hématocèle.

Hématocèle de la vulve (Voir *Thrombus*).

Hématomes.

— P. Reclus. —

Hématome du tissu cellulaire. — Compresses résolutives (eau blanche, alcool camphré), compression légère. Bain d'eau simple à 45 ou 50°. Dans le cas d'hématome siégeant sur un plan osseux dur, compression ouatée, massage, bande élastique. Si le foyer sanguin s'est enkysté, incision large et pansement antiseptique. L'aspiration suivie de lavage phéniqué suffit dans les épanchements abondants, mais récents.

Hématome sous-périosté. — Même traitement que précédemment. La tumeur cède habituellement aux applications résolutives et à la compression ouatée ou élastique.

Hématurie.

— Guyon. —

L'ergot de seigle ne donne pas de résultats appréciables. Boissons délayantes. Essence de térébenthine. Réfrigérants. Révulsifs. Les injections astringentes sont plus indiquées *au déclin* des hématuries. Redouter le cathétérisme d'autant plus que l'hématurie est plus intense.

Après la crise, exploration de la vessie. Les instruments sont mal tolérés par les tuberculeux. Ne pas pratiquer le cathétérisme chez les cancéreux.

Hémoglobinurie.

— A. Robin. —

Traiter la maladie générale (syphilis, impaludisme, anémie). Repos. Eviter le froid. Supprimer l'alcool. Défendre le coït. Interdire les aliments oxaliques, ceux qui contiennent beaucoup de matières extractives, ceux qui exercent une action spéciale sur le rein.

Chez les *anémiques*. Prendre au milieu du repas une pilule de :

> Glycérophosphate de fer . . . 0 gr. 10
> Poudre de rhubarbe . . . . . 0 gr. 05
> Extrait de quinquina. . . . . 0 gr. 10

Chez les malades à *excès de désassimilation* azotée prendre pendant 15 jours, au réveil et un quart d'heure avant la nuit, une grande cuillerée de :

> Arséniate de soude . . . . . . 5 centigr.
> Eau distillée. . . . . 300 gr.

Trois heures après le déjeuner, prendre, dans une tasse d'infusion de spiræa ulmaria, une cuillerée à soupe de :

Benzoate de soude . . . . . . 3 gr.
Sirop de fleurs d'oranger. . . 30 gr.
Eau de tilleul. . . . . 90 gr.

Au bout de 15 jours, prendre, pendant 3 jours, une heure avant les repas, un paquet de :

Antipyrine . . . . 0 gr. 50
Bicarbonate de soude. . . . . 0 gr. 25

dissous dans de l'eau de Seltz.

Après une semaine de repos, reprendre la première série du traitement et ainsi de suite.

Dans les cas où il y a *déminéralisation plasmatique*, donner, au début ou au milieu du repas, un cachet de :

Chlorure de sodium. . . . . . 27 gr.
— de potassium. . . . 20 gr.
Phosphate de soude . . . . . 4 gr. 50
— de potasse. . . . . 12 gr.
Glycéro-phosphate de chaux . 2 gr.
— — de magnésie 1 gr. 50
Sulfate de potasse . . . . . . 2 gr.
Glycéro-phosphate de fer. . . 1 gr.
Poudre d'hémoglobine . . . . 5 gr.

Pour 80 cachets.

Hémoptysie.

— Huchard et Deguy. —

Gélatine . . . . 7 gr.
NaCl . . . . 10 gr.
Eau . . . . 1000 gr.

Dissoudre à chaud, filtrer et stériliser. Commencer par des injections de 50 cent. cubes sous la peau de l'abdomen.

— Dujardin-Beaumetz. —

Immobilité absolue. Défense de parler.

Injections sous-cutanées d'ergotine et d'ergotinine. Perchlorure de fer : 10 à 20 gouttes dans un verre d'eau sucrée.

Ipéca à dose vomitive.

> Extrait de ratanhia en poudre. 4 gr.
> Seigle ergoté. . . . . 3 gr.
> Digitale . . . . 0 gr. 50
> Extrait de jusquiame. . . . . 0 gr. 25

Pour 20 pilules, 4 à 6 par jour.

— Peter. —

> Tartre stibié . . . . 0 gr. 30
> Julep gommeux. . . . . 120 gr.

Par cuillerées à soupe toutes les 2 heures. Continuer la potion pendant 2 jours, puis s'arrêter.

Ou bien :

> Ipéca. . . . . 1 gr. 50

donner en trois fois, à 10 minutes d'intervalle. Ce moyen est contre-indiqué s'il y a de la fièvre.

Hémoptysie cardiaque.

— Dieulafoy. —

Traitement général, diurétique, toni-cardiaque. Régime lacté. Ergotine et injection sous-cutanée.

— Huchard. —

> Extrait aqueux d'ergot de seigle . . . . } ââ 2 gr.
> Sulfate de quinine. . . . . }
> Extrait de jusquiame . . . } ââ 0 gr. 20
> — de digitale . . . . }

Pour 20 pilules, 5 à 10 par jour.

Hémorrhagie cérébrale.

— Dujardin-Beaumetz. —

Ne pas faire de saignée pendant l'attaque. Veiller aux fonctions de l'intestin et de la vessie.

Après l'attaque, s'il y a menace d'inflammation cérébrale, saignée ou sangsues aux apophyses mastoïdes, glace sur la tête.

— Huchard. —

Comme préventif : *iodures* à la dose de 0 gr. 50 à 1 gr. par jour. Diète sèche, pour diminuer la pression vasculaire.

Hémorrhagies.

— Lancereaux et Paulesco. —

> Gélatine............ ⎫ ââ 10 gr.
> NaCl.............. ⎭
> Eau............... 1000 gr.

Stérilisez. Commencez par injecter 50 cent. cubes, puis augmenter jusqu'à 150 cent. cubes. Les auteurs font l'injection à la cuisse.

— Terrier. —

Injections sous-cutanées abondantes de *sérum artificiel*. On peut en injecter de 1000 à 1500 gr.

Hémorrhagies de la délivrance.

— Ribemont-Dessaignes et Lepage. —

Tantôt l'hémorrhagie est externe et la femme elle-même, avertie par la sensation due à l'écoulement du liquide par la vulve, prévient l'accoucheur qu'elle perd du sang. Tantôt l'hémorrhagie est interne, le sang bien que s'écoulant en abondance hors des vaisseaux, s'accumule dans l'utérus. Si l'on n'a pas surveillé suffisamment l'accouchée, on peut n'être averti du danger que par les signes généraux d'hémorrhagie : pâleur de la face, lipothymie ou syncope ; rapidité ou faiblesse extrême du pouls.

Tantôt l'hémorrhagie est mixte, du sang s'accumule dans l'utérus, du sang sort de la vulve à l'état liquide ou à l'état de caillots.

Formulaire

Aussitôt *vider l'utérus aussi rapidement que possible*. Pendant qu'un aide comprime l'aorte sur les indications de l'accoucheur, celui-ci se débarrasse de son habit, relève les manches de sa chemise jusqu'au haut du bras, et s'aseptise les mains, les avant-bras et les bras.

La femme étant dans le décubitus dorsal, faire passer rapidement la main droite dans l'utérus tandis que la main gauche en soutient le fond. Achever rapidement le décollement du placenta, retirer les caillots. Frictionner énergiquement l'utérus de la main gauche. Injection intra-utérine d'eau bouillie à 48°. Quand *l'utérus est absolument vide*, injection sous-cutanée d'ergotine.

Combattre l'état syncopal par alcool à l'intérieur, injection sous-cutanée d'éther, de sérum artificiel, enveloppements dans des linges chauds. Transfusion.

Hémorrhagie intestinale des nouveau-nés.

— RIBEMONT-DESSAIGNES et LEPAGE. —

Avoir recours au tannin, au perchlorure de fer, au nitrate d'argent, administré par la bouche ou en lavements.

L'alcool est employé avec avantage.

Hémorrhagie intestinale dans la fièvre typhoïde.

— A. ROBIN. —

Repos absolu. Supprimer les médicaments. Lait glacé et boissons acidulées glacées, limonade sulfurique :

Ergotine Bonjean. . . . . 4 gr.
Acide gallique . . . . 0 gr. 50
Sirop de térébenthine. . . . . 30 gr.
Eau de tilleul . . . . 120 gr.

Faire prendre une cuillerée à soupe chaque heure et alterner, également toutes les heures avec :

Perchlorure de fer . . . . . XXX gouttes.
Eau distillée . . . . 125 gr.

Vessie de glace sur le ventre. Injection sous-cutanée d'ergotine. Bain froid. Transfusion.

— Dieulafoy. —

L'apparition d'hémorrhagie intestinale ne doit pas empêcher de continuer la médication par la méthode de Brand dans toute sa rigueur.

Hémorrhagies puerpérales.

— Charpentier. —

Avant le travail. — L'hémorrhagie a presque toujours pour cause une *insertion* vicieuse du placenta. — Si la perte de sang est *légère* : mettre la femme dans la position horizontale. Repos absolu. Saigner s'il y a des symptômes de pléthore. Vider la vessie et le rectum.

Si l'hémorrhagie est *grave* : Applications froides. Tamponnement ou perforation des membranes. Pour tamponner on prend des bourdonnets de charpie. Les uns ayant le volume d'une petite noix, au nombre de 20 à 30, sont attachés par un fil, les autres n'ont pas de fil. La femme étant placée en travers du lit, on fait une injection vaginale antiseptique, puis, la vessie et le rectum vidés, on introduit un par un les bourdonnets graissés avec une pommade antiseptique. Les bourdonnets sont tassés les uns sur les autres, de façon à ne laisser aucun vide entre eux. Une fois les culs-de-sac du vagin bien bourrés, on remplit le vagin avec les autres bourdonnets, on met à la vulve quelques compresses et on fixe le tout avec un bandage en T.

— Pajot. —

Pendant le travail. — Hémorrhagie *légère et orifice non dilaté et non dilatable.* — Mêmes moyens que ci-dessus. *Orifice dilaté et membranes entières* : Mêmes moyens. Si l'hémorrhagie augmente, rompre les membranes. Si l'hémorrhagie est grave et que les membranes soient *rompues*, le tamponnement ne doit être préféré à l'accouchement forcé que si les contractions utérines sont très énergiques, mais si elles sont faibles, il vaut mieux forcer la résistance du col et faire la version.

Version si la tête est au-dessus du détroit supérieur, forceps si elle est dans l'excavation. S'il y a présentation du siège, extraction.

Hémorrhagie après la délivrance. — Une fois la délivrance faite, s'il y a hémorrhagie : ergot de seigle : 1 gr. à la fois. Eau très chaude en injections.

Hémorrhagie compliquant la délivrance. — Introduire la main dans la matrice, extraire le délivre ou les caillots. Injections d'eau très chaude ou ergot à haute dose, si l'utérus est vide. Compresses froides, tête basse, compression de l'aorte. Ne pas remuer la malade. Toniques.

Hémorrhagies utérines.

(Voir *Métrite hémorrhagique*.)

Hémorrhoïdes.

— Budin. —

Pendant la grossesse, il faut lutter contre la constipation. Ne pas craindre les purgatifs quand ils sont nécessaires : sulfate de soude 10 à 20 gr. S'il y a des douleurs vives, repos dans la position horizontale. Lotions avec eau chaude à 50°. *Pendant le travail*, s'efforcer d'empêcher la production d'une déchirure du périnée.

— Huchard. —

    Capsicum annuum . . . . . . 0 gr. 50

4 fois par jour.

— Reclus. —

Si la *dilatation* de l'anus a échoué faire l'*extirpation*.

Après anesthésie avec la cocaïne, saisir avec des pinces à griffe le sommet du bourrelet d'une demi-circonférence de la marge anale. Tirer dessus, étaler la muqueuse ; on voit à quelle hauteur s'arrêtent les ectasies. A ce point, sur la muqueuse saine, on place 3 à 4 nouvelles pinces. On prend alors un bistouri et on coupe les masses hémorrhoïdaires saillantes, tendues par les autres pinces tenues de la main gauche.

On suture ensuite. On tire sur la muqueuse avec les pinces placées avant l'excision, puis on enfonce à un centimètre de son bord saignant une aiguille courbe qui traverse d'abord la muqueuse, puis l'extrémité inférieure du sphincter, puis la peau. On passe le fil de catgut qu'on serre énergiquement.

— Tillaux. —

N'opérer que s'il y a des hémorrhagies répétées et abondantes, si les hémorrhoïdes externes sont enflammées et très douloureuses, si la tumeur hémorrhoïdaire est étranglée, s'il existe une fissure à l'anus.

Si les hémorrhoïdes sortent spontanément, inutile d'entr'ouvrir l'anus. Dans le cas contraire, on introduit un spéculum et on cautérise les hémorrhoïdes avec le thermo-cautère chauffé au rouge sombre. On veille à ne pas toucher la peau de l'anus.

Si les hémorrhoïdes sont externes, on fait dans leur profondeur des cautérisations avec la pointe du thermo-cautère chauffée au rouge sombre. On peut encore enlever la tumeur avec l'écraseur.

— Reclus. —

Lavements quotidiens d'eau à 42 ou 45°. Appliquer sur les paquets variqueux des compresses de tarlatane imbibées du même liquide.

Hépatite paludéenne.

— A. Robin. —

Prendre, matin et soir, une cuillerée à bouche de :

    Arséniate de soude. . . . . . . 0 gr. 25
    Eau . . . . 300 gr.

Prendre, en outre, en une ou deux fois, dans du café noir après le repas, un paquet de :

Poudre de quinquina jaune } ââ 4 gr.
— — rouge }

Ou bien : 8 à 10 bols par jour de :

Poudre de quinquina gris. } ââ 0 gr. 12
— — jaune }

Extrait de quinquina . . . . . 0 gr. 25

faire 60 semblables.

Douche froide le matin. Jet droit dirigé brusquement sur le rachis. Terminer par un jet brisé sur les régions hépatique et splénique.

Au bout d'un mois, remplacer le quinquina et l'arsenic par une préparation ferrugineuse. Continuer l'hydrothérapie. Revenir ensuite au premier traitement et ainsi de suite.

Hépatite suppurée.

— DUJARDIN-BEAUMETZ. —

Quand l'abcès est volumineux, l'ouvrir par une incision directe. S'il est de petit volume, incision avec le thermocautère. Dans les cas douteux, faire une ponction exploratrice.

Hernie crurale étranglée.

— TILLAUX. —

Le taxis réussit rarement après 48 heures.

Kélotomie. — Incision parallèle à l'axe de la cuisse. Diviser couche par couche. Ouverture du sac. Débrider en arrière et en dedans.

Hernie inguinale congénitale.

— A. BROCA. —

Pendant la première année, jusqu'à la fin du sevrage, on n'opèrera que les hernies compliquées ou incoercibles ; et pour les hernies simples on appliquera un bandage, dont le port nuit et jour est souvent suivi de guérison. Une fois l'enfant sevré, on peut sans danger l'opérer, mais si la hernie est facile à contenir, on ne se pressera pas. A partir de l'âge de 4 à 5 ans, la cure opératoire est la méthode de choix. On opérera sans tarder toutes les hernies difficiles à contenir, toutes celles qui se compliquent de crises d'étranglement ou d'engouement. Lorsque l'enfant a atteint l'âge de 10 à 12 ans, et surtout passé l'âge de 15 ans, la cure radicale sera entreprise d'emblée, sans tenter la cure par le bandage. On ne mettra jamais de bandage sur une hernie compliquée d'ectopie testiculaire ; dans cette variété, la conservation du testicule est toujours possible.

Hernie inguinale chez la femme.

— Berger. —

Dans les premiers mois de la vie, le bandage donne des chances appréciables de guérison, et on doit recourir d'abord à son usage, l'opération présentant quelques inconvénients chez les enfants en bas âge. Mais lorsque l'application d'un bandage n'amène pas la guérison complète, lorsque la paroi reste faible et l'anneau dilaté, à plus forte raison lorsqu'après la suppression du bandage, on voit réapparaître un bombement à la région inguinale, on doit conseiller l'opération.

Lorsqu'on est consulté pour une hernie inguinale chez une fillette âgée de plus de 6 ans, il faut conseiller de suite l'opération, le bandage est impuissant à amener la guérison. C'est dans l'adolescence que la cure radicale doit être pratiquée, à distance de l'époque où la jeune fille devient apte à la vie sexuelle.

Hernie inguinale étranglée.

— Tillaux. —

Si elle est constituée par de l'*intestin*, on peut recourir au *taxis* pendant les 3 ou 4 premiers jours, mais avec une grande prudence si les accidents datent de 2 jours. S'il y a des signes d'inflammation, abandonner ce procédé. Le pédicule de la hernie est saisi de la main gauche. On met la cuisse dans la flexion et l'abduction et on fait des pressions alternatives dans l'axe du canal inguinal. On peut donner le chloroforme.

Si on échoue, faire la *kélotomie*. On fait une incision parallèle au grand axe de la hernie. On divise couche par couche. Se servir aussi peu que possible de la sonde cannelée. Il vaut mieux sectionner les tissus en les tendant avec une pince. Ouverture du sac. On détruit les adhérences de l'intestin quand il y en a. Lavage antiseptique du sac.

Débrider toujours directement en haut parallèlement à la ligne blanche, avec un bistouri boutonné, ou le bistouri de Cooper. Le bistouri est guidé sur l'ongle de l'index. On divise le collet sur une hauteur d'un centimètre environ. S'il y a dans le sac une masse épiploïque, on la lie au catgut et on la réséque. Drainage et suture de la peau.

Après l'opération : opium à l'intérieur.

Si l'intestin est gangrené, mais que la lésion soit très minime, on peut fermer la plaie par suture et réduire. Si la gangrène est étendue, on établit un anus contre nature.

Hernie ombilicale.

— Tillaux. —

Chez l'enfant : Bandage avec pelote ou bandage de corps au diachylon.

Chez l'adulte : Bandage muni d'une pelote exactement moulée sur la région. Si la hernie n'est pas entièrement réductible, la pelote au lieu d'être convexe, sera concave.

Quand la hernie est *étranglée*, si le taxis échoue, kélotomie. Faire porter la première incision vers la partie supérieure de la tumeur. Prendre de grandes précautions pour ne pas léser les parties contenues dans le sac. Débrider sur la partie supérieure de l'anneau, un peu à gauche. L'intestin réduit, on réséque l'épiploon au ras de l'anneau et une partie du sac herniaire ; si on le peut, faire quelques points de suture profonds, péritonéaux. Suture superficielle. Drainage.

Herpès.

— FOURNIER. —

Sous-nitrate de bismuth . . . 4 gr.
Calomel. . . . . } ââ 1 gr.
Oxyde de zinc. . . . . . . }

Pour saupoudrer.

Herpès circiné (Voir *Trichophytie cutanée*).

Herpès génital.

— E. BESNIER. —

1° L'herpès est *sec*. — Onctions quotidiennes avec de la vaseline. On peut employer aussi les onctions avec l'onguent diachylon lanoliné.

Emplâtre de plombagine simple . . . . } ââ 25 gr.
Lanoline . . . . }
Axonge . . . . 5 gr.

Ou bien :

Lanoline. . . . . } ââ 20 gr.
Cérat jaune. . . . . }
Huile d'olives. . . . . 10 gr.

F. s. a. à une douce chaleur.

2° L'herpès est *humide*. — Lotions avec une solution phéniquée ou boriquée très étendue. Faire ensuite un pansement avec :

Sous-nitrate de bismuth . . . 1 gr.
Tannin. . . . . 5 gr.
Amidon finement pulvérisé. . 100 gr.

Herpès iris.

— Vidal. —

Quand il siège sur la muqueuse *buccale*, collutoire avec :

  Borate de soude . . . .   10 gr.
  Glycérine . . . .   15 gr.
  Eau laurier-cerise . . . . .   25 gr.

S'il siège sur la muqueuse *oculaire*, compresses imbibées d'un liquide contenant 10 gouttes d'extrait de saturne pour une tasse à café d'eau tiède.

Hoquet.

— C. Paul. —

Avaler lentement quelques gorgées d'eau froide. Glace à l'intérieur. Noix vomique. Révulsion sur la région épigastrique. Faradisation du pneumogastrique et du phrénique.

Hydrocéphalie.

— Ribemont-Dessaignes et Lepage. —

Conduite à tenir. Pendant la grossesse, accouchement prématuré si le diagnostic a révélé une tête d'un volume pouvant être cause de dystocie.

Pendant le travail, diagnostic à établir le plus rapidement possible et ponction capillaire au niveau d'une suture pour réduire le volume de la tête et permettre l'accouchement.

Dans le cas d'accouchement par le siège et de *tête hydrocéphale derrière*, sectionner la colonne dorsale et donner issue au liquide par cette voie (Tarnier). On enfonce la lame d'un bistouri de chaque côté de la colonne vertébrale dans deux espaces intercostaux correspondants et, par cette double brèche, on introduit profondément la lame d'une paire de ciseaux ; d'un seul coup on sectionne la colonne vertébrale. Le canal rachidien est ainsi mis à découvert ; la partie du tronc sous-jacente à la section s'affaisse ; on introduit alors dans le canal rachidien une sonde en gomme munie d'un mandrin ou même une sonde métallique que l'on pousse jusque dans la cavité crânienne, le liquide se vide et la tête peut passer.

Hydarthrose.

— Reclus. —

Immobiliser le membre dans un appareil silicaté ou ouaté ou faire la compression avec de l'ouate ou la bande de caoutchouc (demande à être surveillée). Vésicatoires ou teinture d'iode en badigeonnages.

Si on échoue, évacuer le liquide avec l'appareil Potain, laver la séreuse avec une solution biiodurée ou phéniquée ; immobiliser ensuite le membre.

Hydramnios.

— Ribemont-Dessaignes et Lepage. —

Si la quantité de liquide amniotique n'est pas très considérable, il suffit de surveiller la femme, d'examiner les urines. Traitement ioduré ou surtout régime lacté. Si les phénomènes de compression deviennent inquiétants, interrompre le cours de la grossesse. Ponction des membranes au niveau du col et la femme entre bientôt en travail. Si le liquide se reformait et que le travail tardât trop, refaire la ponction. Au moment du travail, il est encore indiqué de procéder à la rupture prématurée des membranes.

Hydrocèle simple.

— Guyon. —

Injection iodée de Velpeau, pratiquée avec un entonnoir adapté au trocart au lieu de seringue.

Evacuation du liquide. Introduction de 10 gr. solution de chlorhydrate de cocaïne à 1/50, qu'on laisse trois minutes en malaxant doucement les bourses.

Puis introduction de la teinture d'iode, 30 à 40 gr. en moyenne.

Hydrocèle vaginale.

— Polaillon. —

Si l'hydrocèle est très volumineuse, on vide la poche et trois ou quatre jours après on pratique l'injection (solution de chlorure de zinc au 1/10).

Dans l'hydrocèle de moyen volume, faire l'injection immédiatement après la ponction ; dans l'hydrocèle petite, on ne laisse écouler que quelques grammes de liquide avant d'injecter la solution modificatrice.

— Lannelongue. —

Chez les enfants. Injection de teinture d'iode au 1/5 seulement. L'anesthésie à la cocaïne est inutile.

— Félizet. —

Chez les enfants. Dans les cas bénins, application de chlorhydrate d'ammoniaque à 1 0/0, et lavages à l'alcool camphré.

— Périer. —

Après la ponction et l'évacuation du liquide, injecter :

  Chlorhydrate de cocaïne . . . 0 gr. 50
  Eau. . . . . 50 gr.

Pour les grosses hydrocèles.

Pour les moyennes :

  Chlorhydrate de cocaïne . . . 0 gr. 40
  Eau . . . . 40 gr.

Pour les petites :

  Chlorhydrate de cocaïne . . . 0 gr. 30
  Eau . . . . 30 gr.

Laisser la solution en contact avec la séreuse, en malaxant légèrement, pendant 7 à 8 minutes. Faire ensuite l'injection iodée.

— TILLAUX. —

Quand l'hydrocèle est nettement transparente, il faut avoir recours à l'injection iodée ; quand elle n'est pas transparente, à l'incision.

Hydrocèle congénitale.

— TILLAUX. —

Ne pas opérer les petits enfants atteints d'hydrocèle. Se contenter d'applications de compresses d'eau blanche ou de solution saturée de chlorhydrate d'ammoniaque. Si la tumeur est trop tendue, on peut évacuer le liquide par une ponction capillaire.

Hydrocèle traumatique.

— QUÉNU. —

Glace. Onguent napolitain. Suspensoir. Faire prendre au malade de l'iodure de sodium à petites doses.

N'intervenir que tardivement.

Hydronéphrose.

— BOUILLY. —

La ponction simple antiseptique peut être employée comme moyen palliatif.

Quand la tumeur suppure, on peut l'inciser et l'évacuer par la voie lombaire ou abdominale.

S'il n'y a pas d'adhérence du rein et si le rein opposé est parfaitement sain, on peut extirper la tumeur par la néphrectomie. Celle-ci sera pratiquée de préférence par la voie lombaire. Si la tumeur est trop volumineuse, la ponctionner avant l'opération ou dans le cours de celle-ci.

Hydrorrhée amniotique.

— TARNIER. —

Repos au lit. Quand l'hydrorrhée se produit du 7e au 8e mois, prendre de grandes précautions. Lavements laudanisés ou injections de morphine dès qu'il se produit des contractions utérines.

— Bonnaire. —

Expectation dans le repos absolu, prévenir la constipation. S'il y a des douleurs utérines : lavements laudanisés. S'il y a des contractions douloureuses : lavements avec 25 gouttes de laudanum 2 à 4 fois par jour.

S'il y a eu autrefois de l'endométrite, des avortements, des accouchements prématurés, des dégénérescences fibreuses du placenta, prescrire l'*iodure de potassium*.

Hydrorrhée nasale.

— Lermoyez. —

Sulfate d'atropine.	0 gr. 005
— de strychnine.	0 gr. 005
Sp. écorce oranges amères . .	400 gr.

f. s. a. — A prendre : une ou deux cuillerées à soupe par jour, au moment des repas.

Pendant les dix premiers jours en prendre quotidiennement une cuillerée à soupe, et pendant les dix jours suivants, deux cuillerées à soupe.

Suspendre la médication après vingt jours de traitement, puis pendant deux semaines administrer de nouveau et de la même façon le sirop ci-dessus formulé. Localement se borner à l'usage d'une pommade nasale anodine.

Hygroma.

— Lejars. —

Les hygromas aigus d'origine rhumatismale sont de courte durée : ils cèdent au repos, aux applications résolutives, à la médication générale.

Dans les autres variétés repos du membre, vésicatoires volants, sangsues, pansement humide compressif ; en cas de suppuration fendre largement, déterger la surface interne avec un liquide antiseptique et drainer.

— Reclus. —

Vider la poche avec un trocart, et faire pénétrer dans

la cavité une solution phéniquée à 5 0/0. Si on échoue, inciser largement la poche, évacuer le liquide, les caillots sanguins, les masses fibrineuses et les corps flottants. Enlever avec la curette tranchante les concrétions calcaires des parois, les néomembranes épaisses, les tissus peu vasculaires. Mettre les parties au contact, après un bon drainage. Dans certains cas, exciser tout ou partie de la membrane d'enkystement. Pansement antiseptique.

Hyperhidrose plantaire (sueurs des pieds).

— Brocq. —

Pendant deux jours, prendre des bains froids avec de l'eau de feuilles de noyer. Le troisième jour faire, matin et soir, un badigeonnage avec :

Perchlorure de fer	30 gr.
Glycérine	10 gr.

Hypertrophie des amygdales.

— A. Broca. —

Ablation des amygdales à l'amygdalotome ; si on craint trop l'hémorrhagie qui n'est vraiment fréquente que chez l'adulte, on aura recours au galvano-cautère ou au thermo-cautère. On enfoncera dans l'amygdale plusieurs pointes profondes ; plusieurs séances sont généralement nécessaires ; chez les enfants trop indociles, il est indiqué de se servir d'un badigeonnage à la cocaïne.

Hypertrophie du cœur.

— Constantin Paul. —

Respecter autant que possible le travail d'hypertrophie qui est compensateur, mais le modérer pour retarder le plus possible la dégénérescence.

L'iodure de potassium peut rendre des services.

Dans les hypertrophies qui succèdent aux *affections mitrales*, le malade est sujet aux congestions et aux hydropisies. On doit recourir aux *modérateurs* du cœur. Dans l'hypertrophie consécutive aux *affections aortiques*, c'est l'anémie qu'on a le plus souvent à combattre. On prescrira les *ferrugineux*.

Tartrate de potasse et de fer : 0 gr. 30 à 0 gr. 60 par jour.

Perchlorure de fer : 50 à 60 gouttes par jour, en 2 ou 3 fois.

Ou bien :

Liqueur de Fowler	1 gr. 50
Pyrophosphate de fer citro-ammoniacal	3 gr.
Sirop de fleurs d'oranger . . .	60 gr.
Sirop simple	260 gr.

1 à 2 cuillerées à bouche par jour.

S'il y a *athérome* de l'orifice de l'aorte, on donnera en outre, l'*iodure de potassium* : 0 gr. 30 à 0 gr. 50. Si la lésion est syphilitique, on portera la dose à 2 gr.

Dans l'hypertrophie consécutive au *rétrécissement de l'artère pulmonaire*, on doit redouter la phtisie. Renoncer au fer et prescrire : le chlorure de sodium, l'arsenic, les phosphates, l'huile de foie de morue.

Soigner la diathèse : rhumatisme, goutte, syphilis.

Hypertrophie du cœur chez l'enfant

(Endocardite chronique).

— Comby. —

Vêtir l'enfant chaudement, éviter les refroidissements. Vie sur les plages de la Méditerranée. Fuir les trop grandes altitudes ou les plages du Nord. Pas de bains de mer, de cure hydrominérale ou d'hydrothérapie.

Stimulants de la peau, frictions alcooliques. Ce traitement hygiénique de la peau fait affluer le sang à la périphérie, tonifie les nerfs, soulage l'action du cœur.

Jamais d'efforts physiques ou intellectuels, pas de fatigue (marche, course, jeux et sports à éviter), pas d'émotion morale ou de chocs nerveux.

Exercice modéré au grand air pour éviter l'étiolement dans les appartements.

Alimentation légère : œufs, lait, crème, purée de viande et de légumes, poissons. Ni vin, ni alcool.

Révulsion à la région précordiale en cas d'éréthisme cardiaque. Bromure de potassium ou de sodium.

Médication de longue durée : iodure de potassium (0.25 à 0.50 *pro die* suivant l'âge).

Hypnotiques.

— GALLIARD. —

Trional à la dose de 1 à 2 gr.

— HUCHARD. —

Sulfonal . . . . 1 à 2 gr.
Uréthane. . . . . 0 gr. 20
Eau de tilleul. . . . . ⎫
— de fleurs d'oranger. . ⎬ ââ 20 gr.
Sirop. . . . . ⎭

Une cuillerée à dessert, toutes les deux heures, aux jeunes enfants.

Pour les adultes :

Uréthane. . . . . 30 gr.
Eau distillée. . . . . 100 gr.

3 à 4 cuillerées à café à prendre, le soir, dans une tasse d'infusion de feuilles d'oranger.

Ou bien :

Uréthane. . . . . 3 à 4 gr.
Eau distillée . . . . 40 gr.
Sirop de fleurs d'oranger. . . 20 gr.

Ou bien :

Uréthane. . . . . 3 à 4 gr.
Sirop de fleurs d'oranger. . . 20 gr.
Eau de tilleul. . . . . 40 gr.

A prendre en une fois.

Hyposystolie.

— HUCHARD. —

Vin toni-cardiaque :

Teinture de kola.	40 gr.
— de coca.	30 gr.
— de scille	20 gr.
— de digitale	10 gr.
Sirop de cerises	100 gr.
Vin de Lunel.	800 gr.

2 à 3 cuillerées à soupe par jour durant 8 à 10 jours dans les cas d'hyposystolie.

Hystérie chez l'enfant.

— COMBY. —

Bromure de potassium	10 gr.
Sirop de fleurs d'oranger. . .	50 gr.
Eau distillée	150 gr.

Une cuillerée à soupe deux fois par jour.
La règle pour les enfants est la suivante :
Un gramme de bromure par jour et par année d'âge.

Bromure d'ammonium et de rubidium.	15 gr.
Eau distillée	200 gr.
Sirop de menthe.	100 gr.

Une cuillerée à potage 3 ou 4 fois par jour (suivant l'âge).

Les bromures sont un sédatif de certains accès hystériques, mais ils ne sont pas un *remède* de l'hystérie.

— DUJARDIN-BEAUMETZ. —

Bromure de potassium . .	
— de sodium. . . .	ãã 10 gr.
— d'ammonium . .	
Eau distillée.	250 gr.

Une cuillerée à bouche, matin et soir.

Teinture de castoréum	6 gr.
— d'asa fœtida.	7 gr. 50
— d'opium.	2 gr.

1 à 2 gr. en potion ou dans un lavement, 2 ou 3 fois par jour, contre les convulsions.

Le traitement bromuré est indiqué chez les malades robustes. Chez les malades faibles et déprimés, il faut l'éviter.

Dans les formes dépressives, on peut avoir recours à l'opium. Dans les périodes d'excitation : bains chauds pendant 1 à 2 heures.

Douches en jet brisé. Au début du traitement, commencer par des douches tempérées à 25° ou 30°. Eviter les bains de mer et le séjour au bord de la mer.

Electricité statique.

Contre les *contractures* : sommeil anesthésique et compression faite d'une manière active sur le membre malade.

Contre la *paralysie* : électricité et hydrothérapie.

Contre les *troubles de la sensibilité* : métallothérapie, application d'aimants.

Hystérie de la puberté.

— Le Gendre. —

Chez certaines fillettes, un peu avant la menstruation. Veiller à l'alimentation et à l'hygiène.

Tous les matins, douche froide en jet brisé de 10 à 25 secondes.

Pendant quatre jours par semaine, donner, quelques minutes avant chacun des trois repas, une cuillerée à café de :

    Sulfate strychnine. 2 à 3 centigr. suivant l'âge
    Eau distillée . . . 150 gr.

Pendant les trois autres jours de la semaine, donner matin et soir deux pilules de :

    Extrait de valériane . . . . . 3 gr.
    — de belladone . . . . . 0 gr. 15
    Essence d'anis . . . . XX gouttes.

pour 30 pilules.

I

Ichthyose.

— Thibierge. —

Bains répétés, applications de corps gras à la surface du corps. Les bains suffisamment prolongés et aidés de frictions avec du savon ordinaire, ou additionnés de pierre ponce, amènent facilement la chute des squames et rendent à la peau son aspect normal. Glycérine appliquée quotidiennement sur toute la surface cutanée pour la rendre souple.

— Brocq. —

Traitement externe. — Bains alcalins, d'amidon, et surtout, de glycérine et de savon mou de potasse.

Traitement interne. — Huile de foie de morue, et :

Arséniate de soude. . . . . . 0 gr. 50
Sirop de quinquina. . . . . . 400 gr.

Une cuillerée à soupe avant chaque repas.

Ou : Nitrate de pilocarpine 1 à 4 grammes dosés à 0 gr. 002.

— Fournier. —

Lotion biquotidienne avec :

Eau . . . . 1 litre.
Glycérine parfumée . . . . . 100 gr.

Ictère catarrhal.

— Rendu. —

Purgatifs salins. Chaque jour un verre d'eau de Pullna. Régime lacté. Bains alcalins.

Potion :

> Extrait mou de quinquina . . 2 à 6 gr.
> Teinture de cannelle . . . . . 10 gr.
> Sirop d'écorce d'oranges amè-
> res. . . . . 120 gr.

A prendre par cuillerée à soupe.

— Hanot. —

Le calomel, à petites doses, est employé avec grand avantage, comme cholagogue, laxatif et antiseptique, il rend de très grands services. On peut prescrire une dose quotidienne de 0 gr. 20 à 0 gr. 30. Hanot accordait au calomel la plus grande confiance et l'appelait « *la digitale du foie* ».

— Chauffard. —

Grands lavements froids.

— Ferrand. —

Dans l'ictère par *polycholie* : régime lacté, frictions, massages, sudorifiques légers, bains alcalins, diurétiques.

Dans l'ictère par *rétention* : acétate d'ammoniaque, éther, bicarbonate de soude 4 à 5 gr. par jour, iodure de potassium, sulfate et phosphate de soude, savon médicinal 0 gr. 30 à 1 gr., eaux alcalines.

Ictère grave.

— Hanot. —

Lutter contre l'invasion des agents infectieux par le *calomel* donné, le matin, à la dose d'un centigramme.

Faire l'antisepsie intestinale.

Ictère persistant.

— Dujardin-Beaumetz. —

Il faut combattre la constipation qui est opiniâtre et l'acholie intestinale.

Purgatifs. Lait. Contre les démangeaisons : massage et bains de vapeur. Vie au grand air. Gymnastique. Diurétiques. Si la vésicule biliaire est trop distendue, ponctions aspiratrices de la vésicule, ou électrisation de celle-ci. Un des pôles est placé sur la tumeur, l'autre au point symétrique de la paroi abdominale postérieure.

Ictère syphilitique.

— Rendu. —

Traitement mixte anti-syphilitique (mercure et iodure de potassium). Laxatifs légers.

Ictère des nouveau-nés.

— Porak. —

L'ictère *du nouveau-né* est presque toujours hémaphéique. C'est une affection bénigne. Dans quelques cas, il est biliphéique et reconnaît alors pour cause des lésions congénitales des voies biliaires.

L'ictère *chez le nouveau-né* est toujours symptomatique d'une affection du foie ; c'est un ictère vrai.

Iléus (Voir *Occlusion intestinale*).

Impaludisme (Voir *Fièvre intermittente*).

Imperforation de l'anus.

— Tillaux. —

S'il n'existe qu'un simple accolement des bords de l'anus, on se contente de détruire l'adhérence avec une sonde cannelée. Si l'obstruction de l'anus est constituée par un simple opercule cutané qui permet d'apercevoir le méconium par transparence, on incise cet opercule.

Si la région anale n'offre aucune saillie, il faut avoir recours à une opération en règle qui consiste, après une incision faite couche par couche sur la ligne médiane, à aller chercher au fond de la plaie une tumeur saillante et fluctuante. Si on la trouve, on l'incise, on saisit chaque lèvre de la plaie avec une pince, et l'intestin vidé, on le suture à la peau. Si on ne peut trouver l'ampoule rectale, il ne reste plus qu'à pratiquer un anus artificiel.

Imperforation de l'hymen.

— Bouilly. —

Evacuer lentement la poche par une ponction aspiratrice, ou bien faire une très petite incision qu'on agrandit quand l'évacuation est terminée. Antisepsie rigoureuse pendant et après.

Impétigo.

— Gaucher. —

    Acide borique . . . .   3 gr.
    Glycérolé d'amidon. . . . . .   30 gr.

— E. Besnier. —

    Acide borique . . . .   1 gr.
    Onguent de Vigo. . . . . . .   5 gr.
    Vaseline . . . .   30 gr.

Etendre sur un linge fin et appliquer sur la surface malade après résolution de toute l'inflammation.

Impétigo des enfants.

— Gaucher. —

Faire tomber les croûtes avec des cataplasmes de fécule refroidis. — Enduire la surface rouge et suintante mise à nu avec :

    Acide borique . . . .   3 gr.
    Glycérolé d'amidon. . . . . .   30 gr.

Impétigo des mains.

— E. Besnier. —

Bains d'amidon, puis cataplasmes de fécule préparés avec de l'eau boriquée. Pansement avec :

Acide borique	5 gr.
Naphtol β	1 gr.
Vaseline	100 gr.

Incontinence d'urine.

— Guyon. —

Incontinence des enfants. — Introduire dans l'uréthre une boule métallique : aller jusque dans la vessie et la retirer ensuite de la quantité nécessaire pour amener son talon au niveau de la portion membraneuse. Accrocher à la sonde le fil conducteur d'une petite pile à induction et appliquer, au-dessus du pubis, l'autre pôle. Le courant doit être assez faible et les intermittences pas trop rapprochées. Durée de la séance : 2 à 5 minutes.

Incontinence traumatique. — Même traitement.

Incontinence des rétrécis et des prostatiques. — Chez les premiers, elle est d'abord diurne et cesse par le décubitus. Chez les seconds, le début est toujours nocturne.

Chez les rétrécis, supprimer l'obstacle uréthral.

Chez les prostatiques, lutter contre la stagnation urinaire.

— Comby. —

Teinture de cantharides	5 gr.
Sirop de cannelle	āā 100 gr.
Sirop de gomme	

Une cuillerée à café le soir en se couchant.

Bromure de potassium et bromure de camphre.

Un verre de boisson à chaque repas. Rien entre les repas, pas d'alcool, pas de café, pas d'excitants.

— J. Simon. —

Teinture de belladone, X gouttes le soir.

Indigestion.

— C. Paul. —

Boissons excitantes et aromatiques. Au besoin, vomitif. S'il y a des symptômes abdominaux : lavements, applications émollientes. Vider l'estomac avec la pompe stomacale.

Inertie utérine primitive.

— Tarnier. —

Appliquer le forceps, mais avec prudence. Dès que, la délivrance faite, une hémorrhagie se produit, introduire rapidement la main droite dans l'utérus, jusqu'au fond et extraire les caillots. Appliquer, en même temps, la main gauche sur le globe utérin. Compléter le nettoyage utérin par une injection d'eau très chaude.

Infiltration d'urine.

— Guyon. —

Incision hâtive. L'incision doit suivre exactement la ligne médiane du périnée. Elle doit s'étendre de la naissance des bourses à l'anus et comprendre toute l'épaisseur du périnée. Ne s'arrêter que lorsque la poche urineuse est largement ouverte.

Ce n'est que beaucoup plus tard qu'il convient de s'occuper de l'urèthre. Il faut attendre au moins un mois. Cette règle ne doit être transgressée que si l'écoulement de l'urine devenait trop difficile ou insuffisant.

Infection puerpérale.

— Pinard. —

Sur un lit en fer, on met deux matelas ordinaires repliés sur eux-mêmes et placés de façon à ce qu'il existe entre eux, au milieu du lit, un interstice. Chaque matelas est recouvert d'une toile caoutchoutée dont un chef est solidement fixé et dont l'autre, libre, tombe, par le vide laissé entre les matelas, dans un bassin.

Une sonde à double courbure est introduite dans l'utérus et fixée par deux liens qui vont s'attacher à une ceinture.

Un tonnelet en faïence d'une contenance de 15 à 20 litres est placé à 0 m. 50 du plan du lit et relié à la sonde par un tube muni d'un robinet et dont la lumière a 1 cent. de diamètre. Le liquide à injecter est une solution saturée de *naphtol β*. On jette dans un tonneau, renfermant 200 litres d'eau, 1 kilog. de naphtol β. Quand il ne reste plus que le naphtol on remet de l'eau, on agite et on laisse reposer douze heures. Le liquide est porté à une température de 35° à 40°.

Veiller à la *continuité* de l'irrigation. Prolonger celle-ci pendant 24 heures après le retour de la température à la normale.

— Tarnier. —

Commencer par faire une *injection intra-utérine* d'eau iodée. Si, après trois injections, la température se maintient élevée, faire l'*écouvillonnage* avec la glycérine créosotée et faire ensuite un pansement intra-utérin iodoformé. On renouvelle le pansement les jours suivants et on revient ensuite aux injections.

Si l'on échoue, on fait le *curettage*. Il est indiqué surtout lorsqu'on suppose qu'il est resté, dans l'utérus, des débris de placenta ou de caduque.

Injections hypodermiques (Voir le *Supplément*).

Injections vaginales.

— Budin. —

Sublimé corrosif.	0 gr. 25
Acide tartrique.	1 gr.
Solution alcoolique de carmin d'indigo à 1/25	1 goutte.

Pour mettre dans un litre d'eau.

— Ribemont-Dessaignes et Lepage. —

Eau	1 litre.
Sublimé corrosif.	1 gr.

Chlorure de sodium . . .	
ou Chlorhydrate d'ammoniaque	ââ 2 gr.
ou Acide tartrique. . .	

— Pinard. —

Biiodure de mercure	0 gr. 50
Iodure de potassium	1 gr.
Eau chaude	2 litres.

Ou bien :

Bichlorure de mercure. . . .	0 gr. 50
Alcool.	50 gr.
Eau chaude	2 litres.

Pour l'usage quotidien, préférer :

Naphtol β	0 gr. 50
Eau chaude	2 litres.

Ou :

Acide phénique.	20 gr.
Essence de thym.	XX gouttes.
Alcool.	40 gr.
Eau	2 litres.

Si la femme est *albuminurique*, ne jamais employer ni le biiodure, ni le bichlorure de mercure, ni l'acide phénique.

Insertion vicieuse du placenta.

— Pinard. —

L'hémorrhagie est, au début, *légère et intermittente*. Repos absolu, le siège plus élevé que le reste du corps. Injections vaginales à 48° avec le bichlorure ou le biiodure à 1 pour 2000, l'acide phénique à 1 0/0. Lavements laudanisés. Si la présentation est transversale : version par manœuvres externes.

L'hémorrhagie est *grave*. Explorer le segment inférieur de l'utérus pour savoir où est le placenta. Remonter avec le doigt jusqu'à l'orifice interne et rompre largement la poche des eaux avec l'ongle ou un perce-membranes.

Les membranes rompues, faire le tamponnement avec le ballon de Champetier de Ribes. La femme est mise en position obstétricale. On introduit jusqu'au col deux doigts de la main gauche. On ramène le col légèrement en avant, puis sur la main gauche formant gouttière, on glisse, avec la main droite, une pince à courbure antéro-postérieure entre les mors de laquelle se trouve le ballon vide plié. La pince et le ballon sont poussés lentement à travers le col en dirigeant l'extrémité des pinces vers les membranes. Une fois dans l'utérus, on désarticule les pinces et on les retire en laissant le ballon. On le maintient avec la main gauche et on le gonfle.

L'accouchement terminé : injections chaudes intra-utérines.

(Voir *Hémorrhagies puerpérales*.)

Insomnie (Voir *Hypnotiques*).

Insomnie chez les enfants.

— J. Simon. —

Essayer d'abord les *préparations opiacées* en ayant soin de fractionner les doses, de commencer par des doses faibles, de les élever graduellement et de surveiller les effets. Pour le *laudanum* de Sydenham :

Jusqu'à 6 mois	une 1/2 goutte.
De 6 mois à 1 an	1 goutte.
De an à 2 ans	2 gouttes
Au-dessus de 2 ans	3 —

incorporées dans une potion de 120 gr. qu'on donne par cuillerées à café toutes les demi-heures.

L'*élixir parégorique* est 5 fois moins actif. Le *sirop de codéine* ne doit être donné que chez les enfants de plus d'un an. On en prescrit 5 à 10 gr.

Chez les enfants dont le système nerveux est irrité on a recours au *bromure de potassium*.

Jusqu'à 2 mois. . . . 0 gr. 05 à 0 gr. 10
De 3 mois à 6 mois. . 0 gr. 20
De 6 mois à 1 an 1/2. 0 gr. 30 à 0 gr. 40
A partir de 2 ans . . 1 gr. à 3 gr.

Le *chloral* est un bon médicament :

Au-dessous d'un an . . . . 0 gr. 30
A 1 an . . . . 0 gr. 50
De 1 an 1/2 à 2 ans . . . . 0 gr. 60
A partir de 2 ans . . . . 1 gr.

Si l'insomnie est causée par la douleur : *antipyrine*. Chez les enfants de 4 à 5 ans, débuter par 0 gr. 50.

L'insomnie peut tenir à des *troubles digestifs*. Si l'enfant tète, on prescrira : 1° au milieu de chaque tétée, une cuillerée à café d'eau de chaux ou de Vals dégourdie ; 2° des laxatifs légers. Si l'enfant est sevré, surveiller sa nourriture.

Au-dessus de 2 ans : amers, vin de Chassaing, vin de rhubarbe, élixir de Grez. Tous ces remèdes seront coupés d'eau par parties égales.

Insuffisance tricuspidienne.

— POTAIN. —

Surveiller le régime lacté chez les dilatés. Supprimer vin, café, thé, tabac. Faire des repas peu copieux répétés. Contre l'excitabilité de l'estomac : eau chloroformée, belladone, morphine. Pour l'intestin : thériaque.

Saignée en cas de nécessité.

Digitale, digitaline avec précaution. Caféine.

Faire la ponction de l'ascite quand les diurétiques n'agissent plus.

Intertrigo (Voir *Erythème*).

Intestin (Voir *Septicémie gastro-intestinale des enfants*).

Invagination intestinale.

— Bucquoy. —

Glace sur le ventre. Lavements froids.

Courant électrique pendant 8 minutes. L'un des pôles est introduit dans le rectum, l'autre est promené sur l'abdomen. Une fois que l'invagination a disparu : purgatif.

Voir *Occlusion intestinale*.

Iritis.

— Tillaux. —

Instiller de l'atropine. Si les douleurs sont violentes, sangsues à la tempe. Si la chambre antérieure est distendue et si les douleurs sont très vives au niveau du cercle ciliaire, faire la paracentèse de la cornée. Pansement compressif.

Iritis syphilitique.

— Fournier. —

Repos au lit dans une demi-obscurité. Bandeau.

Prescrire les *mercuriaux* à dose élevée, de préférence le protoiodure (au début 10 centigr., aller jusqu'à 20). En cas d'intolérance stomacale ou d'urgence : frictions ou injections mercurielles.

Contre une *inflammation* intense : 4 à 6 sangsues à la tempe.

Contre les *douleurs* : frictions périoculaires avec l'onguent mercuriel, injections de morphine.

Contre l'*insomnie* : chloral.

Contre la *mydriase*, instiller 3 gouttes de :

Sulfate d'atropine . . . . . . 1 centigr.
Eau . . . . 1 gr.

Répéter 4 à 6 fois par jour, jusqu'à dilatation pupillaire.

Contre les *synéchies* : forcer la dose d'atropine. Essayer la duboisine. Alterner l'atropine et l'érésine

K

Kératite suppurée.

— TILLAUX. —

Donner issue au pus. Si le foyer occupe seulement la cornée, l'ouvrir largement avec un couteau de Græfe. S'il y a hypopion, diviser la cornée dans son tiers inférieur. Si le pus est épais, on l'extrait avec la curette. Mettre ensuite sur l'œil des compresses chaudes.

Kératite vasculaire.

— TILLAUX. —

Combattre la cause.

Contre le pannus, toucher vivement avec un crayon de nitrate d'argent effilé les gros troncs vasculaires qu'on voit sur la conjonctive. A une période plus avancée, faire la tonsure de la conjonctive en saisissant celle-ci avec une pince à griffe et en enlevant une large rondelle avec des ciseaux courbes tout autour de la cornée.

Kératite ulcéreuse.

— TILLAUX. —

Au début, quand il n'existe qu'une phlyctène, si elle siège à la limite du limbe scléro-cornéen, la toucher légèrement avec la pointe du crayon de nitrate d'argent. Plus tard, quand il y a ulcération, s'opposer aux synéchies antérieures. Instiller tous les jours :

Sulfate d'atropine . . . . 0 gr. 05
Eau distillée . . . . 30 gr.

Introduire dans l'œil :

Oxyde jaune . . . . 2 gr.
Axonge . . . . 30 gr.

Mettre le malade dans l'obscurité. Maintenir sur l'œil des compresses trempées dans l'eau chloralée si le blépharospasme est intense.

Traitement général.

Kérato-conjonctivite phlycténulaire.

— Villemin. —

Le traitement est local et général. Proscrire tout topique irritant ; les collyres au sulfate de zinc, cuivre, argent sont funestes ; les lavages aux solutions phéniquées ou mercurielles sont à rejeter. User de la solution boriquée chaude et la répéter souvent. Les applications chaudes et humides qui apaisent la douleur, diminuent la photophobie et accélèrent la nutrition des tissus sont indiquées ; les douches de vapeur locales agissent dans le même sens.

Contre la douleur et le blépharospasme on aura recours aux collyres mydriatiques, atropine, cocaïne, duboisine. Mais s'il existe des ulcères profonds avec menaces de perforation, si le tonus de l'œil s'élève on ne devra employer que les myotiques, ésérine et pilocarpine. Si le blépharospasme rend difficile l'instillation de ces collyres, les employer sous forme de pommades.

Dès que la réaction sera moins violente, la photophobie moins vive, compresses et collyres seront abandonnés ; lunettes à coquilles fumées. Pommade jaune, au calomel, insufflation de calomel.

En cas où les leucomes seraient encore très opaques :

1º L. périphérique, tatouage à l'encre de chine ;
2º L. central, iridectomie, pupille artificielle ;
3º L. complet, kératoplastic, enlever avec un petit

trépan une couronne à la cornée opaque et la remplacer par une rondelle transparente, empruntée à la cornée d'un lapin (essayer sans trop compter sur le succès).

Contre le blépharospasme intense accompagné de fissure de la commissure externe, débridement à l'aide des ciseaux ou du thermo-cautère.

Veiller à l'extrême propreté de la face, du cuir chevelu et des mains de l'enfant, soigner l'impétigo, la rhinite surtout ; ne pas oublier la médication tonique, grand air, campagne.

Kératose pilaire de la face.

— Brocq. —

Deux fois par semaine, savonnage au savon noir.

Avant le coucher, appliquer sur les régions malades :

Résorcine	0 gr. 20
Acide salicylique	ăā 0 gr. 30
Naphtol.	
Soufre précipité	1 gr.
Lanoline	6 gr.
Vaseline	12 gr.

Si la maladie résiste, emplâtre au savon noir. On étend, sur un morceau de flanelle, une couche mince de savon noir délayé dans l'alcool. L'emplâtre est gardé toute la nuit et répété les jours suivants jusqu'à production d'une inflammation locale. On met alors une pommade aux acides salicylique et tartrique au 20e.

Contre la dilatation vasculaire : scarifications linéaires quadrillées.

Kyste à grains riziformes.

— Tillaux. —

Faire une incision verticale sur la saillie formée au-dessus du ligament annulaire. Ouverture large du kyste dont on évacue le contenu. Introduire dans la cavité un pinceau imbibé de solution phéniquée forte. Le glisser au-dessous du ligament annulaire. Frotter avec vigueur la paroi kystique ; au besoin se servir de la curette tranchante. Lavage, drainage, suture.

Kyste de l'ovaire.

— Pozzi. —

Actuellement on ne peut plus dire qu'il ne faut faire la laparotomie que lorsque le kyste est devenu, par son volume, un motif de gêne excessive pour les malades ou une cause imminente de danger pour la vie. Dès qu'une tumeur commençante de l'ovaire est reconnue, il faut l'enlever : d'abord, parce que l'opération en elle-même est alors beaucoup moins grave, puisqu'il suffit de faire une petite incision sans avoir à déchirer d'adhérences notables ; en second lieu, parce qu'on évite à la malade les dangers ultérieurs de l'inflammation, de la rupture ou de la torsion du pédicule ; enfin et surtout, parce que tout kyste de l'ovaire est, si l'on peut ainsi dire, un néoplasme en équilibre instable entre la bénignité et la malignité.

— Tillaux. —

La *ponction* ne se justifie que lorsque, l'ovariotomie ne pouvant être faite, il faut soulager la malade ou lui rendre la respiration plus facile.

L'*ovariotomie* est le seul mode de traitement des kystes ovariens et parovariens. Contre-indication : volume excessif de la tumeur, état général très mauvais, affections organiques graves.

Kystes du foie.

— Dujardin-Beaumetz. —

Commencer par l'électro-puncture. Si on échoue, faire une ponction aspiratrice et vider la poche complètement. Renouveler au besoin l'opération. S'il survient le moindre signe de suppuration, appliquer des caustiques et, quand l'eschare est suffisante, faire une ponction avec un gros trocart. On laisse la canule en place pendant 2 ou 3 jours. Remplacer alors la canule par un gros tube de caoutchouc.

— Tillaux. —

Si le kyste est de petit volume et s'il ne produit aucun trouble, expectation. S'il faut intervenir, commencer par une ponction aspiratrice, qu'on renouvelle, si le liquide se reproduit, tant que le liquide extrait reste clair. S'il survient de la suppuration, ouvrir le kyste largement.

Le malade étant chloroformé, on incise sur le point culminant de la tumeur, autant que possible en dehors du grand droit de l'abdomen. L'incision se fait couche par couche et a une longueur de 4 à 5 centimètres. On arrive sur la couche cellulo-graisseuse sous-péritonéale qu'on respecte. On introduit alors rapidement dans le kyste, à une profondeur de 4 à 5 centimètres, une flèche dure et pointue en pâte de Canquoin de 10 centimètres de long et de 15 millimètres de large à la base. Au bout de quelques jours, l'eschare se détache et le kyste se vide. Les lavages et le drainage sont inutiles.

On peut encore, après avoir mis le kyste à nu, le fixer en haut et en bas à la paroi abdominale par une suture, on fixe ensuite le kyste aux lèvres de la plaie et on l'ouvre.

— Reclus. —

Commencer par la ponction, l'évacuation du contenu et l'injection parasiticide (liqueur de Van Swieten) (Debove) : dédoublée et suivie d'injections d'eau boriquée (Netter) ; eau salée (Chantemesse) ; eau naphtolée (Chauffard, Juhel-Rénoy).

Si par suite de l'encombrement par les vésicules filles, l'évacuation est lente ou incomplète, si les parois sont calcifiées, faire, séance tenante, après anesthésie par la cocaïne, une incision en deux temps quand la tumeur est intra-hépatique, en un temps si elle est superficielle.

Kystes de la glande vulvo-vaginale.

— Tillaux. —

Fendre le kyste sur toute sa hauteur. Evacuer le contenu. Lavages avec solution phéniquée à 1/40. Toucher ensuite la face interne avec une solution de chlorure de zinc à 5 0/0. Inutile de suturer.

Kystes sébacés.

— Lucas-Championnière. —

Raser le voisinage des tumeurs. Laver la région avec la décoction de Panama. Faire ensuite un lavage avec la solution phéniquée à 5 0/0 et la solution de sublimé à 1 0/00. Faire ensuite une grande incision, énucléer le kyste. Lavage soigneux avec solution phéniquée forte. S'il est nécessaire, sutures au crin de Florence. Ne drainer que les très grosses loupes.

Pansement avec gaze iodoformée, un peu d'imperméable, une épaisse couche d'ouate de tourbe et une bande. Laisser le pansement en place 8 à 10 jours.

L

Laryngite aiguë.

— Gouguenheim. —

Pulvérisations avec décoction tiède de laitue avec le pulvérisateur de Richardson.

Prendre, le soir, deux cuillerées à bouche de :

Sirop diacode. . . . . ⎫
Sirop de bourgeons de sa- ⎬ āā 40 gr.
pin. . . . . ⎭

En cas de douleurs vives, pansement intra-laryngien avec une petite éponge trempée dans une solution de chlorhydrate de cocaïne.

Laryngite aiguë de l'enfance.

— Variot. —

Dans les cas légers, inhalations de vapeur d'eau, au moyen d'une simple bouilloire à inhalation. Pédiluve sinapisé. Envelopper le cou d'ouate avec badigeonnage iodé. Si la toux est fréquente et trouble le sommeil, narcotique léger, sirop de codéine, jusqu'à rétablissement du calme et de la somnolence (2 à 4, 6 cuillerées à café par année d'âge). Dans les cas plus intenses, applications fréquentes au devant du cou, avec une éponge imbibée d'eau chaude ou du papier sinapisé.

Maintenir l'enfant dans une chambre suffisamment spacieuse et chauffée et chargée de vapeur d'eau (ne pas dépasser 15 à 18 centigr. de la chambre).

Mélange pour vaporisation :

Créosote	4 gr.
Poudre de gomme arabique	8 gr.
Solution phéniquée à 1/20	60 gr.

A placer dans une bouilloire avec 1/2 litre d'eau.

Médicaments à employer pour calmer le spasme phréno-glottique, à titre de sédatifs généraux du système nerveux.

Bromure de potassium	1 gr.
Sirop d'éther	20 gr.
— de fleurs d'oranger	20 gr.
Eau distillée	20 gr.

Une cuillerée à café 3 fois par jour.

Ou bien :

Musc	0 gr. 10
Bromure de potassium	1 gr.
Sirop de fleurs d'oranger	ââ 20 gr.
Eau distillée	

Le soir placer un suppositoire contenant :

Extrait de belladone	0 gr. 01 à 0 gr. 05
Glycérine solidifiée	2 gr.

où on donnera matin et soir V gouttes de :

Alcoolature de racine d'aconit	ââ 5 gr.
Teinture de belladone	

Friction sur le cou avec :

Axonge	ââ 15 gr.
Onguent gris	

Chaque jour, bain tiède en ajoutant à l'eau du bain :

Extrait de belladone	1 gr.
Tilleul avec bractées	50 gr.
Eau bouillante	1 litre.

Laryngite œdémateuse.

(Voir *OEdème de la glotte*.)

Laryngite striduleuse.

— Descroizilles. —

Musc	0 gr. 20
Sirop.	25 gr.
Eau de tilleul	60 gr.

4 à 6 cuillerées à café par jour.

— Huchard. —

Pour un enfant de 4 ans, donner, pendant 8 jours, 4 et même 5 gr. de *bromure de potassium* par jour.

— J. Simon. —

Kermès minéral.	5 à 10 centigr.
Alcoolature de racine d'aconit.	āā V à X gouttes.
Teinture de belladone . .	
Sirop de fleurs d'oranger.	30 gr.
Eau de tilleul	120 gr.

Par cuillerées à dessert de 1/2 heure en 1/2 heure.

Ou bien :

Poudre d'ipéca. . . .	0 gr. 30 à 1 gr.
Sirop de violettes	30 gr.
Looch blanc.	120 gr.

Même mode d'administration.

Ou bien :

Alcoolature de racine d'aconit.	āā 5 gr.
Teinture de belladone . .	

5 gouttes matin et soir Augmenter d'une goutte par jour jusqu'à 20.

Ou bien :

Sirop de belladone	
— de codéine	āā 10 gr.
— de tolu.	

Une cuiller à café matin et soir.

Laryngite tuberculeuse.

— Gouguenheim. —

Dans la forme végétante et ulcéreuse, on commence par faire des pansements antiseptiques :

1º	Menthol.	10 gr.
	Huile d'amandes douces. . .	100 gr.
2º	Créosote	10 gr.
	Huile d'amandes douces. . .	100 gr.

On mélange les deux solutions et, avec une seringue appropriée, on projette le liquide dans la région sus-glottique. Le traitement dure 7 à 8 jours.

Ensuite, à l'aide d'une pince coupante et après anesthésie avec la cocaïne, on enlève les végétations. On fait ensuite des pansements avec de la poudre d'iodoforme et la solution de menthol.

Laryngopathies syphilitiques.

— Mauriac. —

Biiodure de mercure	0 gr. 10
Iodure de potassium	5 gr.
Sirop de quinquina	300 gr.

2 à 3 cuillerées à soupe par jour, dans une tasse d'infusion de tilleul aromatisée avec de l'eau de fleurs d'oranger.

Traitement local.

Attouchements avec :

Extrait thébaïque.	0 gr. 10
Iode métallique.	1 gr.
Iodure de potassium	1 gr.
Glycérine.	30 gr.

Nitrate d'argent en solution au 20º ou 30º.
Nitrate acide de mercure en solution au 100º.
Chlorure de zinc en solution au 50º.
Acide chromique en solution au 5º.

Lèpre.

— BROCQ. —

A l'intérieur, *huile de Chaulmoogra.* Commencer par 5 gouttes le matin et 5 gouttes le soir, avant ou après le repas. Augmenter de 4 à 6 gouttes par jour jusqu'à 120 à 200 gouttes par jour en 3 ou 4 fois. Continuer à cette dose pendant 2 à 3 jours. Donner l'huile dans du thé chaud, de l'infusion de menthe, dans des capsules ou dans du pain azyme.

Leucocythémie.

— DIEULAFOY. —

Les tentatives chirurgicales, l'ablation de la rate et des tumeurs ganglionnaires lymphadéniques n'ont donné aucun bon résultat. Il est donc préférable de s'abstenir d'opérations de ce genre chez les leucémiques. Quant au traitement médical, il est à peu près nul.

Les extraits de rate, de moelle osseuse, les préparations arsénicales, les injections de cacodylate de soude ont produit quelque amélioration momentanée.

Leucorrhée des femmes enceintes.

— RIBEMONT-DESSAIGNES et LEPAGE. —

La leucorrhée est très fréquente chez les femmes enceintes ; elle est due à l'hypersécrétion de la muqueuse vaginale. Le liquide qui s'écoule est tantôt peu épais, lactescent, tantôt crémeux, parfois jaunâtre.

Chez certaines femmes, la muqueuse vaginale est épaissie, rugueuse et présente des granulations plus ou moins volumineuses qui donnent au doigt qui pratique le toucher la sensation d'une râpe, il existe de la vaginite granuleuse. Le liquide qui s'écoule alors est généralement épais, de couleur verdâtre, quasi-purulent et d'odeur désagréable.

Employer les irrigations vaginales fréquentes (2 ou 3 par 24 heures) avec une solution de biiodure de mercure à 1 pour 4000 ou avec une solution de chloral à 1 pour 100. Prescrire en même temps des bains alcalins.

— Schwartz. —

Faire une irrigation vaginale chaude, introduire le spéculum et sécher avec du coton hydrophile. Introduire ensuite de l'*acide borique* en poudre en quantité suffisante pour remplir la partie supérieure du vagin et en recouvrir complètement toute la portion intra-vaginale du col. Tasser la poudre et la maintenir avec un tampon d'ouate. Laisser le pansement en place 3 ou 4 jours.

Lichen.

— E. Besnier. —

Arséniate de soude	0 gr. 10
Eau de laurier-cerise	5 gr.

Mettre une goutte de cette solution dans une demi-seringue Pravaz d'eau distillée et injecter profondément dans les masses musculaires. Augmenter les doses peu à peu sans dépasser 3 milligr. à la fois. On peut faire 2 à 3 injections par jour.

— Vidal. —

Acide tartrique	2 gr.
Glycérolé d'amidon	50 gr.

En onctions, dans le lichen chronique.

Huile de cade	5 à 10 gr.
Glycérolé d'amidon	30 gr.

Dans le lichen chronique des parties génitales.

S'il se produit de l'inflammation, cataplasmes de fécule.

Bains d'amidon : ajouter 1 litre de vinaigre par bain.

Faire 2 fois par jour des onctions avec :

Acide tartrique	1 gr.
Glycérolé d'amidon	20 gr.

Lichen agrius.

— FOURNIER. —

Toniques. — Bains émollients à 33 ou 35° tous les deux jours. Au début, onctions graisseuses. Un peu plus tard, onctions d'huile de foie de morue, de goudron au quart, puis pur, d'huile de cade mélangée au glycérolé d'amidon, puis pure. Pommade de naphtol à 5 0/00. Enveloppements dans le caoutchouc ou dans la ouate contre le prurit.

Lientérie.

— J. SIMON. —

Teinture de quinquina	5 gr.
— de rhubarbe	2 gr.
— de colombo	2 gr.
— de noix vomique	0 gr. 50

5 à 10 gouttes avant les principaux repas, dans de l'eau froide sucrée.

Régime spécial composé d'aliments réduits en pulpe : viande en pulpe, légumes cuits, œufs, de temps en temps purée de pommes de terre et de lentilles.

Lipurie.

— A. ROBIN. —

Supprimer l'ingestion exagérée de corps gras et l'alcool. Insister sur : viandes grillées, fruits et légumes verts. Exercice régulier.

Traiter la maladie causale dans la lipurie symptomatique.

Lithiase alcaline.

— DREYFUS-BRISAC. —

Restreindre la part des végétaux dans l'alimentation. Lutter contre l'alcalinité des humeurs par la médication acide (*acide nitrique* dilué, acide citrique, phosphate acide de soude). Diurétiques : eaux de Contrexéville, Vittel, Evian. Régime lacté. En cas de catarrhe des voies urinaires : *balsamiques*, surtout eau de goudron. Si les urines sont ammoniacales : biborate de soude, salol.

Lithiase biliaire.

— Chauffard. —

Pour faciliter le cheminement des calculs, donner de *l'huile d'olives*.

Huile d'olives.	150 à 400 gr.
Cognac.	15 gr.
Jaune d'œuf	N° 2.
Menthol	0 gr. 50

Mêlez. A prendre en deux fois, à une demi-heure d'intervalle.

Suivant la gravité des cas et la tolérance des sujets et après assurance de l'intégrité du filtre rénal, donner :

Salicylate de soude.	ââ 0 gr. 50 à 1 gr.
Benzoate de soude.	

Pour un cachet. De deux à quatre par jour au moment des repas.

Adjoindre 1 à 2 grammes de sel de Carlsbad.

Continuer le traitement pendant 10 à 20 jours par mois, suivant la gravité et le nombre des crises et la durée plus ou moins longue des rémissions obtenues et cela durant des mois et même pendant plus d'un an.

Donner aussi tous les 8 ou 10 jours dans la soirée *une* ou *deux perles* de :

Huile de Harlem.

— Ferrand. —

Glycérine. — A la dose de 20 à 30 gr., elle détermine la fin de la crise de colique hépatique. A la dose de 5 à 15 gr. par jour, elle prévient de nouvelles attaques.

— Huchard. —

Prendre, à chaque repas, pendant un ou deux mois un cachet de :

Benzoate de soude . . . . ⎫
Salicylate de soude. . . . ⎬ āā 5 gr.
Poudre de rhubarbe . . . ⎭
Poudre de noix vomique. . . . 0 gr. 50

Pour 20 cachets.

— Le Gendre. —

Prendre pendant dix jours par mois : une heure avant le repas, un paquet de :

Bicarbonate de soude . . . . . 1 gr. 50

Au milieu du repas : 2 perles d'éther et 2 perles d'essence de térébenthine ou 2 perles d'éther amylvalérianique.

— Pouchet.

Valérianate d'amyle. . . . . . 0 gr. 60
Huile d'amandes douces. . . . 8 gr.
Gomme arabique pulvérisée. . 5 gr.
Sirop de coings . . . . 30 gr.
Eau distillée . . . . 60 gr.

M. s. a. à prendre en une seule fois dans un demi-verre d'eau ou de lait.

Le valérianate d'amyle constitue un excellent dissolvant de la cholestérine. On peut aussi l'administrer sous forme de perles à la dose de 0 gr. 20 ou 0 gr. 80 par jour.

— Peyrot. —

Si la vésicule s'est ouverte à l'extérieur à la suite d'un phlegmon, on dilate les orifices avec de la laminaire. Si la vésicule est distendue, faire la *cholécystotomie*. L'incision est dirigée le long du bord externe du grand droit de l'abdomen, à partir du rebord costal. On lui donne 4 à 6 centimètres. On suture aux lèvres de la plaie la vésicule qu'on ouvre ensuite. On évacue son contenu, on enlève les calculs qu'on broie au besoin. Lavage de la vésicule avec des solutions antiseptiques. La fistule qui résulte de l'opération s'obture souvent d'elle-même.

Lithiase oxalique.

— DREYFUS-BRISAC. —

Régularité des repas, sobriété. Combattre la dyspepsie flatulente et la constipation par les *amers* et les *laxatifs légers*. Défendre les aliments riches en oxalates : poivre, thé, cacao, oseille, épinards, rhubarbe, haricots blancs, bière. *Diurétiques. Toniques.* Massage. Douches tièdes.

Lithiase rénale.

— LE GENDRE. —

Pendant dix jours par mois, le soir en se couchant, une tasse de tisane de stigmates de maïs dans laquelle on met un paquet de :

    Benzoate de soude . . . . 0 gr. 60

Pendant dix autres jours, prendre, matin et soir, deux pilules de

    Iodure de lithine . . . . . .) āā 4 gr.
    Borate de lithine . . . . .)
    Extrait de gentiane. . . . . . Q. s.

Pour 40 pilules.

Lombrics.

— COMBY. —

Prendre pendant trois jours consécutifs le matin à jeun un des paquets suivants :

    Santonine. . . . . 0 gr. 05
    Calomel. . . . . 0 gr. 10

Chaque paquet délayé dans du lait sucré.

Ou :

    Semen-contra . . . . 3 gr.
    Faire infuser dans l'eau bouillante. . . . . 100 gr.

Ajouter :

    Sirop de mousse de Corse . . 20 gr.

Ou :

Semen-contra	1 à 2 gr.
Miel	40 gr.

— Jaccoud. —

Semen-contra	20 gr.
Mousse de Corse	10 gr.
Sirop d'armoise composé	60 gr.
Lait	125 gr.

A prendre le matin à jeun.

Loupe (Voir *Kystes sébacés*).

Lumbago.

— C. Paul. —

Ventouses scarifiées. Injections sous-cutanées de morphine. Frictions excitantes. Electricité. Douches. Révulsifs. Bains de vapeur.

Lupus.

— Besnier. —

Les scarifications devant être fréquentes et prolongées pendant longtemps, il doit se faire chaque fois des auto-inoculations nouvelles. L'emploi du thermo et de l'électro-cautère donne des résultats supérieurs.

— Brocq. —

Lavages quotidiens des parties malades avec :

Bichlorure de mercure	1 gr.
Alcool	100 gr.
Eau	de 400 à 900 gr.

Faire des applications d'emplâtre de Vigo. Si les tissus sont trop enflammés, substituer à cet emplâtre l'emplâtre rouge de Vidal.

Minium	2 gr. 50
Cinabre	1 gr. 50
Diachylon	26 gr.

Pratiquer des cautérisations ignées soit avec la pointe fine, soit avec la grille du galvano-cautère, et surtout des scarifications linéaires quadrillées assez profondes pour atteindre les limites du mal. Ces scarifications faites tous les huit jours assoupliront beaucoup le tissu de cicatrice consécutif, quand il sera trop induré et trop irrégulier.

Lupus érythémateux.

— Brocq. —

Dans le lupus érythémateux *fixe*, faire des scarifications linéaires quadrillées ou des cautérisations avec le galvano-cautère. Il faut dépasser en surface les limites de la néoplasie et arriver, en profondeur, à ses dernières limites.

Luxations.

Coude.

— Ch. Nélaton. (*Luxation du coude en arrière*). —

Les auteurs s'accordent à reconnaître que dans les luxations récentes du coude en arrière tous les moyens de réduction réussissent. On emploie soit :

La *traction* exercée au niveau du poignet, l'avant-bras et le bras étant dans l'extension. Son action se borne à faire glisser la coronoïde le long du versant postérieur de la trochlée et la petite tête radiale derrière le condyle huméral. La traction peut être employée seule, mais on lui associe souvent :

La *pression* qui consiste à refouler en avant l'olécrâne déplacé. Cette manœuvre peut réussir seule. Embrasser la face antérieure du bras fléchi avec les deux mains croisées en avant et attirer l'humérus en arrière tandis que les deux pouces appuient sur l'olécrâne et le poussent en avant.

La flexion ou bascule (procédé de Cooper) consiste à se servir du bras de levier considérable formé par l'avant-bras pour écarter la coronoïde de la trochlée et permettre le refoulement en avant des os de l'avant-bras. Pour cela un point d'appui volumineux est interposé entre la face antérieure de l'humérus et les os de l'avant-bras, à quelque distance au-dessous de l'articulation du coude. Puis on force la flexion de l'avant-bras sur le bras. Le point d'appui des os de l'avant-bras étant au-dessous de l'articulation du coude, l'olécrâne et l'apophyse coronoïde auront tendance à s'écarter de l'humérus à mesure que le chirurgien rapprochera le poignet du bras et cet écartement permettra à la moindre impulsion d'arrière en avant de ramener le crochet sigmoïde en place.

— Tillaux. —

Le malade étant assis sur une chaise, se placer derrière lui. Un aide exerce des tractions douces et soutenues sur l'avant-bras. Le coude est saisi avec les deux mains, les pouces en arrière, l'un sur l'olécrâne, l'autre sur la tête du radius. Au bout de 2 à 3 minutes, l'aide fléchit brusquement l'avant-bras sur le bras et en même temps l'opérateur exerce avec les pouces une pression vigoureuse de haut en bas.

Cou-de-pied ou tibio-tarsienne.

— Bouilly. —

En dedans. — L'adduction du pied seule suffit parfois à faire la réduction. Dans les cas plus difficiles, on est obligé de fléchir la jambe ou de sectionner le tendon d'Achille. Dans les cas irréductibles : résection tibio-tarsienne.

En avant. — On peut réussir en exerçant sur le pied une simple traction. On met ensuite un appareil inamovible. Quelquefois on est obligé de sectionner le tendon d'Achille pour maintenir la réduction.

Épaule.

— Ch. Nélaton. —

Réduction des luxations récentes par le procédé des

tractions élastiques. Le blessé étant assis sur une chaise contre le milieu d'un lit d'hôpital on passe un drap plié en cravate sous l'aisselle du côté blessé. Les deux extrémités de ce drap sont fixées à l'un des montants du lit, et la contre-extension est ainsi établie. Puis, au-dessus du coude fléchi, le chirurgien dispose, à l'aide de bandes de diachylon, une anse en étrier. Ceci étant fait, le bras est porté dans l'abduction jusqu'à l'horizontale. Un tube de caoutchouc de 60 centimètres de long et de la grosseur du petit doigt est passé dans l'anse formée au niveau du coude et vient se fixer à l'autre montant du lit. Il suffit en général de 20 minutes pour vaincre la résistance musculaire et la luxation se réduit spontanément.

— Tillaux. —

1° Rapprocher le coude du tronc en le portant en arrière et fléchir l'avant-bras.

2° Rotation en dehors, le bras étant maintenu contre le thorax.

3° Porter le coude en avant et en haut, en fixant bien le coude maintenu dans la rotation en dehors.

4° Si on échoue, on met sur le coude un lacs extenseur et un autre autour du thorax pour la contre-extension. Le bras est porté dans l'abduction complète et on charge deux aides de faire des tractions graduées. Le médecin, placé en dehors, fait la coaptation.

En cas d'insuccès, réduction pendant l'anesthésie.

Genou.

— Tillaux. —

Le malade chloroformé, un aide exerce une traction sur le pied et le médecin presse directement avec les deux mains sur les saillies osseuses. On met ensuite un appareil inamovible pendant deux mois.

Hanche.

— Tillaux. —

Luxation iliaque. — Anesthésier le malade couché sur

le dos, le siège reposant sur le bord du lit. Le genou est saisi de la main gauche et le pied de la main droite. On fléchit d'abord la jambe sur la cuisse, puis la cuisse sur le bassin à angle obtus. On imprime alors un mouvement de rotation en dehors avec douceur. S'il y a de la résistance, on modifie la flexion de la cuisse jusqu'à ce que la tête fémorale se déplace. A un certain moment, la tête rentre dans la cavité.

Luxation pubienne. — On fait la même manœuvre, mais le mouvement de rotation a lieu en dedans.

Luxation ischiatique et ovalaire. — On fléchit la cuisse à angle droit sur le bassin et on fait la rotation. Si on échoue, on met le membre dans l'extension et deux aides font une traction pour dégager la tête. L'avant-bras passé sous la cuisse, on élève brusquement le membre en lui faisant exécuter un léger mouvement de rotation.

La réduction faite, bandage de corps pour fixer le bassin et repos au lit pendant 15 jours.

— TRÉLAT. —

Chercher à réduire par les manœuvres de douceur. Réitérer les tentatives. Si on échoue, ne pas laisser le malade arriver à la période où la cavité cotyloïde se comble. Recourir aux sections sous-cutanées et, si elles sont inefficaces, faire l'arthrotomie. Passé trois mois, seules les méthodes de douceur sont efficaces. En cas d'échec, prendre en considération la position du membre. Si elle permet la station verticale, favoriser la néarthrose. Sinon, ostéoclasie ou ostéotomie. Si la tête luxée causait des douleurs intolérables, la réséquer.

Pouce.

— TILLAUX. —

L'opérateur fixe le bras contre la poitrine. Saisir la main avec les quatre doigts et appliquer les deux pouces sur le dos du métacarpien. Repousser alors la phalange en bas en la faisant glisser sur le métacarpien et, quand elle est en regard de l'articulation, fléchir.

S'il y a renversement du sésamoïde, on étend le pouce sur le métacarpien et on exécute la manœuvre ci-dessus.

Rotule.

— Bouilly. —

Faire fléchir le tronc en avant. La jambe est étendue et la cuisse fléchie sur le bassin. Une légère pression suffit à obtenir la réduction. Dans les cas difficiles, on peut recourir à la flexion brusque suivie d'extension, combinée avec des pressions latérales.

Sous-astragalienne.

— Bouilly. —

On exerce une forte traction sur le pied, en s'aidant de moufles au besoin, et on repousse l'astragale dans le sens opposé à son déplacement. Si l'on ne peut réussir, on extirpe l'astragale.

Luxations récidivantes.

— Ricard. —

Enlever une partie plus ou moins grande de la capsule articulaire (plissement capsulaire). On relève la partie exubérante de la capsule en un large pli qu'on suture de façon à la convertir en un bourrelet.

Lymphadénome.

— Reclus. —

Donner tous les jours la liqueur de Fowler à la dose initiale de 10 gouttes. Augmenter jusqu'à faire prendre 65 gouttes par jour.

Faire, dans les tumeurs, des injections interstitielles de liqueur de Fowler dédoublée : les injections seront faites tous les deux jours. On emploiera une ou deux seringues de Pravaz.

Lymphangite aiguë.

— Reclus. —

Bains antiseptiques permanents. Pulvérisations phéniquées. Application de compresses de tarlatane imbibées de liqueur de Van Swieten et recouvertes d'une toile imperméable.

M

Maladie de Stokes-Adams (Voir *Pouls lent permanent*).

Mal de Pott.

— GRANCHER. —

Corset plâtré. Il faut avoir des bandes roulées, en tarlatane, de 10 mètres de longueur et de 8 centimètres de largeur. On les roule dans du plâtre sec. Un cache-corset est mis à l'enfant et on garnit d'une couche d'ouate épaisse la gibbosité en arrière et la face antérieure du thorax.

Pendant l'application, l'enfant est maintenu debout, les bras élevés. On humecte les bandes dans de l'eau tiède. On les enroule autour du thorax de bas en haut. Pendant cette manœuvre, on humecte de temps en temps les spires et on ajoute du plâtre. On conduit les bandes aussi haut que possible. On serre suffisamment et on applique plusieurs épaisseurs, vers la partie supérieure du corset.

On lisse la surface avec du plâtre. On laisse sécher, le malade restant immobile. Au bout de 10 à 15 minutes, la dessiccation est suffisante ; on enlève la ouate qui tamponne le creux épigastrique. Le lendemain, on incise le cylindre plâtré en avant. On fixe les valves du bandage avec des agrafes.

— KIRMISSON. —

Immobiliser les parties malades. Quand il y a de la douleur ou des abcès par congestion, maintenir le malade au lit (gouttière de Bonnet).

Quand la réparation osseuse commence à se faire, appareils permettant la marche et la station (appareil de Sayre). Ne pas chercher à rétablir les mouvements par le massage.

Toniques. S'il y a une paraplégie, révulsifs sur la colonne vertébrale.

Mal perforant plantaire.

— Tillaux. —

Repos au lit. Le pied est entouré d'ouate et d'une bande. Ne jamais amputer l'orteil.

Mal vertébral sous-occipital.

— Kirmisson. —

Au début, immobiliser dans un appareil plâtré et faire coucher le malade sur un plan horizontal. S'il y a de la contracture musculaire, faire le redressement, sous le chloroforme, et appliquer l'appareil ensuite.

Quand les surfaces articulaires *sont déplacées*, ne pas faire le redressement brusque. Faire le redressement lent avec des appareils spéciaux. Ceux-ci seront appliqués jusqu'à ce qu'il se soit fait une ankylose solide.

Révulsifs sur la nuque.

Mammite infectieuse.

— Verneuil. —

Faire des pulvérisations prolongées avec un pulvérisateur à vapeur et un liquide antiseptique : eau phéniquée à 1 à 2 0/0, solutions boriquées ou chloralées. Dans la majorité des cas, deux ou trois séances de deux à trois heures chacune, dans les 24 heures, suffisent à remplir les indications. Le traitement s'applique aux mammites consécutives à l'accouchement.

Ménopause.

— A. Robin. —

1° *Hygiène de la ménopause.* — Calme et tranquillité; pas de veilles prolongées ou répétées, pas de fatigues, mais exercice modéré au grand air.

2° *Traitement des accidents généraux.* — Régulariser les fonctions intestinales. Contre les poussées congestives de la tête, des poumons, du foie, etc. : *émissions sanguines* (sangsues à l'anus, au périnée, au bas-ventre, aux cuisses ou aux genoux); *bains de siège, bains de pieds sinapisés, ventouses sèches ou scarifiées.*

Contre l'hyperémie du foie et si le malade n'a pas d'hémorrhoïdes, donner :

  Calomel. . . . . } ââ 0 gr. 50
  Résine de scammonée. . . }

M. exactement. En un cachet. A prendre le matin à jeun.

Eviter les poussées congestives en évitant *le froid.*

Tous les *excitants* doivent être défendus ainsi que les aliments sujets à produire des fermentations.

Donner du *lait* en assez grande quantité.

3° *Traitement des accidents génitaux.*

a) *Leucorrhée.*

Toilette rigoureuse des organes génitaux à l'aide du spéculum. Porter au niveau du col un ou plusieurs tampons d'ouate imbibés de :

  Acide lactique . . . . . .   3 gr.
  Glycérine. . . . .   100 gr.

F. s. a. mixture. Le tampon est laissé en place pendant un jour; on recommence tous les 8 jours. Dans l'intervalle, grandes irrigations d'eau chaude.

b) *Prurit vulvaire.*

Saupoudrez avec le mélange suivant :

  Poudre d'orthoforme . . . }
   — de di-iodoforme. . } ââ PE
   — de talc . . . . . . }

Si *hémorrhagies. Pas de seigle ergoté, mais opium et sédatifs*, ou bien *solution gélatinée* par tamponnement.
Comme auxiliaire : opothérapie ovarienne.

Méningite des enfants.

— Comby. —

Dès le début dans la forme cérébro-spinale, sangsues à l'apophyse mastoïde et à l'anus (2 ou 3).

Chambre aérée, calme. Silence autour de l'enfant.
Lavements purgatifs :

Séné en infusion	doses suivant
Sulfate de soude	l'âge.

Ou :

Calomel.	0 gr. 25 à 50
Décoction de graine de lin.	50 gr.

Calmer l'agitation :

1 à 4 cuillerées à café de sirop de chloral.
Bromure de potassium . .   1 à 2 gr.

— Dieulafoy. —

Traitement fort limité ; vésicatoire et application de glace sur la tête ; préparation mercurielle et iodure de potassium à l'intérieur ; le traitement palliatif a pour but de surveiller l'allaitement de l'enfant et de prévenir autant que possible toute cause d'excitation cérébrale.

Dans le cas de syphilis héréditaire, appliquer aussitôt le traitement spécifique.

Menstruation chez les petites filles.

— J. Simon. —

Teinture de belladone	5 gr.
Elixir parégorique	10 gr.

Dans les cas de menstruation difficile ou douloureuse.

Métrite aiguë.

— Pozzi. —

Repos au lit absolu. Bain de siège avec application dans le bain d'un petit spéculum permettant l'accès du liquide jusqu'au col. Légers purgatifs répétés. Si douleurs trop vives, lavements laudanisés ou suppositoires opiacés. Application quotidienne de tampons glycérinés, laissés en place 12 heures, constituant une véritable saignée blanche. Injection ou douche chaude (45 à 50 degrés). La femme est couchée sur le bord du lit, jambes soutenues de chaque côté par une table ou une chaise, bassin un peu élevé, une alèze ou pièce de caoutchouc conduit l'eau dans un récipient. Injecter de 2 à 3 litres à 1 mètre de hauteur environ au-dessus du lit de la malade. Si l'état se prolonge, *émission sanguine locale*, à l'aide de scarificateurs spéciaux.

Métrite blennorrhagique.

— De Beurmann. —

Désinfection complète du vagin. Faire ensuite pénétrer dans l'utérus une petite quantité de *naphtol camphré*, après avoir touché la muqueuse avec le nitrate d'argent.

— Pozzi. —

Injections vaginales et intra-utérines très énergiques. Solution faible de nitrate d'argent (5 centigr. pour 30 c.c. d'eau). Chlorure de zinc à 1 pour 100 en injections vaginales et plus concentrées pour les injections intra-utérines.

Pour la vaginite et l'uréthrite, emploi combiné des injections au sublimé à 1 pour 2000 et crayon à l'iodoforme. La métrite aiguë blennorrhagique ne doit pas être traitée par le curettage qui expose à une aggravation de l'infection.

Métrite chronique.

— Pozzi. —

Soins généraux et locaux. Scarification. Pansements antiphlogistiques glycérinés. Injections chaudes. Electricité ; massage utérin. Curettage, amputation du col et ses résultats (opération de Schröder).

— Labadie-Lagrave. —

Aseptiser le vagin pendant 2 à 3 jours avec des injections de sublimé à 1 pour 4000. Dilater ensuite le col avec la laminaire. Laver la cavité utérine, puis la remplir avec des bandelettes de gaze iodoformée, longues de 40 centimètres et larges de 2, trempées dans une solution de glycérine créosotée au tiers. Eviter en tamponnant d'abaisser le col.

Renouveler le pansement tous les jours, puis tous les deux jours. Continuer pendant 3 semaines, la malade restant au lit.

Dans les métrites chroniques avec villosités, faire le curettage.

— Perier. —

Dilater le col avec la laminaire. Toucher ensuite la muqueuse avec un pinceau imbibé d'une solution de *chlorure de zinc* à 10 0/0. Faire ensuite une application de *naphtol camphré*.

Métrite hémorrhagique.

— Tillaux. —

Introduire le spéculum et faire un lavage avec la liqueur de Van Swieten. Imbiber ensuite un tampon d'ouate hydrophile d'une solution de perchlorure de fer à 33 0/0. Ce tampon, bien exprimé, est appliqué exactement sur le col, de façon à obstruer l'orifice. On le maintient en place avec deux ou trois autres tampons plus volumineux et secs. On retire le spéculum en repoussant au fur et à mesure les tampons. Maintenir les jambes fléchies sur un coussin. Laisser les tampons en place 2 ou 3 jours.

Si ce traitement échoue, dilater le col et râcler la muqueuse qu'on touche ensuite avec un pinceau imbibé d'une solution de chlorure de zinc à 5 0/0.

Métrite du col.

— Pozzi. —

Mêmes soins généraux que dans la métrite aiguë (voir ce mot). Si ulcération du col, cautérisations tous les deux jours avec le nitrate d'argent, la teinture d'iode, le chlorure de zinc au 10e, l'acide nitrique faible (non fumant), avec un petit tampon d'ouate monté au bout d'un bâtonnet et légèrement imbibé de caustique.

Dans les cas d'ulcérations compliquées de déchirures, *opération d'Emmet*, ou trachélorrhaphie, ou mieux encore dans les cas rebelles et pour obtenir une cure rapide et radicale, *opération de Schröder*, ou excision de la muqueuse malade.

Métrite puerpérale.

— Pinard. —

Chez toute nouvelle accouchée qui présente une ascension thermique dans les six premiers jours qui suivent l'accouchement, soupçonnez toujours l'infection puerpérale utéro-vaginale et si vous ne trouvez nulle part ailleurs, d'une façon absolument nette, la source de cette élévation de température, diagnostiquez-la, avouez-la et traitez-la ; la température de 38° est l'indication formelle d'une injection intra-utérine ; c'est le premier traitement à instituer et souvent il sera suffisant. L'injection intra-utérine doit être, en un mot, le traitement de la première ascension thermique. Faut-il renouveler l'injection intra-utérine ? Cela dépend de la marche de la température et du pouls. Si après 6 heures la température est normale on doit s'abstenir. Si la température est inférieure à la précédente, mais encore supérieure à la normale, le pouls étant resté fréquent, il faut faire une nouvelle irrigation intra-utérine. Si après une deuxième injection intra-utérine, on constate une ascension constante du degré thermique et une accélération croissante du pouls, il faut voir alors dans la persistance et la marche de ces symptômes la preuve de l'insuffisance des moyens employés ; l'infection n'a pas été arrêtée par le lavage utéro-vaginal. Il faut faire plus et sans perdre de temps. Deux moyens s'offrent alors : l'irrigation continue et le curettage.

Métrorrhagie.

— Bucquoy. —

> Extrait d'ergot de Bonjean . . 2 gr.
> Glycérine. . . . . 30 gr.

Pour injections hypodermiques.

— Pinard. —

Injection intra-utérine d'eau très chaude. Il doit y avoir balnéation vaginale ou intra-utérine, jamais douche ; d'où la recommandation suivante :

Le réservoir ne doit pas être placé à plus de 50 centimètres au-dessus du plan du bassin de la femme.

Prendre soin au préalable d'expurger le tube, la corne ou la sonde, de l'air qu'ils pourraient contenir.

L'injection doit être continuée jusqu'à ce que le liquide sorte de l'utérus aussi clair qu'il y est entré.

On renouvellera l'injection autant de fois que l'hémorrhagie elle-même se renouvellera.

Le maximum d'action se produit quand l'eau est à la température de 48 ou 50°. La température de choix est 48°.

— Dujardin-Beaumetz. —

> Extrait fluide d'hamamelis.
> Sirop d'écorces d'oranges amères . . . . } ââ 50 gr.
> Teinture de vanille . . . XX gouttes

M. à prendre par petites cuillerées.

— Huchard. —

Ergotine . . . . } āā 4 gr.
Sulfate de quinine. . . . }

Extrait de jusquiame . . . } āā 0 gr. 40
Poudre de digitale. . . . . }

Pour 40 pilules. 5 à 10 par jour.

— Siredey. —

Eviter les injections intra-utérines de solutions de perchlorure de fer. Employer le tamponnement, les injections sous-cutanées d'ergotine, les cautérisations avec le nitrate d'argent fondu sur l'extrémité de l'hystéromètre. En général 4 ou 5 cautérisations arrêtent l'hémorrhagie.

— Terrier. —

Toutes les fois qu'on a affaire à des hémorrhagies dues à une métrite, à un corps fibreux, il est indiqué de pratiquer la *dilatation* de l'utérus. Sous l'influence de celle-ci l'hémorrhagie s'arrête. On peut alors, la dilatation obtenue, faire une opération ultérieure. Si, malgré la dilatation, l'hémorrhagie persiste, il faut songer à une néoformation épithéliale intra-utérine. Pour la dilatation, se servir des tiges de *laminaire* dont on augmente peu à peu le calibre.

Migraine.

— A. Robin. —

Cachets :

Antipyrine . . . . } āā 0 gr. 50
Bromure de potassium . . }

Chlorhydrate de cocaïne . . . .   0 gr. 01
Caféine . . . .   0 gr. 02
Poudre de Paullinia Sorbilis . .   0 gr. 30

M. pour un cachet. Faites six cachets semblables. Prendre un cachet dès les premières manifestations de l'accès migraineux.

— Hirtz. —

<table>
<tr><td>Valérianate de quinine</td><td>1 gr.</td></tr>
<tr><td>Extrait de colchique</td><td>0 gr. 30</td></tr>
<tr><td>— de digitale</td><td>0 gr. 20</td></tr>
<tr><td>— d'aconit</td><td>0 gr. 10</td></tr>
</table>

Pour 10 pilules. Une pilule avant le dîner chaque soir dans de l'eau de Vichy.

— Dieulafoy. —

Traitement de l'accès. — Injections sous-cutanées de morphine; antipyrine (2 à 4 gr.); pyramidon (30 ou 40 centigr.); pulvérisation d'éther; chlorure d'éthyle sur la région cilio-spinale; application d'un diapason électrique sur le front.

Dans l'intervalle des accès. — Hydrothérapie, bromures à haute dose; alcalins ferrugineux, arsenicaux; préparation salicylée (dans les cas d'alternance goutteuse).

Migraine ophtalmique.

— Charcot. —

Bromure de potassium ⎫
  — de sodium. ⎬ ââ 10 gr.
  — d'ammonium. ⎭

4 gr. du mélange la première semaine.
5 gr.   —   deuxième —
6 gr.   —   troisième —

Mitrales (Affections).

— Bucquoy. —

La maladie est compensée. — Dans ce cas, se borner, sauf indication spéciale, aux règles de l'hygiène. Médication tonique et reconstituante : quinquina et ferrugineux. Repos absolu ; alimentation légère.

S'il faut combattre un affaiblissement un peu persistant de la contraction ventriculaire : vin, éther, acétate d'ammoniaque.

La maladie n'est plus compensée. — Il faut chercher à 1° rendre au cœur la contractilité qu'il a perdue ; 2° ramener à leurs rapports normaux les tensions respectives des deux systèmes artériel et veineux.

Prescrire la *digitale* (s'en abstenir dans la cachexie cardiaque avancée).

Poud. de feuilles de digitale, 0 gr. 10 à 0 gr. 20.

En pilules ou dans une potion, à prendre dans les 24 heures. On peut aussi se servir de l'infusion de feuilles de digitale. N'employer la *digitaline* (1 à 4 granules de 0 gr. 001 par jour) qu'avec réserve, en raison de son extrême activité. On peut continuer la digitale tant que la diurèse augmente, mais si, le régime et la médication restant les mêmes, la quantité d'urine diminue de nouveau, la pression artérielle commence à diminuer et il faut renoncer à la digitale.

Ou bien :

Extrait de strophantus . . . . 1 milligr.

Pour une pilule ; 2 à 4 par jour.

La médication *diurétique* comprend, outre la digitale, la *scille*, l'*oxymel scillitique*, les *sels de potasse*, à la dose de 2 à 4 gr. dans de la tisane.

Désemplir le système veineux par les *purgatifs*, choisir de préférence les purgatifs *hydragogues* : scammonée (0 gr. 40 à 0 gr. 60), eau-de-vie allemande (15 à 30 gr.), avec quantité égale de sirop de nerprun.

Contre les *congestions viscérales*: émissions sanguines et, quand l'état avancé de la maladie les contre-indique, révulsifs cutanés, purgatifs, diurétiques.

Contre les *hydropisies*, lorsqu'elles menacent la vie, on peut être forcé de faire la ponction de l'abdomen dans l'ascite et, plus rarement, celle de la poitrine contre l'hydrothorax. Ne recourir à ces opérations qu'à la dernière extrémité.

Contre l'*œdème* des jambes : piqûres en petit nombre avec une épingle fine aseptique.

— Dujardin-Beaumetz. —

Dans les affections mitrales compensées, contre les douleurs, l'oppression et l'insomnie, donner :

> Bromure de potassium . . . . 15 gr.
> Eau. . . . . 250 gr.

Une cuillerée dans de la tisane ou du lait.

Ou bien :

> Bromure de potassium . . . . 15 gr.
> Sirop d'écorces d'oranges amères. . . . . 250 gr.

Même dose.

— Potain. —

> Digitaline cristallisée. . . . . 0 gr. 10
> Glycérine neutre à 30° . . . . 33,3 cc.
> Eau distillée . . . . 14,6 cc.
> Alcool à 95° . . . . . Q. s. pour faire 100 cc.

Donner 40 gouttes en une fois. Si la diurèse est insuffisante, donner 20 gouttes le lendemain ou le surlendemain.

Moelle (Traumatismes de la).

— Kirmisson. —

Placer le malade sur un matelas d'eau. Combattre la paralysie de l'intestin et de la vessie. S'il y a une plaie, la désinfecter et en pratiquer l'occlusion. Enlever les corps étrangers, au besoin en trépanant.

Contre la congestion et l'inflammation secondaires, ergot de seigle, belladone. Si, après la disparition de l'inflammation, il y a de la paralysie : révulsion ; strychnine à l'intérieur.

Dans la convalescence : douches, bains sulfureux, électricité.

Morphinomanie.

— Magnan. —

La suppression complète de la morphine est, lorsqu'on peut la faire dans les conditions de surveillance et d'attention nécessaires, le meilleur mode de traitement.

Mort du fœtus pendant la grossesse.

— Pinard. —

Le fœtus est mort, l'œuf intact et le travail est commencé. — Trois choses à faire :

1º Faire l'antisepsie aussi complète que possible ;

2º Tout faire pour éviter la rupture prématurée de l'œuf. — Eviter de rompre les membranes. Pratiquer le toucher rarement et toujours dans l'intervalle des contractions. Sauf des cas exceptionnels, ne jamais rompre les membranes, même quand la dilatation est complète. Si la poche se rompt, faire sur le champ une injection vaginale et mettre sur la vulve une compresse trempée dans un liquide antiseptique.

3º Hâter l'expulsion de l'œuf. — Si le travail marche régulièrement, *irrigations* vaginales chaudes, toutes les heures. Si le travail est lent, injections intra-utérines chaudes.

Aussitôt que le fœtus est expulsé, faire une injection antiseptique chaude. Si le décollement du placenta tarde, injections intra-utérines toutes les demi-heures. Si, après la délivrance, on constate une absence partielle ou totale des membranes, ne pas introduire la main pour les retirer. Faire des injections intra-utérines.

Si le placenta ne se décolle pas, intervention manuelle.

Le fœtus est mort, l'œuf ouvert et le travail est commencé. — Accélérer le travail le plus possible. Irrigations chaudes vaginales, intra-utérines. Introduction du ballon de Champetier de Ribes.

Muguet.

— J. Simon. —

Badigeonner avec la solution :

Chlorure de zinc	1 gr.
Eau alcoolisée	1000 gr.

— Vidal. —

Solution de Van Swieten appliquée avec un pinceau.
Eau de Vichy pour faire des lotions.

— Hanot. —

Borax	4 gr.
Sirop de mûres	30 gr.

Pour attouchements.

— Le Gendre. —

Collutoires avec :

Bicarbonate de soude	5 gr.
Miel rosat	30 gr.

Ou :

Borax	10 gr.
Glycérine	30 gr.

Mycosis fongoïde.

— E. Besnier. —

Panser les ulcérations avec :

Salol	2 gr.
Sous-nitrate de bismuth	18 gr.

Myélite.

— Dujardin-Beaumetz. —

Révulsifs sur la région de la colonne vertébrale : pointes de feu, vésicatoires, sac de glace. Courants continus et intermittents.

A l'*intérieur* : Iodure de potassium, nitrate d'argent. Phosphure de zinc. — Contre les douleurs : opium, bromure de potassium, antipyrine.

Myocardite des enfants.

— Sevestre. —

Caféine . . . . } āā 1 gr. 60
Benzoate de soude . . . .
Rhum . . . . 10 gr.
Sirop de tolu . . . . 50 gr.
Eau distillée . . . . 60 gr.

Une cuillerée à soupe deux fois par jour. Sinapismes, ventouses sèches à la région du cœur.

Myxœdème.

— P. Marie. —

Prendre un *lobe thyroïde* frais. Le couper dans une assiette en petits fragments : sur ces fragments verser du bouillon chaud qu'on fait prendre immédiatement. Pendant les 3 ou 4 premiers jours, on fait prendre, chaque jour, un lobe. On diminue ensuite en ne donnant un lobe que tous les 2 jours, puis tous les 3 ou 4 jours.

La ration d'entretien à laquelle il faut laisser le malade pour empêcher la rechute est d'un lobe tous les 4 ou 5 jours.

N

Nævus.

— C. Paul. —

Vacciner sur la tumeur. Si celle-ci est trop grosse ou si l'enfant a été vacciné, appliquer :

Sublimé . . . . 0 gr. 25
Collodion. . . . . 5 gr.

Ou bien galvano-puncture. Injections de perchlorure de fer. Vésicatoires. Caustiques liquides.

Nécrose des os.

— Després. —

Extraire le séquestre. Les téguments sont incisés et on ouvre l'os avec une rugine et une gouge. On trépane l'os dénudé au fond d'une fistule qu'on a eu soin de dilater avec l'éponge préparée et on perfore la paroi opposée de la cavité avec le perforatif du trépan. On passe un drain par cet orifice. On le fait mouvoir tous les deux jours. On doit laisser le drain en place 18 mois à 2 ans pour le fémur, 6 mois à 1 an pour le tibia et le calcanéum.

Quand il y a des fistules et qu'on sent un os à nu et mobile, il faut extraire le séquestre et faire le drainage. Si la nécrose est une récidive d'une ancienne nécrose, même si l'on ne sent pas de séquestre mobile, faire le drainage d'emblée.

Néphrite aiguë chez les enfants.

— Comby. —

Tout d'abord repos au lit absolu, moyen le meilleur et le plus rapide de diminuer la congestion rénale. On sait aujourd'hui l'influence fâcheuse exercée par la marche, par les efforts, par la fatigue sur les albuminuries (orthostatiques). Il va sans dire que le régime lacté sera suivi dans toute sa rigueur ; les enfants le supportent bien, ils n'ont pas, pour le lait, la répugnance témoignée par beaucoup d'adultes ; il faut en profiter pour les en abreuver. On donnera du lait cru, ou bouilli, ou stérilisé, chaud ou froid, pur ou coupé d'eau, suivant les goûts de l'enfant. Ce régime sera continué le plus longtemps possible, même après la disparition complète de l'albuminurie, et, ensuite, on donnera du pain, des végétaux, des œufs, réservant pour plus tard la viande, qui sera toujours prescrite avec discrétion. On ne manquera pas de faire de la révulsion locale par les ventouses sèches et scarifiées, appliquées sur la région lombaire. Je fais poser, de chaque côté de la colonne lombaire, deux ou trois ventouses scarifiées, renouvelables si l'albuminurie persiste. Cette saignée locale est toujours salutaire et n'a aucun inconvénient. En même temps, je fais de la révulsion sur l'intestin, par de grands lavements froids, donnés matin et soir, par l'huile de ricin, par l'eau-de-vie allemande, 1 gramme par jour et par année d'âge, avec sirop de nerprun. Par exemple, pour un enfant de 10 ans, on formulera :

Eau-de-vie allemande. . . } āā 10 gr.
Sirop de nerprun. . . . . }

A prendre en une fois, le matin à jeun.

Inhalation d'oxygène (30 à 40 litres) en cas d'anasarque, acide gallique (10 ou 20 centigrammes par paquet ou pilule).

Néphrites aiguës.

— Brault. —

1º *Faire rétrocéder le processus morbide en évolution* : Déplétion sanguine (saignée, ventouses scarifiées), révulsifs (pas de vésicatoires).

2º *Alimenter les malades sans compromettre la diurèse* : Régime lacté.

3º *Assurer et augmenter la diurèse.*

Poudre de digitale . . . . } āā 2 gr.
— de scille . . . . }

Pour 20 pillules. A prendre en 2 ou 3 jours.

Benzoate de soude : 5 à 10 gr. par jour dans du sirop d'orange. Tisanes avec : *Ecorces fraîches de sureau* 30 gr. ; *stigmates de maïs* 5 gr. ; *fleurs sèches de muguet* 10 gr. pour un litre d'eau. Les toniques cardio-vasculaires sont indiqués surtout dans les formes chroniques, quand l'état de la circulation l'exige.

Bains d'air chaud.

N'user qu'avec prudence des *purgatifs*, sauf en cas d'urémie.

4º *Prévenir les accidents urémiques* : Saignée de 200 à 300 gr. Inhalations de chloroforme, d'éther ; chloral, bromures (contre l'éclampsie).

— Lancereaux. —

Lait d'ânesse, ou, à son défaut, lait de vache trait depuis au moins 12 heures et bien écrémé. De 4 à 6 litres par jour. Ajouter, par litre de lait, 4 à 10 gr. de chlorure de sodium. Si, au bout de 8 jours, il n'y a pas d'amélioration, cesser le régime lacté. La durée ordinaire du traitement est de 5 à 6 mois.

— Gaucher. —

Dans le cas d'albuminurie abondante :

Lactate de strontium. . . . . 50 gr.
Eau . . . . 375 gr.

3 cuillerées à soupe par jour.

— Huchard. —

1° Régime lacté exclusif pendant 8 à 15 jours : 3 à 4 litres de lait par jour pris par doses régulières toutes les deux heures et par petite quantité à la fois. Si le lait produit de la diarrhée, y ajouter du bismuth ; de la magnésie s'il produit de la constipation. Quand les accidents dyspnéiques ont disparu, ajouter des œufs et des légumes en purée et, progressivement, de la viande très cuite et non faisandée. S'abstenir de bouillon, de poissons, de charcuterie, de gibier, de fromages faits. Ce régime sera suivi pendant 6 mois à 1 an.

Suspendre tout médicament actif pendant les accès de dyspnée, surtout les remèdes qui s'éliminent par les reins (iodures) et certains aliments (asperges).

S'il y a hyposystolie, donner la *digitale*. Son action sera favorisée par l'ingestion préalable d'un purgatif.

Teinture de jalap composée . . . . } ââ 20 gr.
Sirop de fleurs d'oranger .

A prendre en une fois.

Ensuite prescrire :

Solution de digitaline à 1 0/00.   L gouttes.

A prendre en une fois, pendant un jour seulement.
Revenir à la digitale tous les mois ou toutes les trois semaines, à la même dose et sous la même forme.

De temps en temps, dans l'intervalle prescrire :

Teinture de grindelia robusta.   30 gr.
— de convallaria. . . .   10 gr.
— de scille. . . . . . .   5 gr.

XV gouttes, 3 fois par jour.

Néphrites infectieuses et toxiques.

— Brault. —

Eliminer le plus vite possible les substances toxiques. *Vomitifs, lavage de l'estomac et de l'intestin.* Faire le traitement de l'empoisonnement par l'arsenic ou le phosphore.

Antisepsie intestinale dans la fièvre typhoïde.

Tisanes en abondance. Dans certaines affections à caractère ataxo-adynamique : balnéation de Brand.

Néphrite interstitielle.

— HUCHARD. —

De temps en temps, purgatif : 15 gr. d'eau-de-vie allemande ou 1 à 2 verres d'Hunyadi-Janos.

Régime : lait, légumes, quelques œufs, presque pas de viande, toujours bien cuite, pas faisandée. Eviter les bouillons, poissons, surtout de mer, conserves, charcuterie sauf le jambon, salaisons, gibier, fromages forts, boissons alcooliques.

Donner 3 à 4 cachets de :

    Benzo-naphtol . . . . 1 gr.

Pendant 20 jours chaque mois prendre :

    Iodure de sodium ou de calcium . . . . 0 gr. 30 à 0 gr. 50

Néphrite saturnine.

— LANCEREAUX. —

Au début du mal : *iodure de potassium* 2 à 3 gr. par jour. Plus tard y associer le régime lacté et les toniques. Quand la fonction urinaire devient insuffisante : diurétiques, drastiques, sudorifiques.

Neurasthénie.

— CHARCOT. —

Plus grave quand elle est héréditaire.

1° Douche en jet brisé sur le tronc, à plein jet sur les jambes en terminant. Durée de la douche : dix secondes. Ne pas doucher la tête.

2° Avant chaque repas, un verre à bordeaux de macération de quassia.

3° Préparations ferrugineuses.

4° En se couchant, 2 cuillerées à bouche de :

Bromure de potassium. . . . 50 gr.
— de sodium. . . . } āā 20 gr.
— d'ammonium. . .
Eau. . . . . 1000 gr.

Pendant 3 mois.

Autre traitement :

Tous les matins, douche froide en jet, courte : ne pas doucher la tête.

Avant chaque repas, prendre, dans un verre à liqueur d'eau, 2 gouttes de liqueur de Baumé et 6 gouttes de teinture de Mars tartarisée.

Le soir, en se couchant, prendre à une heure d'intervalle, 2 cachets de :

Sulfonal . . . . 0 gr. 50

Après chaque repas, prendre 3 des pilules suivantes :

Bromhydrate de quinine. . . 0 gr. 05
Extrait de valériane . . . . . Q. s.

Pour une pilule.

— Huchard. —

Injecter 2 fois par semaine 5 gr. de :

Phosphate de soude pur . . . 10 gr.
Sulfate de soude pur. . . . . 5 gr.
Chlorure de sodium pur . . . 2 gr.
Acide phénique neigeux . . . 0 gr. 50
Eau distillée. . . . . 100 gr.

— A. Robin. —

Prendre une cuillerée à soupe, au milieu des deux principaux repas, de :

Glycérophosphate de chaux. .	6 gr.
— soude . .	
— potasse. .	ââ 2 gr.
— magnésie.	
— fer	1 gr.
Teinture de fève de St-Ignace.	30 gouttes
Pepsine	3 gr.
Maltine	1 gr.
Teinture de kola.	10 gr.
Sirop de cerises	200 gr.

Ou bien, un cachet de :

Glycérophosphate de chaux. .	0 gr. 30
— soude . .	
— potasse. .	ââ 0 gr. 10
— magnésie.	
— fer.	0 gr. 05
Poudre de fève de St-Ignace .	0 gr. 03
Pepsine	0 gr. 15
Maltine	0 gr. 05

A. Robin. —

Magnésium métallique	0 gr. 10
Glycérophosphate de chaux .	0 gr. 30
Poudre de fève de St-Ignace.	0 gr. 02
Fluorure de calcium	0 gr. 02

Pour un cachet, deux par jour.

Ou bien *injections sous-cutanées*. Le glycérophosphate de chaux en solution à 5 0/0, le glycérophosphate de soude en solution à 20 0/0. Dose pour une injection : 2 gr.

Les glycérophosphates sont *contre-indiqués* chez les malades présentant des phénomènes d'excitation avec exagération des échanges azotés et des oxydations.

Neurasthénie des enfants.

— J. Simon. —

Strychnine． ． ． ． ． ． ． ． ． ．	1 milligr.
Eau distillée． ． ． ． ． ． ． ．	20 gouttes

2 gouttes au début. Aller jusqu'à 20 gouttes.

Faire des onctions avec :

Teinture de noix vomique ． ．	5 gr.
Huile camphrée． ． ． ． ． ． ．	15 gr.

Ou bien :

Strychnine． ． ． ． ． ． ． ． ． ．	0 gr. 50
Axonge ． ． ． ． ． ． ． ． ． ． ．	30 gr.

Névralgies.

— Cadet de Gassicourt. —

Cinchonine． ． ． ． ． ． ． ． ． ．	0 gr. 40
Sulfate de morphine． ． ． ． ．	0 gr. 30
Café faiblement torréfié． ． ．	250 gr.
Eau bouillante． ． ． ． ． ． ． ．	350 gr.
Sucre． ． ． ． ． ． ． ． ． ． ． ． ．	700 gr.

1 à 2 cuillerées à bouche.

— Huchard. —

Teinture alcoolique de Piscidia erythrina ． ． ． ． ．	āā 20 gr.
Teinture de Viburnum prunifolium ． ． ． ． ． ． ． ．	

A prendre 40 à 50 gouttes, dans les 24 heures.

Ou bien :

Alcool camphré． ． ． ． ． ．	āā 80 gr.
Alcoolature de genièvre． ．	
Alcoolat de lavande ． ． ． ．	60 gr.
Chloroforme． ． ． ． ． ． ． ．	āā 15 gr.
Teinture d'opium． ． ． ． ．	

En frictions avec une flanelle.

Névralgie faciale.

— MARFAN. —

Teinture de noix vomique. . . 20 gr.

dix gouttes dans un peu d'eau à chacun des deux principaux repas.

— RENDU. —

Dans les cas aigus : sangsues derrière l'oreille. Soigner les dents et désinfecter la bouche.

Dans les accès périodiques : *sulfate de quinine*. Chez les rhumatisants et les goutteux : *salicylate de soude* ou *acide salicylique*.

Dans les paroxysmes douloureux, chez les anémiques : inhalations de *nitrite d'amyle*. Quand il existe du vertige et des accidents cérébraux : *vératrine*, 2 à 3 milligr. (à manier avec réserve). *Aconitine* cristallisée Duquesnel en pilules d'un quart de milligr. : une toutes les 3 heures. Dose maxima en 24 heures : 2 milligr.

Névralgies faciales invétérées.

— A. ROBIN. —

1º Faire prendre une cuillerée à soupe de la potion suivante au moment où la crise commence :

Sirop (aromatisé au goût). . . 150 gr.
Bromure d'ammonium. . . ⎫
Iodure d'ammonium. . . . ⎬ ââ 5 gr.
Antipyrine . . . . ⎭
Chlorhydrate de cocaïne . . . 0 gr. 10
Valérianate de caféine . . . . 0 gr. 50
Sulfate de spartéine . . . . . 0 gr. 10

N. B. On peut remplacer l'antipyrine par une dose égale de pyramidon ou d'hypnol ; dans ce dernier cas il faudrait commencer par faire dissoudre l'hypnol dans un peu d'alcool avant de l'ajouter à la solution sucrée.

2º Continuer à administrer la potion suivante par cuillerée à soupe toutes les demi-heures, jusqu'à sédation complète :

Eau distillée . . . . 85 gr.
Sirop (aromatisé au goût). . . 15 gr.
Pyramidon. . . . . . 0 gr. 30 à 0 gr. 60
Salicylate de lithium. . . . . 1 gr.
Teinture de digitale. . . . . . X gouttes

Névralgies syphilitiques.

— Mauriac. —

Poudre d'iodoforme. . . . . . . 1 gr.
Extrait et poudre de gentiane . Q. s.

Pour 20 pilules. 2 à 3 par jour.

Névralgies utérines.

— Letulle. —

Antipyrine . . . . 5 gr.
Acide borique passé . . . . . 10 gr.

Pour un paquet. Pour injections vaginales.

Névralgie de la vessie.

— Guyon. —

Dans la névralgie *vésicale*, les malades sont quelquefois soulagés par le passage d'un instrument métallique.

Névrite.

— Dujardin-Beaumetz. —

Révulsifs, surtout cautérisations. Combattre les troubles trophiques par les courants continus.

Névrites périphériques.

— E. Barié. —

Supprimer ou atténuer les causes provocatrices de la maladie : alcool, plomb, mercure, arsenic. Enrayer les progrès de la paralysie et surtout de l'atrophie musculaire, en réveillant la contractilité des muscles. Le meilleur moyen est, pour cela, l'électrothérapie.

Faire usage du courant à gros fil avec des intermittences rapides et à un degré aussi intense que possible dirigé de préférence sur les muscles dont la contractilité et la sensibilité sont le plus affaiblies. Répéter les séances tous les deux jours. Ne pas les prolonger plus de dix minutes.

Quand la contractilité sera revenue : massages, flagellation, frictions excitantes, hydrothérapie, bains sulfureux.

A l'intérieur : strychnine, phosphore, iodures.

— Déjerine. —

Supprimer l'agent toxique (tabac ou plomb). Calmer les douleurs par le *salicylate de soude*, l'*antipyrine* ou la *phénacétine*. Lutter contre l'atrophie par *électrisation* faradique et galvanique des muscles. Eviter les rétractions fibro-musculaires par le *massage* et les *mouvements passifs* des articulations.

Cure d'Aix.

Nez (antisepsie du).

— Marfan. —

    Vaseline. . . . . 30 gr.
    Acide borique. . . . . 4 gr.
    Menthol . . . . 0 gr. 15

Pour faire pénétrer cette pommade, il convient de placer l'enfant horizontalement, la tête étant penchée en arrière. Avec un stylet dont la pointe est garnie de ouate, ou avec le doigt bien propre, on met un peu de la vaseline médicamenteuse dans le vestibule du nez ; on maintient la tête inclinée et la pommade, fondant, pénètre dans la cavité.

O

Obésité.

— Hayem. —

La réglementation des aliments est seule utile et les aliments doivent être prescrits sous une forme de très facile digestion. Une méthode trop rigoureuse et trop systématique court le risque de rendre le malade dyspeptique.

On doit distinguer l'obésité acquise (obésité des gros mangeurs et buveurs) et celle des obèses par prédisposition héréditaire qui engraissent tout en mangeant peu.

Chez les gros mangeurs pour peu qu'ils s'y prêtent, il est assez facile de déterminer l'amaigrissement en ramenant l'alimentation au taux normal.

Chez les seconds l'amaigrissement ne pourrait être obtenu qu'au prix d'un régime insuffisant qui serait suivi d'un affaiblissement dangereux.

Aussi faudra-t-il accorder dans ces cas une plus large place aux divers moyens d'exciter la combustion de la graisse, qu'au régime lui-même.

— Mathieu. —

Les obèses prendront, par jour :

Pain	150 à 300 gr.
Viande maigre	300 à 350 gr.
Légumes verts ou salade	200 à 300 gr.
Fruits verts	200 à 300 gr.
Eau	1200 à 1500 gr.

On peut remplacer 100 gr. de viande par 2 œufs ou par 40 à 50 gr. de beurre pris en nature aux repas. Ne permettre à chaque repas que 250 gr. de liquide, le reste sera pris entre les repas.

Exercice proportionné à l'âge et à l'état du cœur. Hydrothérapie. Massage.

Les *eaux purgatives* conviennent aux obèses avec gros foie et pléthore abdominale, les *iodures* à ceux qui ont de l'artério-sclérose, les *toniques* aux lymphatiques et anémiques.

— A. Robin. —

Deux catégories d'obèses : ceux par excès, ceux par défaut. Cette division est basée sur la quantité d'urée excrétée journellement. Si le chiffre dépasse la moyenne, l'obésité est par excès. S'il lui est inférieur, elle est par défaut.

Si le chiffre d'urée est moyen, se baser sur le coefficient d'oxydation, rapport entre les matériaux solides de l'urine et l'urée. S'il est plus élevé que la normale, l'obésité est par excès ; s'il est plus faible, elle est par défaut.

Dans l'obésité par excès, permettre les boissons et même en augmenter les doses. Dans l'obésité par défaut, les restreindre.

Régime habituel : 300 à 400 gr. de viande, 100 gr. de légumes verts, 100 à 150 gr. de pain.

— G. Sée. —

Le régime physiologique comprend 120 à 130 gr. de principes azotés, provenant de 250 à 300 gr. de chair musculaire ou albuminoïdes, de 100 à 120 gr. de graisses neutres, de 250 gr. d'hydrocarbures fournis par 300 à 400 gr. de fécule ou de sucre.

Les proportions doivent être modifiées de façon que les substances musculo-albuminaires ne dépassent pas sensiblement la ration normale. Les corps gras faciles à digérer peuvent sans inconvénient être utilisés à la dose de 60 à 90 gr. Les hydrocarbures seront réduits au minimum. Les aliments herbacés ne contiennent rien de nutritif.

Les boissons seront augmentées, mais il faut supprimer les liquides alcooliques, la bière et les eaux minérales. Les exercices musculaires, à l'exception de l'équitation, seront imposés.

Les sudations, bains de vapeurs et bains chauds, l'hydrothérapie surtout, peuvent présenter des avantages.

Les médicaments les plus utiles sont les iodures à très petites doses, les eaux chlorurées sodiques. Les eaux alcalines, puissantes contre les diabétiques gras, n'ont pas d'action dans l'obésité vulgaire.

Obésité chez les enfants.

— Comby. —

Le traitement de l'obésité chez les enfants est d'ordre hygiénique, il repose presque tout entier sur le régime alimentaire. L'indication est double :

1º Empêcher la formation en excès de graisse ;

2º Hâter la disparition de la graisse déjà formée.

Pour remplir cette double indication, on conseillera le régime suivant, applicable surtout dans la seconde enfance. Interdire les féculents, le sucre, le lait, les mets sucrés, les gâteaux : réduire la quantité de pain à 100 gr. au plus par jour, sous forme de pain grillé ; les repas au nombre de trois par jour ; le premier à sept ou huit heures du matin, très léger (une tartine de pain grillé avec beurre, café sans sucre ; le deuxième à midi avec : viandes rôties, braisées ou bouillies, légumes verts, salade, fromage ; le troisième à sept heures du soir avec une tartine de pain grillé, un morceau de viande froide. Comme boissons : 500 gr. par jour (vin blanc étendu de trois quarts d'eau).

En somme, il faut faire un choix dans ses aliments, manger peu, boire peu. Exercice modéré, sans fatigue, pour ne pas augmenter l'appétit et la soif. Douches froides, massage, frictions sèches.

Occlusion intestinale.

— Monod. —

Ne pas insister sur les purgatifs dans les cas aigus. Avant de faire la laparotomie, on peut, avec avantage, recourir aux lavements électriques pour exciter les contractions de l'intestin et provoquer l'expulsion des matières, dans le cas où elles seraient la cause de l'occlusion. Si ce moyen ne réussit pas, il ne reste plus qu'à faire la laparotomie pour aller directement à la recherche de l'obstacle.

— Peyrot. —

Traitement médical. — Si l'occlusion date de quelque temps, éviter l'insufflation, les injections forcées de liquide et de gaz. On peut essayer le lavage de l'estomac. L'électricité est indiquée tant qu'il n'y a pas de complication inflammatoire (courants induits ou continus). On peut essayer de ponctionner l'intestin avec une aiguille capillaire.

Traitement chirurgical. — La *laparotomie* est indiquée dans tous les cas d'occlusion aiguë, à condition qu'elle soit pratiquée de bonne heure. Elle est plus incertaine dans les obstructions chroniques. Elle est indiquée dans les cas où l'intestin est comprimé par une tumeur extérieure, dans certains cas de corps étrangers.

L'*entérotomie* est applicable dans les tumeurs, les rétrécissements de l'intestin, les obstructions chroniques de cause inconnue. Elle est surtout applicable aux cas d'occlusion chronique.

— Schwartz. —

Pour le *lavement électrique*, il faut prendre une pile de 24 éléments, munie d'un galvanomètre. L'excitateur rectal se compose d'une longue sonde en gomme recourbée munie à son bout libre d'un mandrin métallique dont l'extrémité n'atteint pas le niveau de l'œil de la sonde. Le mandrin métallique est rattaché au pôle négatif de la pile. Le pôle positif est formé par une large plaque en étain recouverte de peau de chamois. On introduit la sonde dans le rectum aussi loin que possible et la plaque d'étain mouillée est appliquée sur le ventre.

On injecte doucement par la sonde un litre d'eau tiède salée et on fait passer le courant. On commence par 10 milliampères et on va progressivement jusqu'à 30 ou 40. On fait passer le courant pendant 5 minutes, puis on renverse le sens du courant. On recommence toutes les 20 ou 30 secondes pendant 5 à 10 minutes, jusqu'à ce que le malade accuse un besoin pressant d'aller à la selle. On termine alors la séance.

Le lavement électrique est *contre-indiqué* : 1° dans l'asthénie cardiaque consécutive à une lésion du cœur ou causée par le retentissement de la lésion abdominale sur la circulation ; 2° si le pouls est petit, précipité, intermittent ; 3° si, au bout de plusieurs séances, il se produit une modification du pouls indiquant une dépression progressive ; 4° si l'on soupçonne une lésion organique de l'intestin ou une rupture de cet organe.

— TILLAUX. —

Essayer d'abord les douches gazeuses par l'anus avec un siphon d'eau de Seltz et une sonde œsophagienne poussée aussi haut que possible.

Electricité. On se sert d'une pile de Gaiffe de 14 à 16 éléments. Le pôle rectal est formé d'une sonde en gomme qu'on introduit le plus haut possible. Elle porte un mandrin métallique rattaché par un fil conducteur à l'un des fils de la batterie. On pousse dans le rectum une petite quantité d'eau salée. Le pôle externe est une plaque de peau de chamois mouillée qu'on applique sur la région dorsale. On fait passer le courant pendant un quart d'heure. Le pôle rectal est négatif. Si on veut obtenir des contractions énergiques, on renverse brusquement le courant.

La *gastrotomie* est indiquée dans l'occlusion par

étranglement interne, dans les rétrécissements cicatriciels purement fibreux, dans l'invagination.

L'*entérotomie* est préférable dans l'étranglement à forme chronique, surtout s'il y a de la péritonite, dans l'obstruction par corps étrangers.

Le *lieu d'élection* de l'entérotomie est au niveau de la fosse iliaque, à quelques travers de doigt au-dessus de l'arcade crurale. On ouvre la première anse d'intestin qui s'offre à la vue.

Œdème de la glotte.

— Dieulafoy. —

Tubage. Scarification des bourrelets œdémateux, émissions sanguines, 12 sangsues au-devant du cou ; compresses chaudes, gargarismes chauds, pulvérisations chaudes.

Tractions de la langue. Trachéotomie.

Saignée générale s'il y a œdème pulmonaire ou accidents urémiques.

En cas de brigthisme, régime lacté absolu, etc. ; de syphilis, traitement général approprié.

— Peyrot. —

Scarifier les parties tuméfiées avec un bistouri conduit au moyen du laryngoscope.

Trachéotomie.

Œdème (des maladies cardiaques).

— G. Sée. —

  Poudre de scille . . . . 1 gr.
  Extrait de scille . . . . 2 gr.

Pour 20 pilules : 5 à 10 par jour.

— J. Simon. —

  Extrait de scille . . . . . } āā 0,02 à 0 10
  Poudre de scille . . . . .
  Gomme en poudre. . . . . Q. s.

Pour 20 pilules. — 1 à 2 à chaque repas. Chez les enfants atteints d'œdème de la face.

Œsophagisme.

— Peyrot. —

Antispasmodiques. Injections sous-cutanées de morphine. Electrisation.

Dilatation graduelle avec des bougies de diamètre croissant.

Ongle incarné.

— P. Delbet. —

Insérer entre l'ongle et le bourrelet de l'ongle de la ouate ou des bourdonnets imbibés de perchlorure de fer.

Ce traitement amènerait la guérison de l'ongle incarné même ulcéré, sans qu'il soit besoin de faire une opération.

— Lucas-Championnière. —

Laver le pied avec de la décoction de Panama, puis avec une solution phéniquée à 5 0/0. Après anesthésie locale, on arrache l'ongle et on excise les bourrelets. On fait un nouveau lavage avec la solution phéniquée. On applique ensuite de l'ouate salicylée imprégnée de :

    Acide borique. . . . . 2 gr.
    Vaseline. . . . . 10 gr.

On saupoudre par-dessus avec de l'iodoforme. On met ensuite un peu d'ouate salicylée, puis de l'ouate ordinaire. On laisse ce pansement jusqu'à guérison.

— Tillaux. —

Après avoir étreint la base de l'orteil avec un tube en caoutchouc et avoir fait l'anesthésie locale avec l'éther, on introduit à plat une branche de ciseaux qu'on redresse et on divise l'ongle vers sa partie moyenne. On l'arrache ensuite par un mouvement de torsion et de traction. On enlève ensuite la matrice de l'ongle et le bourrelet qui en recouvrait le bord. Lavage phéniqué, pansement à l'iodoforme.

— Trélat. —

Après anesthésie locale, sectionner l'ongle et les parties molles sous-jacentes jusqu'à l'os sur la ligne médiane. L'incision commence un peu en arrière de la matrice de l'ongle. On fait une incision parallèle un peu en dehors du bourrelet. Ces deux incisions sont réunies par deux autres transversales. On enlève le rectangle de tissu ainsi formé. On rapproche les bords de la plaie. Pansement compressif à l'iodoforme.

Ophtalmie purulente du nouveau-né.

— A. Pinard. —

Traitement prophylactique *avant la naissance.* — Asepsie du vagin à l'aide d'injections au biiodure, à l'aniodol, au sublimé, au permanganate de potasse.

Au moment de la naissance. — Lavage des paupières et des yeux avec la solution d'aniodol à 1 p. 1000 ou avec la solution d'acide citrique à 5 p. 100, ou avec du jus de citron, ou instillation entre les paupières d'une solution de nitrate d'argent à 1 p. 100.

Après la naissance. — Pendant au moins quinze jours, laver et nettoyer les yeux avec de l'ouate hydrophile, imprégnée d'eau bouillie.

Traitement curatif. — Dès l'apparition de la sécrétion citrine et au moindre gonflement des paupières : lavages fréquents des conjonctives à l'aide du laveur de Kalt, avec une solution de permanganate de potasse à 1 pour 4000, pour 2000 ou pour 1000, suivant l'intensité des symptômes ; ou cautérisation à l'aide d'un pinceau trempé dans une solution de nitrate d'argent à 1 p. 50, suivies de lavages avec une solution de chlorure de sodium.

Oreillons.

— Dieulafoy. —

En temps d'épidémie il faut isoler les malades, autant que possible, et quand la maladie est déclarée le repos, la diète lactée, l'usage de purgatifs légers, des onctions sur la région parotidienne doivent être prescrits.

Contre la douleur ourlienne recommander l'antipyrine à la dose journalière de 0,50 centigr. à 2 gr., suivant l'âge du malade. On fera sur la région douloureuse des onctions avec la pommade suivante :

    Vaseline . . . . 10 gr.
    Salicylate de méthyle. . . . . 1 gr.

L'orchite ourlienne pendant sa phase aiguë sera combattue par des applications constantes de compresses imbibées d'eau de pavots ; on fera des onctions avec la pommade au salicylate de méthyle, on appliquera une sangsue au pli inguinal, au niveau du cordon, on prescrira des potions calmantes, on pratiquera au besoin des piqûres de morphine.

Il ne faut pas oublier que les oreillons sont contagieux depuis leur début jusqu'à leur totale disparition et au delà jusqu'au vingtième jour. Au point de vue du traitement prophylactique on ne saurait prendre des mesures de désinfection trop énergiques.

Surveiller l'atrophie testiculaire, conséquence parfois de l'orchite et prescrire les courants continus.

— Guinon. —

Chez l'enfant quand la maladie est d'intensité moyenne, on se bornera à prescrire le repos au lit, ou au moins à la chambre, pour éviter les refroidissements qui ne sont pas sans inconvénients. Pour calmer la douleur, on pratiquera des fomentations avec un liniment calmant. Chez l'adulte il paraît impossible de prévenir la localisation testiculaire, bien qu'on ait proposé dans ce but d'appliquer des révulsifs sur la parotide.

Le traitement de l'orchite n'offre rien de spécial ; on

s'efforcera de modérer les accidents généraux qui précèdent et accompagnent son développement. Quand l'oreillon paraît suppurer on ne saurait trop recommander de ne pas hâter l'incision, car une tuméfaction volumineuse peut donner la sensation de fluctuation.

Orchite.

— FOURNIER. —

Combattre la douleur et l'inflammation. *Émissions sanguines* locales : 10 à 15 sangsues au niveau du cordon.

Ou bien application de glace prolongée jusqu'à disparition des douleurs. Sangsues chez les pléthoriques, glace chez les anémiques et lymphatiques. Il y a souvent utilité à ponctionner la vaginale. La *compression* est souvent mal tolérée.

— TILLAUX. —

Calmants, antiphlogistiques, purgatifs.

Le débridement de la tunique albuginée est dangereux parce que, si l'incision a une certaine étendue, elle facilite l'issue de la substance séminifère. On ne doit débrider que si l'élimination de l'organe est fatale, pour calmer les douleurs très vives.

Orchi-épididymite blennorrhagique.

— DU CASTEL. —

Réfrigération quotidienne à l'aide du chlorure d'éthyle ou de méthyle et dans l'immobilisation de l'organe par un suspensoir ouaté : dans ces conditions, le repos au lit est inutile ; les malades peuvent aller et venir et même travailler.

Orchite blennorrhagique.

— BALZER. —

Suivant le siège de la douleur, faire des badigeonnages de gaïacol sur la région abdomino-inguinale, ou appliquer sur le scrotum une pommade avec 5 gr. de gaïacol et 30 gr. de vaseline.

En même temps :

Chlorhydrate d'ammoniaque . 50 gr.
Eau . . . . 1000 gr.

Pour imbiber des compresses à mettre sur les bourses.

Orgelet.

— Panas. —

Précipité rouge . . . . 0 gr. 10
Vaseline . . . . 20 gr.

En onctions matin et soir sur le bord des paupières.

Ostéo-myélite.

— Lannelongue. —

Une fois le diagnostic assuré, faire une large incision, couper les tissus couche par couche (en dehors lorsqu'il s'agit de la cuisse). Débrider le périoste dans toute l'étendue de la zone enflammée. L'inflammation ayant toujours pour point de départ la portion de la diaphyse attenant au cartilage de conjugaison, le bulbe de l'os, porter en ce point une couronne de trépan, enlever une rondelle de substance compacte et le pus amassé dans les aréoles s'écoulera.

Sous l'influence de cette opération, l'inflammation se localise souvent. Si on est appelé trop tard, et qu'il y ait une nécrose étendue de l'os, extraire la diaphyse ou l'épiphyse de sa gaine périostée et pratiquer la résection de la partie mortifiée.

Otite externe sous-périostique.

— Tillaux. —

Au début, antiphlogistiques et calmants. Quand la tuméfaction mastoïdienne est manifeste, inciser profondément. Faire l'incision à un centimètre en arrière du sinus auriculo-mastoïdien, pour éviter l'artère auriculaire. L'incision aura une longueur de 4 centimètres. Elle pénétrera jusqu'à l'os.

Otite purulente chronique.

— TERRIER. —

Applications directes d'iode ou de glycérine phéniquée au 1/10.

— DUPLAY. —

Introduire un petit tampon imbibé de :

Tannin . . . . } āā 10 gr.
Alcool pur . . . .

le laisser en place 24 heures et renouveler l'introduction tous les 4 à 5 jours.

Otorrhée.

— LE GENDRE. —

Deux ou trois fois par jour, faire une irrigation avec

Acide borique . . . . 20 gr.
Eau . . . . 500 gr.

Le liquide doit être *tiède*. Il doit être poussé doucement. Sécher ensuite le conduit avec soin, puis insuffler de l'acide borique en *poudre*.

— TILLAUX. —

Injections avec solutions phéniquées, chloralées, boriquées, la liqueur de Van Swieten, l'eau alcoolisée. Instiller ensuite une dizaine de gouttes de :

Sulfate de zinc. . . . . 0 gr. 05
Eau distillée. . . . . 30 gr.

Mettre par-dessus une boulette d'ouate hydrophile.

Oxyures vermiculaires.

— COMBY. —

Aux vermicides et aux vermifuges, il faut ajouter le traitement local.

Lavements d'huile d'olives, de glycérine, de vinaigre, de sel, de térébenthine, onctions avec l'onguent napolitain. Lavements de sublimé à 1/5000. Suppositoire au salol, à l'iodoforme, à l'onguent napolitain.

Substance précitée	0 gr. 10
Beurre de cacao	3 gr.

Prescrire encore :
Lavement :

1° Tanaisie	2 gr.

Faire infuser dans :

Eau	200 gr.
Y ajouter : glycérine	20 gr.
2° Menthol	0 gr. 25
Huile	60 gr.
3° Santonine	0 gr. 50

Faire infuser dans :

Eau	150 gr.

— J. SIMON. —

Santonine 0,10, suivie immédiatement d'une prise de 0,50 de calomel.

Tous les soirs, lavement avec infusion d'absinthe, de pyrèthre ou de fenouil, ou avec eau chargée de phénol, une cuillerée à café par verre.

Une à deux fois par semaine, introduire dans le gros intestin un peu de la pommade suivante :

Onguent napolitain	10 gr.
Camphre	2 gr.
Axonge	30 gr.

Ozène.

— Terrillon. —

Lavage des fosses nasales avec de l'eau tiède salée (une cuillerée à café de sel de cuisine par litre d'eau).

Introduire ensuite, sur une aiguille à tricoter, un tampon d'ouate de 6 centimètres de longueur.

— Tillaux. —

Faire disparaître les croûtes avec des injections. Modifier ensuite la pituitaire et ses sécrétions par des attouchements avec de la teinture d'iode, de la liqueur de Van Swieten, une solution concentrée de chlorure de zinc ou de nitrate d'argent.

Ozène caséeux.

— Tillaux. —

Injections fréquentes. Extraction de la masse caséeuse avec une curette. Au besoin détacher le nez en incisant dans le sillon naso-labial et en renversant le nez sur le front. Cautériser énergiquement les parois après le curage.

P

Palpitations nerveuses.

— Gingeot. —

Lotions froides sur la région du cœur. On prend une compresse d'une certaine épaisseur, on la trempe dans l'eau froide. On la tord. On la dépose au niveau du cœur et on la recouvre d'une compresse non mouillée. La double compresse reste en place tant qu'elle ne s'est pas échauffée.

On peut aussi, avec avantage, recourir aux pulvérisations d'éther sur la région du cœur.

Palpitations.

— C. Paul. —

P. de la neurasthénie. — Eviter le bord de la mer et les hautes altitudes, les bains de rivière, de vapeur, l'hydrothérapie froide. Bains frais à 28 ou 30° de cinq minutes suivis de frictions et de promenade. Courants continus : pôle positif au niveau des points douloureux.

Manger lentement, peu à la fois, viandes blanches. Pas d'alcool ni de tabac.

P. de croissance. — Repos moral et physique. Séjour à la campagne. Iodure de fer, phosphate de chaux.

    Bromure d'or . . . . 0 gr. 05
    Eau distillée . . . . 250 gr.

Une cuillerée à soupe au repas.

P. des dyspeptiques. — Amers. Avant le repas, extrait de malt et craie préparée 1 gr. S'il y a du pyrosis : alcalins, bicarbonate de soude, 50 centigr. au repas. Eaux bicarbonatées faibles. Défendre : café, thé, alcool. Prescrire infusions aromatiques.

— Le Gendre. —

Chez *l'enfant* contre les *palpitations de croissance* : hygiène sévère, exercice physique réglé. Gymnastique méthodique graduelle.

Paludisme (Voir *Fièvre intermittente*).

Panaris.

— Bouilly. —

Forme superficielle. Bains antiseptiques, excision de l'épiderme soulevé. Pansement antiseptique.

Forme anthracoïde. Incision comprenant toute l'étendue du gonflement.

Panaris sous-cutané. Anesthésie locale avec l'éther. Incision précoce. Dans le panaris de la pulpe, elle doit être faite d'emblée et profondément, dès le deuxième ou le troisième jour. Elle sera suivie d'un bain antiseptique prolongé.

Dès qu'on soupçonne la suppuration de la gaine, faire une incision en haut et en bas du doigt, surtout s'il s'agit du pouce et du petit doigt.

Si le doigt est transformé en éponge purulente, amputation.

— Kirmisson. —

Bains antiseptiques : solution phéniquée au 1/100 ou de sublimé au 1/1000, trois quarts d'heure de durée. Pansement humide avec compresses d'ouate imbibées de solution antiseptique et taffetas gommé. Inciser l'épiderme soulevée par le pus.

Débridement ou ponction avec le bistouri, surtout dans le panaris sous-cutané et dans le panaris des gaines synoviales. Le débridement doit aller jusqu'à l'os dans les cas d'inflammation sous-périostique. Lavage, drainage des diverses cavités et anfractuosités suppurantes.

Après guérison, massage, mouvements forcés, électrisation pour rendre au doigt ses fonctions compromises par la raideur articulaire et les adhérences développées à l'intérieur des gaines synoviales.

Dans le cas où les tendons fléchisseurs ont complètement disparu par exfoliation, le doigt malade constitue une tête rigide, qui peut devenir une source de gêne pour les malades exerçant certaines professions manuelles et nécessiter à ce point de vue spéciale une amputation.

— Polaillon. —

Au début, onctions d'huile phéniquée ou badigeonnages de teinture d'iode, puis émollients.

Si l'inflammation augmente, débrider hardiment le doigt sur la ligne médiane par une incision allant jusqu'à l'os, s'il s'agit de la dernière phalange, mais n'intéressant pas la gaine, s'il s'agit des deux premières phalanges. Aussitôt après l'incision, mettre le doigt dans un bain antiseptique. Pansement antiseptique.

Pendant la suppuration, s'il s'agit d'un panaris superficiel, ouvrir la phlyctène et abraser l'épiderme soulevé. Laver avec un liquide antiseptique ; pansement émollient.

Dans le panaris sous-cutané, inciser dès qu'on soupçonne le pus, en évitant d'inciser sur les parties latérales du doigt.

Dans le cas de suppuration de la gaine faire une incision en haut et en bas, afin de drainer le canal ostéo-fibreux. Pansement antiseptique.

Panaris nerveux.

— Brocq. —

Enveloppement des doigts sur lesquels on met un liniment au laudanum et au chloroforme. Applications irritantes sur la région cervicale et le trajet des nerfs. A l'intérieur : valérianate d'ammoniaque et de quinine.

Pannus.

— Panas. —

Mettre le matin de la pommade :

Naphtol α	0 gr. 10
Vaseline	30 gr.

Lotions 4 fois par jour avec :

Naphtol α	0 gr. 20
Eau distillée	500 gr.

Paralysie agitante (maladie de Parkinson).

— Déjerine. —

Dans la forme liée au rhumatisme : *salicylate de soude* ou *salol*.

Massage, courants continus. N'user de l'*hyoscyamine* qu'avec une grande prudence. La *suspension* peut produire des accidents très graves.

Paralysie alcoolique.

— Rendu. —

Supprimer l'alcool. Hydrothérapie. Massage. — Teinture de noix vomique (20 gouttes) au début du repas, deux fois par jour. S'il y a excitation cérébrale : chloral ou opium. Pour prévenir l'atrophie musculaire : faradisation en débutant par des courants faibles. S'ils sont mal supportés, courants galvaniques descendants.

Paralysie faciale.

— C. Paul. —

Quand la contractilité faradique est conservée, faradisation. Si elle est très affaiblie, courants continus ou faradisation. Si elle a disparu, courants continus.

Paralysies diphtéritiques.

— J. Simon. —

Bains sulfureux.

Prendre au repas :

    Teinture de noix vomique . . 2 à 5 gouttes.

Faire des frictions avec :

    Alcoolat de lavande . . . . . 100 gr.
    Teinture de benjoin. . . . . . 80 gr.

Donner 2 à 8 gouttes par jour de :

    Sulfate de strychnine . . . . . 1 milligr.
    Eau. . . . . 1 gr.

— Le Gendre. —

Si la déglutition est gênée ou impossible, emploi journalier de la sonde œsophagienne. Injections hypodermiques de *caféine*. Prescrire la *strychnine* : teinture de noix vomique, 5 à 30 gouttes par jour ; sulfate de strychnine, 1 à 6 milligrammes, par doses fractionnées.

Électricité : courants continus de préférence.

Frictions sur la peau avec :

    Alcoolat de lavande . . . . . 100 gr.
    Teinture de benjoin . . . . . 80 gr.

Hydrothérapie : bains sulfureux, salés, douches froides très courtes.

Contre les *troubles oculaires* : instiller quelques gouttes de :

    Sulfate d'ésérine . . . . 0 gr. 10
    Eau distillée . . . . 30 gr.

Paralysie infantile.

— Comby. —

Si l'on est appelé au début et si l'on reconnaît le mal, on agira comme si on avait affaire à une myélite aiguë, par la révulsion locale (ventouses sèches, pointes de feu, vésicatoires en lanières sur les gouttières vertébrales). On purgera l'enfant, on lui donnera l'ergot de seigle ou l'ergotine.

Ergotine. . . . . 15 à 20 cent.

Trois fois par jour.

Pus tard on donnera :

Sulfate de strychnine. . . . . 1 ou 2 milligr.
Sirop . . . . 30 gr.

On donnera chaque jour ce mélange (huit jours sur quinze).

On usera des courants continus (pôle positif sur la colonne cervicale, pôle négatif sur les membres paralysés). On électrisera tous les deux jours les muscles (faradisation et galvanisation). Utiliser le courant galvanique, intervenir dès qu'on a fait le diagnostic, électriser avec patience.

On excitera la peau et les parties molles avec les frictions sèches, le massage, les bains salés et sulfureux.

On cherchera à remonter l'état général avec l'huile de foie de morue. La gymnastique rendra parfois des services. Pour remédier aux déviations des membres inférieurs, aux pieds-bots, on aura recours aux bottines, aux attelles orthopédiques, parfois à la ténotomie ou aux résections osseuses. Malheureusement, tous ces traitements ne sont que des palliatifs, l'incurabilité de la paralysie infantile est presque absolue.

— LE GENDRE. —

1re *période*. — Repos au lit. Température assez élevée, bains d'air chaud. Révulsion modérée au niveau du rachis. A l'intérieur : quinine, aconit, ciguë.

2e *période*. — Courants continus, le pôle positif au niveau du dos, le négatif sur le membre paralysé : à l'intérieur, teinture de noix vomique ou 2 à 10 gouttes, suivant l'âge, de :

Sulfate de strychnine. . . . . 10 milligr.
Eau . . . . 10 gr.

— J. Simon. —

    Teinture de noix vomique . .   2 gr.
    —   de colombo. . . . ⎱
    —   de gentiane. . . . ⎰ āā 5 gr.

X gouttes, 2 fois par jour, avant le repas.

Électrisation. Frictions avec baume de Fioraventi.

Paralysie hystérique (astasie abasie).

— Marfan. —

L'isolement est un moyen d'une réelle valeur ; séparer les enfants de leurs parents. On peut essayer de la faradisation discrète ou de la révulsion légère sur les zones insensibles de la peau. Employer l'hydrothérapie froide. Ces divers moyens agissent surtout par la suggestion. Un point essentiel consiste à s'abstenir de bromures.

Paralysie saturnine.

— Dieulafoy. —

Dans le but d'éliminer le poison, bains sulfureux, bains de vapeur.

A l'intérieur, iodure de potassium.

Toniques pour combattre l'anémie et la dysentérie saturnine.

Extérieurement, employer les courants continus.

Paraphimosis.

— Bouilly. —

Réduction immédiate. Combattre le gonflement œdémateux par l'application d'une bande roulée ou de caoutchouc. Repousser le gland en arrière avec les doigts pendant que la verge est attirée en avant.

Si on n'obtient pas la réduction, abandonner les choses à elles-mêmes. Comprimer légèrement la partie avec un bandage roulé ; compresses résolutives. S'il y a de violentes douleurs ou des menaces de gangrène, débrider l'anneau constricteur en plusieurs points avec des ciseaux ou un bistouri conduit sur une sonde cannelée.

Pelade.

— E. Besnier. —

Raser le cuir chevelu et le laver tous les matins soit avec de l'eau de savon chaude, soit avec une décoction de bois de Panama. Quand les cheveux ont repris une longueur suffisante, épiler autour des plaques aussi loin que l'on trouve des poils peu adhérents et dépourvus de leur gaine normale.

Faire sur tous les points malades ou, quand ils sont trop étendus, sur quelques-uns d'entre eux, une friction avec un des liquides suivants :

Acide acétique cristallisable.............
Chloroforme........ } ââ 10 gr.
Eau distillée.......

Agiter vivement avec le pinceau avant de badigeonner les parties malades.

Ou bien :

Teinture de cantharides...
Chloroforme....... } ââ 10 gr.
Teinture de Baumé....
Alcoolat de Fioraventi...

Ou bien :

Teinture d'iode....... } ââ 10 gr.
Chloroforme.......

Ou bien :

Acide chlorhydrique.... } ââ 1 gr.
Alcool...........
Glycérine.......... 3 gr.

Quand les poils follets commencent à repousser, cesser l'épilation, la rasure et la révulsion énergique. Couper le duvet aux ciseaux, deux fois par semaine. Continuer les savonnages de la tête et frictionner avec :

>   Teinture de cantharides. . ⎫
>   Teinture de noix vomique. ⎬ ââ 10 à 30 gr.
>   Alcoolat de Fioraventi. . . . 100 gr.

Le soir appliquer sur les plaques :

>   Huile de bouleau blanc. . . . 10 gr.
>   Soufre . . . . ⎫
>   Turbith minéral. . . . . . . ⎬ 1 à 4 gr.
>   Vaseline . . . . 90 gr.

Autre traitement.

Epiler les bordures des plaques au début du traitement ou lorsque les plaques grandissent. — Tous les matins savonner la tête, puis frictionner avec :

>   Chloroforme . . . . 15 gr.
>   Alcoolat de Fioraventi . . ⎫
>   Teinture de cantharides. . ⎬ ââ 5 gr.
>   Teinture d'iode. . . . . . ⎭
>   Acide acétique cristallisable. 5 à 10 gr.

Tous les soirs, frictionner la tête avec :

>   Acide salicylique . . . . . ⎫ ââ 1 gr.
>   Résorcine. . . . . ⎬
>   Soufre précipité . . . . 10 gr.
>   Vaseline . . . . 100 gr.

— Brocq. —

1° Lotion excitante :

>   Résorcine . . . . 0 gr. 15 à 0 gr. 25
>   Goudron purifié . . . . 1 à 3 gr.
>   Savon noir. . . . . 0 gr. 30 à 1 gr.
>   Soufre précipité. . . . . . . 1 à 3 gr.
>   Lanoline . . . . ⎫ ââ 10 gr.
>   Vaseline pure. . . . . . . ⎬
>   Teinture de benjoin . . . . . Q. s. p. arom.

A mettre tous les soirs sur les plaques de pelade un peu de cette pommade.

2º Le matin, faire une friction des plaques malades avec la solution suivante :

Acide acétique cristallisé...	5 gr.
Teinture de cantharides...	10 gr.
— de romarin...	
— de jaborandi...	ââ 20 gr.
— de quinine...	
Rhum...	125 gr.

— BALZER. —

1º Acide lactique.........	15 gr.
Eau distillée..........	30 gr.
2º Acide lactique.........	10 gr.
Alcool à 60º..........	30 gr.

Avec un tampon de coton hydrophile imbibé de l'une ou de l'autre de ces solutions on frictionne légèrement les placards de pelade jusqu'à rubéfaction.

Ces frictions sont faites une fois par jour. Lorsqu'après plusieurs applications d'acide lactique, l'irritation devient trop intense ou que des croûtes se forment, on suspend le traitement et on pratique des onctions de vaseline boriquée.

Dès que la peau reprend l'aspect normal, on recommence les applications d'acide lactique et on continue jusqu'à complète guérison. Il faut avoir soin d'assurer en même temps l'antisepsie de tout le cuir chevelu au moyen de lavages à la liqueur de Van Swieten.

— GAUCHER. —

1º *S'opposer dans la mesure du possible à l'extension des plaques* en épilant la périphérie des plaques et en rasant soit les plaques et leur périphérie, soit tout le cuir chevelu, tous les trois jours jusqu'à ce que les cheveux aient acquis leur coloration et leur volume normaux.

2º *Prévenir la reproduction de nouvelles plaques* par des lavages au savon ordinaire, des lotions au chloral, au sublimé, à la résorcine, des badigeonnages à la teinture d'iode, au collodion iodé, à la vaseline iodée, à l'essence de Wintergreen, à l'essence de cannelle, des onctions à la pommade soufrée, au turbith, à l'acide salicylique.

3° *Exciter la repousse des cheveux.*

A. — Si les plaques sont torpides, raser les poils, si elles s'étendent rapidement les épiler.

B. — Pratiquer tous les soirs une friction avec un tampon de ouate imbibé de :

> Ether sulfurique . . . . 30 gr.
> Acide acétique cristallisé. ⎫
> Hydrate de chloral . . . . ⎬ ââ 1 à 2 gr.

C. — Faire chaque matin un savonnage, puis une lotion à l'alcool antiseptique :

> Sublimé . . . . 0 gr. 20
> Hydrate de chloral . . . . . . 4 gr.
> Résorcine . . . . 2 gr.
> Alcool à 90° . . . . 200 gr.

Ou bien :

> Alcool à 90° . . . . 210 gr.
> Ammoniaque liquide . . . . . . 10 gr.
> Teinture de cantharides . . . 5 à 10 gr.
> Teinture de noix vomique . . 3 gr.

Si le cuir chevelu est sec, ajouter à la formule 40 gr. d'huile de ricin.

— THIBIERGE. —

Couper la barbe. Savonnage quotidien avec le savon phéniqué ou au sublimé. Tous les jours, lotions avec un pinceau imbibé de la 2ᵉ solution de Besnier (Voir ci-dessus).

Badigeonner la plaque tous les jours avec :

> Essence de Wintergreen . . ⎫ ââ 4 gr.
> Ether . . . . ⎭

Ou, tous les 5 jours, avec :

Acide phénique.	2 gr.
Alcool.	4 gr.

Ou, tous les jours, avec :

Acide acétique cristallisé. . .	1 gr.
Chloral.	4 gr.
Ether.	50 gr.

Suspendre dès qu'il survient de l'irritation cutanée.

Pemphigus bulleux.

— COMBY. —

Le pemphigus étant éminemment contagieux l'isolement absolu s'impose, ainsi que la désinfection minutieuse des mains de ceux qui approchent le petit malade et l'enveloppement scrupuleux des régions atteintes.

Le traitement général est important. On combattra la fièvre par les antipyrétiques (quinine, antipyrine) ; on aérera convenablement.

Le traitement topique indiqué par l'auteur consiste en *bains de sublimé* à 1/10.000, donnés tous les jours ; après le bain, pansement avec :

Lycopode. . . . .
Salol . . . . } ââ P. E.
Acide borique . . . . .

Si les bulles sont confluentes et de large étendue de peau dénudée, il faut traiter le pemphigus comme les brûlures graves (solution d'acide picrique à 1/100, pansement ouaté).

Péricardite.

— DIEULAFOY. —

Si la phlegmasie est intense et surtout si la péricardite prend la forme terriblement douloureuse dont nous avons parlé, il faut pratiquer des émissions sanguines ; on prescrit des sangsues ou des ventouses scarifiées à la région précordiale, on fait usage de révulsifs (vésicatoires), on applique des sachets de glace qu'on laisse en permanence. Dans le cas où le myocarde faiblit on administre la digitale ou la caféine. On atténue les douleurs par des injections sous-cutanées de morphine. Si l'épanchement, par ses proportions, menace d'entraîner l'asphyxie ou la syncope, on lui donne issue sans retard.

La ponction se pratique dans le 5e espace intercostal gauche, à 6 centim. environ du sternum, avec l'aiguille n° 2 de l'aspirateur. Quand l'aiguille a parcouru environ 1 centim. ouvrir le robinet, l'aiguille devient aspiratrice et *c'est le vide à la main* qu'on avance à la recherche de l'épanchement. On pousse l'aiguille lentement jusqu'à ce que le liquide péricardique traverse l'index en cristal de l'aspirateur.

— Rendu. —

Le lieu d'élection pour la *ponction* est au-dessous et en dehors de la pointe du cœur, à la base du sac péricardique. On ponctionne dans le 7e ou 8e espace intercostal, au-dessous de la ligne mamelonnaire, non loin des limites de la matité.

Péricardite rhumatismale.

— Bucquoy. —

Combattre la cause étiologique, le rhumatisme. Débuter par :

Sulfate de quinine . . . . . . 1 gr.

A prendre en 4 ou 5 fois. Augmenter ou diminuer la dose, suivant l'augmentation ou la diminution dans l'intensité de la fièvre ou des phénomènes articulaires.

Emissions sanguines locales légères (quelques ventouses scarifiées). Si la péricardite persiste et qu'il y ait de l'oppression et des palpitations : vésicatoire sur la région précordiale, badigeonnage de teinture d'iode.

Si la péricardite s'accompagne de phénomènes graves,

pratiquer de bonne heure une large *saignée*, mais ne pas pousser trop loin les émissions sanguines.

Péritonite aiguë.

— Dieulafoy. —

Il n'y a pas de traitement médical de la péritonite aiguë. On combat la douleur et les contractions intestinales au moyen d'injections sous-cutanées de morphine; on évite tout ce qui peut occasionner les mouvements de l'intestin, on applique sur le ventre des compresses glacées, on donne à prendre aux malades quelques fragments de glace et c'est tout. Le vrai traitement, le traitement efficace, est chirurgical; la chirurgie peut tout oser et tout espérer, et si l'on n'a pas perdu un temps précieux à faire usage des moyens médicaux trop souvent inutiles, on a des chances sérieuses de sauver le malade.

Péritonite enkystée.

— Tillaux. —

Ouvrir la poche. La laver complètement avec la solution phéniquée forte. Toucher les parois avec la solution de chlorure de zinc à 5 0/0. Drainage et suture de la plaie. Le drain mis après l'opération sera volumineux et remplacé par de plus petits, à mesure que l'écoulement diminuera.

Péritonite puerpérale.

— Ribemont-Dessaignes et Lepage. —

Glace sur la région abdominale, la peau étant protégée par une épaisseur de flanelle, pour modérer l'inflammation et calmer les douleurs. Emissions sanguines locales (ventouses scarifiées, sangsues) en cas de lésion des annexes utérines. Si les symptômes abdominaux sont très marqués, onctions sur le ventre avec une pommade hydrargyrique belladonée, ou mieux avec la pommade mercurielle double. Renouveler ces onctions matin et soir jusqu'à ce qu'il se produise un érythème assez intense.

Traitement général. — Toniques à hautes doses, alcool à hautes doses (grogs chauds, vins généreux), injections hypodermiques de caféine, d'éther, de sérum artificiel, inhalations d'oxygène. Champagne frappé en cas de vomissement ; lait glacé, café noir additionné de rhum. Antisepsie intestinale avec calomel, benzo-naphtol ; antithermie avec sels de quinine à hautes doses par la voie stomacale ou rectale. Bains froids. Sérumthérapie par le sérum de Marmorek.

Traitement local. — Pansement des plaies vulvo-périnéales avec l'iodoforme renouvelé deux ou trois fois par jour. En cas d'enduits diphtéroïdes, application locale de teinture d'iode. Injections vaginales antiseptiques chaudes. Injections intra-utérines faites avec les plus minutieuses précautions. Irrigation utérine continue. (Sur un lit en fer muni d'un sommier métallique, à lames flexibles et parallèles, disposer deux matelas légèrement écartés, chaque matelas protégé par une toile imperméable dont les extrémités conduisent l'eau dans un seau. Appareil irrigateur, réservoir en verre de 15 litres environ, 15 centimètres au-dessus du lit, sonde en argent maintenue en place par des lacs passés dans les œillets de la sonde et fixés autour du bassin de la femme.)

Si l'irrigation continue échoue pratiquer le curettage.

— Bouilly. —

Laparotomie. Inciser la paroi abdominale, drainage après lavage à l'eau bouillie ou à l'eau boriquée.

Péritonite tuberculeuse.

— Routier. —

Traitement chirurgical. — La laparotomie est indiquée quand on constate une péritonite tuberculeuse avec épanchement, circonscrite ou diffuse. Quand elle est *circonscrite*, on incise au niveau de la collection. Si le contenu de la poche est purulent, on nettoie la paroi interne avec des lavages à l'eau bouillie, ou à la liqueur de Van Swieten. On retire avec des éponges le pus concrété, les fausses membranes molles ou sphacélées. Si les parois de l'abcès sont tomenteuses, on les touche avec la solution de chlorure de zinc à 10 0/0. Si la cavité est petite, on la bourre avec de la gaze iodoformée. Si elle est grande, on fait quelques points de suture et on draine avec des mèches de gaze iodoformée.

Si la péritonite est *diffuse*, on fait une incision médiane au-dessous de l'ombilic et longue de 5 à 6 travers de doigt. On évacue le liquide et on fait un lavage abondant avec la solution naphtolée à 40°. On fait ensuite un lavage au sublimé, puis une nouvelle irrigation naphtolée. On éponge la séreuse et on suture.

Si les lésions sont trop avancées et que la surface péritonéale soit tomenteuse, on draine avec une mèche de gaze iodoformée. On ne doit pas, en général, toucher aux adhérences intestinales.

Péritonite tuberculeuse des enfants.

— MARFAN. —

Régime : alimentation substantielle. Séjour au bord de la mer.

Sirop iodo-tannique, de 2 cuillerées à café à 2 cuillerées à soupe, suivant l'âge. Huile de foie de morue. Créosote. Phosphates. Arsenic. De temps en temps, laxatifs doux et huileux, s'il y a constipation. Contre la diarrhée, antisepsie intestinale, élixir parégorique.

Révulsion. Badigeonnage du ventre avec la teinture d'iode. Celle-ci séchée, appliquer une cuirasse de collodion élastique pour immobiliser et comprimer l'abdomen. On la renouvelle tous les 8 ou 15 jours. Si la douleur causée par l'iode est trop vive, on se contente de la cuirasse au collodion.

Pharyngite.

— Marfan. —

Une fois par jour, toucher les amygdales avec un pinceau d'ouate trempé dans :

    Glycérine neutre . . . . 40 gr.
    Eau distillée . . . . 20 gr.
    Sublimé corrosif . . . . 0 gr. 10

Cet attouchement doit être fait tout doucement sans aucune violence. C'est toujours une faute de faire saigner la muqueuse.

En cas de pharyngite du cavum, introduire trois ou quatre fois par jour, dans chaque narine, gros comme un pois de la pommade suivante :

    Vaseline . . . . 25 gr.
    Huile de vaseline . . . . 5 gr.
    Résorcine . . . . 0 gr. 30

Après cette introduction l'enfant sera maintenu la tête basse pendant une minute de façon à ce que sous l'influence de la chaleur du corps la pommade ait le temps de fondre et de se répandre jusqu'au pharynx nasal.

Pharyngite chronique.

— Vidal. —

    Borate de soude . . . . 10 gr.
    Eau de laurier-cerise . . . . . 25 gr.
    Glycérine . . . . 15 gr.

Pour badigeonnages.

Phimosis.

— Lucas-Championnière. —

Excision du prépuce laissant un excès de muqueuse. Celle-ci est fendue sur la face dorsale du gland, en évitant d'aller jusqu'au fond du sillon balano-préputial. Conserver avec soin le frein. La muqueuse est suturée à la peau avec du crin de Florence. On panse avec une compresse de gaze iodoformée.

— Duplay. —

Premier temps. — Destruction des adhérences entre le prépuce et le gland, au moyen d'une sonde cannelée.

Deuxième temps. — Raccourcissement du prépuce.

Le prépuce est tendu légèrement sans traction, il ne doit pas être tiré, mais simplement tendu. Une petite pince-clamp ou une pince de Hocher est placée obliquement et parallèlement au sillon de la base du gland. Le prépuce est sectionné au ras du bord postérieur de la pince. On sectionne alors la muqueuse sur la ligne médiane au moyen d'une paire de ciseaux dont l'une des branches a été introduite entre la muqueuse et le gland. On régularise ensuite les lambeaux en abattant obliquement les angles d'un coup de ciseaux. Après hémostase on suture la muqueuse à la peau, soit au catgut fin, soit au crin de Florence.

Troisième temps. — Allongement du frein.

Pour corriger la brièveté du frein on renverse le gland de façon à tendre le frein que l'on sectionne transversalement. Par la traction, l'incision se transforme en une fente longitudinale. On réunit ensuite les lèvres de la plaie *longitudinalement*. Il est nécessaire de lier la petite artère du frein que l'on sectionne toujours.

Pansement. — Une bandelette de gaze stérilisée ou iodoformée, enroulée autour de la base du gland et par dessus un makinstoch percé d'un trou et rabattu sur la verge, constitue le meilleur pansement. Les fils pourront être enlevés dès le cinquième jour.

Phlébite.

— Vaquez. —

Pendant les vingt jours qui suivent le début d'une phlébite des grosses veines du membre inférieur, *immobilisation absolue* au besoin dans une gouttière de Bonnet surtout si la phlébite est double.

A partir de ce moment, si les veines accessibles ont cessé d'être sensibles à une palpation légère, s'il n'y a pas eu de poussées fébriles nouvelles, si l'œdème est franchement en décroissance, faire prudemment du massage pour favoriser la circulation dans les réseaux veineux de suppléance, pour diminuer l'œdème jusqu'à le faire disparaître complètement, combattre les raideurs articulaires et faire rétrocéder l'atrophie.

Au début ces manœuvres de massage consistent en effleurages superficiels, en mobilisation partielle des articulations des orteils et des pieds.

Pendant la troisième semaine, du vingt-septième au trente-cinquième jour, pratiquer le massage des masses musculaires, avec mobilisation plus active des articulations, tout en évitant les gros troncs veineux.

Le malade peut faire dans son lit quelques mouvements de latéralité, sans flexion du tronc.

A partir du trente-cinquième jour, la mobilisation est de plus en plus active, le malade se lève sans faire usage de béquille ou de canne, qui favorisent les contractures secondaires, avec une simple application de crêpe Velpeau, le bas élastique gênant trop le rétablissement d'une circulation normale.

Le malade est généralement guéri vers le cinquantième jour sans tare consécutive.

Phlébite infectieuse puerpérale.

— Rendu. —

Commencer par des injections intra-utérines de sublimé à 1/2000, application de tampons iodoformés dans la cavité utérine, curettage. Quand l'agent infectieux a pénétré dans l'organisme, continuer l'antisepsie utérine. Donner le sulfate de quinine à haute dose. Boissons chaudes alcooliques, sudorifiques (poudre de Dower), lotions vinaigrées froides. Lait, jus de viande.

Phlébite rhumatismale.

— LANCEREAUX. —

Antipyrine . . . . 0 gr. 50

Pour un cachet.
Prendre chaque jour au repas du soir à un quart d'heure d'intervalle, six ou sept cachets.

Phlegmon.

— RECLUS. —

Quand la région s'y prête (membres), bains antiseptiques chauds (eau à 48° à 50°).

Une fois le pus collecté, si la poche est bien limitée, sans tendance à la diffusion, on peut attendre l'ouverture spontanée. Dans le cas contraire, aller à la recherche de la collection. Inciser au point le plus déclive et juste assez pour permettre la libre évacuation du pus, quand il s'agit d'une région où on craint les cicatrices. Ne pas redouter les sections plus larges dans les régions cachées par les vêtements. Quand l'écoulement du pus se fait difficilement par une ouverture indirecte ou trop étroite, faire une contre-ouverture. La ponction faite et le pus évacué, laver la cavité avec une solution antiseptique, tant que le liquide ne sort pas clair. Si on redoute la réunion des lèvres de l'incision, mettre un drain. Compression de la plaie et pansement antiseptique.

Phlegmon diffus.

— RECLUS. —

Au début, pulvérisations phéniquées et bains locaux antiseptiques.

Quand la tuméfaction gagne et que les phénomènes s'aggravent, recourir aux *grandes incisions*. Débrider largement les tissus jusqu'à l'aponévrose dans le phlegmon en nappe, jusques et y compris l'aponévrose dans le phlegmon total. Poursuivre le pus au niveau de ses fusées les plus lointaines. Pour éviter les incisions trop grandes, drainer la plaie ; placer les drains dans la position la plus déclive. — Bains antiseptiques, pansements à l'eau phéniquée.

Phlegmon de l'orbite.

— Tillaux. —

Sans attendre la suppuration, faire une large incision transversale au niveau de chaque rebord orbitaire. Pénétrer dans l'orbite assez loin pour débrider la loge postérieure. L'incision doit avoir au moins 2 centim. de profondeur. Pansement avec compresses et eau boriquée à 4 0/0.

Phlegmon périnéphrétique.

— Bouilly. —

Au début : cataplasmes, grands bains, ventouses scarifiées, sangsues, vésicatoires.

S'assurer du siège et de la nature de la collection par une ponction aspiratrice.

L'incision sera faite dans une étendue de 6 à 8 centim., le long du bord externe de la masse sacro-lombaire couche par couche, jusqu'à la collection. Ouvrir celle-ci dans une étendue correspondant à peu près à l'incision des téguments. Vider complètement le foyer ; lavages avec eau phéniquée à 5 0/0, ou solution de chlorure de zinc à 2 0/0. Mettre un gros tube à drainage.

Phosphaturie essentielle.

— A. Robin. —

Exercice modéré, régulièrement prolongé. Massage. Diminuer l'alimentation azotée, féculents et sucres. Augmenter légumes verts et fruits. Si l'urine ne contient pas d'albumine, insister sur le poisson. Lait écrémé aux repas.

Avant le déjeuner et le dîner, donner, dans un peu de lait tiède, une cuillerée à soupe de :

Arséniate de soude	5 centigr.
Eau	300 gr.

Prendre, au milieu du repas, un cachet de :

Phosphate de chaux	0 gr. 40
— de soude	0 gr. 20
— de potasse	0 gr. 10
Magnésie calcinée	0 gr. 10
Poudre d'yeux d'écrevisse	0 gr. 20
— de fève St-Ignace	0 gr. 01 à 0,04

Ou bien : une cuillerée à soupe d'un sirop contenant par cuillerée à soupe :

Hypophosphite de strychnine	0 gr. 00025
— de quinine	âà 0 gr. 20
— de magnésie	
— de potasse	0 gr. 03
— de chaux	0 gr. 08
— de soude	0 gr. 07
— de fer	0 gr. 03

Chez les malades déprimés, dont l'urée et les *oxydations azotées* tombent *au-dessous de la normale*, donner au milieu du repas, un cachet de :

Glycérophosphate de chaux	0 gr. 20 à 0,40
Poudre de fève St-Ignace	0 gr. 02 à 0,03
Albumine d'œuf desséchée et pulvérisée	0 gr. 10

Si les malades sont très *déprimés* ou *neurasthéniques*, donner, au milieu du repas, un cachet de :

Glycérophosphate de chaux	0 gr. 30
— de magnésie	âà 0 gr. 10
— de soude	
— de fer	0 gr. 05
Poudre de fève St-Ignace	0 gr. 02
Albumine d'œuf desséchée	0 gr. 10

Dans les *cas graves* : injection de 25 à 50 centigr. par jour de glycérophosphate de soude.

Moyens accessoires : A chaque repas, une pilule de :

> Sulfate de quinine . . . . 0 gr. 05
> Extrait de quinquina . . . . . 0 gr. 10
> Poudre de noix vomique. . . . 0 gr. 02

Inhalations d'oxygène.

A la fin de la crise, donner au début des repas une pilule de :

> Tartrate ferrico-potassique. . . 0 gr. 05 à 0,10
> Poudre de rhubarbe . . . . . . 0 gr. 05
> Extrait de quinquina. . . . . . 0 gr. 10

Eaux minérales : Malades à oxydations diminuées, à réactions nerveuses modérées : Brides, St-Nectaire, Royat.

Malades très excitables : Néris, Plombières, Ragatz.

Malades déprimés : Biarritz, Salins, Salies, Rheinfelden.

Phthiriase (Voir *Poux*).

Phtisie.

— Barié. —

> Phosphate de soude . . . . . . 15 gr.
> Vin de quinquina . . . . ⎱ ââ 125 gr.
> — de gentiane . . . . . ⎰

Un verre à bordeaux, au repas.

— Bouchard. —

Emploi de la créosote.

1° *Voie gastrique.*

> 1° Créosote . . . . 50 gr.
> Huile de foie de morue ou huile de faîne . . . . . . Q. s. pour faire 1 litre.

(Verser très lentement en agitant l'huile dans la créosote). Chaque cuillerée à bouche renferme 0 gr. 75 de créosote. A prendre de 1 à 2 cuillerées matin et soir.

2° Créosote . . . . 10 gr.
Poudre de savon amygdalin séché à l'étuve. . . . . 25 gr.

Pour 100 pilules, 8 à 10 par jour, une toutes les deux heures.

3° Créosote pure de goudron de bois . . . . 13 gr. 50
Teinture de gentiane. . . . . 30 gr. 80
Alcool de Montpellier . . . . Q. s.
Vin de Malaga. . . . . 250 gr.

2 à 4 cuillerées à bouche. Chaque cuillerée dans un verre d'eau.

Créosote pure de goudron de bois . . . . 1 à 2 gr.
Huile de foie de morue. . . . 150 gr.

Mêmes doses.

2° *Voie sous-cutanée.* — En cas d'intolérance de l'estomac, on peut employer :

Créosote. . . . . 25 à 50 gr.
Huile d'amandes. . . . . 100 gr.

Ces injections sont douloureuses et laissent après elles des indurations longues à se résoudre.

— Bucquoy. —

Liqueur de Fowler. . . . . . 1 gr.
Teinture de noix vomique . . 2 gr.
Sirop de goudron. . . . . . . 300 gr.

Une cuillerée à soupe avant les deux repas, quand il y a des troubles gastriques.

— Dieulafoy. —

Le cacodylate de soude peut être donné en potion à la dose de 5 centigr. par jour et au delà. Mais l'administration du cacodylate par le tube digestif n'est pas exempte d'inconvénients. Dans le tube digestif le cacodylate peut se transformer en oxyde de cacodyle qui répand une odeur alliacée, et détermine de la congestion rénale avec albuminurie ou des douleurs gastriques.

La méthode hypodermique est de beaucoup préférable. On pratique tous les jours une injection sous-cutanée de 3 à 5 centigr. de cacodylate pendant huit, dix, douze jours consécutifs ; puis on suspend la médication pendant une trentaine de jours ; on la reprend et ainsi de suite aussi longtemps qu'on le juge nécessaire.

— V. Gilbert. —

    Créosote. . . . . 2 à 3 gr.
    Arséniate de soude. . . . . . 0 gr. 04
    Vin de quinquina au malaga . 500 gr.

2 petits verres par jour au moment des repas.

— Marfan. —

    Huile de foie de morue. . . . 500 gr.
    Créosote. . . . . 15 gr.
    Huile phosphorée au 1/1000. . 30 gr.

Une cuillerée à soupe à chaque repas.

— Hérard et Hanot. —

    Teinture d'iode. . . . . 1 gr.
    Glycérine neutre. . . . . . . 10 gr.

Pour badigeonner le fond de la gorge pour calmer l'ardeur et a sécheresse de la muqueuse.

Quand la toux s'accompagne d'une sensation de picotement à la gorge, badigeonner le pharynx avec :

    Chlorhydrate de cocaïne . . . 0 gr. 25
    Glycérine neutre. . . . . . . 10 gr.

Ou bien avec :

    Chlorhydrate de cocaïne . . . 1 gr.
    Eau . . . . 20 gr.

Ou avec :

    Bromure de potassium. . . . 10 gr.
    Eau distillée . . . . 30 gr.

— Huchard. —

 Créosote............
 Iodoforme.......... } ââ 0 gr. 05.
 Poudre de benjoin....
 Baume de Tolu.......

Pour une pilule, 2 à 4 par jour. Les pilules doivent être dragéifiées.

— Huchard. —

Injecter tous les jours 2 à 4 seringues de :

 Camphre............... 10 gr.
 Huile d'olives stérilisée.... 100 gr.

Ou bien :

Injecter tous les jours ou tous les 2 jours une seringue de :

 Camphre............... 20 gr.
 Gaïacol............... 5 gr.
 Huile d'olives stérilisée.... 100 gr.

— Hutinel. —

 Créosote de hêtre....... 10 gr.
 Savon médicinal........ 25 gr.

Pour 100 pilules. 8 par jour.

— Jaccoud. —

Donner 100 gr. d'huile de foie de morue par jour. Cette dose est à peine suffisante. Souvent on prescrit 200 à 300 gr. par jour. On donne cette huile en dehors ou pendant les repas et on associe, quand l'huile est mal supportée, de l'eau-de-vie, du rhum, du kirsch, de l'éther ou 1 milligr. de strychnine par dose d'huile.

Contre la fièvre des phtisiques, prescrire le *salicylate de soude*, l'*acide salicylique* et le *bromhydrate de quinine*. Jaccoud préfère le second. Quand le tube digestif est en bon état, il donne, le premier jour 2 gr. d'acide salicylique, le 2e et le 3e jour 1 gr. 50 à 1 gr. selon les cas. Si, au bout de 3 jours, la fièvre n'a pas disparu, il recommence une nouvelle série.

Quand le malade est forcé de prendre des doses plus rapprochées, il prescrit :

Acide salicylique.	2 gr.
Salicylate de soude.	5 gr.
Rhum ou cognac.	50 gr.
Eau distillée	5 gr.
Vin cordial.	120 gr.

Quand le malade ne peut supporter l'acide salicylique ou le salicylate de soude, Jaccoud prescrit les injections sous-cutanées d'une solution, à parties égales, d'eau et de salicylate de soude. Il injecte une seringue tout entière du mélange à l'un ou à l'autre bras.

— LABORDE. —

Il faut adjoindre au traitement par la viande crue, le gaïacol en injections sous-cutanées.

Gaïacol pur.	20 gr.
Eucalyptol	10 gr.
Sulfate de spartéine	1 gr.
Huile d'amandes douces.	Q. s.

pour 200 cmc.

On commence par injecter 1/2 centimètre cube de cette solution, le lendemain 1 centimètre cube, puis successivement et suivant le cas jusqu'à 5 et 7 centimètres cubes. Ces injections sont très bien supportées et très rapidement absorbées.

— MARFAN. —

Chez les *enfants* : injecter 3 fois par semaine 2 gr. de :

Gaïacol.	12 gr.
Eucalyptol	6 gr.
Huile d'olives stérilisée	Q. s.

pour faire 120 cc.

— POTAIN. —

Chlorure de sodium	10 gr.
Bromure de sodium	5 gr.
Iodure de sodium	1 gr.
Eau.	100 gr.

Une cuillerée à café, tous les matins, dans une tasse de lait. Stimule la digestion et active la nutrition.

Baume de Tolu	) āā 2 gr.
Térébenthine de mélèze. . .	)
Créosote de hêtre	3 gr.
Gomme adragante	1 gr. 50
— arabique	3 gr.
Extrait d'opium	0 gr. 50
Iodoforme	0 gr. 50
Magnésie	6 gr.

Pour 100 pilules. — 5 à 10 par jour.

Voir : *Tuberculose pulmonaire.*

Phtisie chez les enfants.

— Comby. —

Le traitement doit être avant tout hygiénique ; il faut assurer à l'enfant une bonne hygiène alimentaire (suralimentation), la cure d'air au repos, la vie à la campagne, le séjour dans un sanatorium, s'il est assez grand pour en profiter, etc. Quant aux remèdes pharmaceutiques, je ne crois pas devoir y insister (créosote, gaïacol) ; je conseillerai surtout l'huile de foie de morue à haute dose, quand elle sera bien supportée.

Phtisie aiguë. Granulie (d'Empis).

— Empis. —

Combattre énergiquement les inflammations localisées des viscères au moyen des ventouses scarifiées et des sangsues. Recourir ensuite aux révulsifs (vésicatoires).

Donner ensuite au malade pendant 3 jours :

Calomel . . . . 0 gr. 60

Diviser en 12 paquets, à prendre dans les 24 heures. Au bout de 3 jours, recourir à l'iodure de potassium.

— Potain. —

Sulfate de quinine contre la fièvre. *Tannin* : 2 à 3 gr. par jour.

Phtisie diabétique.

— A. Robin. —

La *créosote*, à l'intérieur, cause des troubles digestifs.
Donner, chaque matin, un lavement de 90 gr. d'eau et de 2 cuillerées à café de :

Créosote pure.	10 gr.
Décoction de bois de Panama.	90 gr.

Prendre 2 à 5 pilules de :

Arséniate de soude	0 gr. 001
Iodoforme.	0 gr. 01
Baume de soufre anisé.	0 gr. 05
Thériaque.	0 gr. 10
Extrait de feuilles de noyer	0 gr. 10
Poudre de ratanhia	Q. S.

pour une pilule.

Phtisie et grossesse.

— Tarnier. —

Toutes les fois qu'une jeune fille a présenté des accidents de tuberculisation pulmonaire, il faut déconseiller le mariage, surtout avant 30 ans. Si la femme est mariée, il faut déconseiller la grossesse. Si la femme est accouchée, il faut déconseiller l'allaitement.

L'utilité de l'accouchement prématuré chez une phtisique est fort douteuse, on ne doit pas le conseiller. Si la mère meurt sans être accouchée, on a la ressource de l'opération césarienne ou de l'accouchement forcé *post partum*.

— Pinard. —

Dans la grande majorité des cas, la grossesse, loin d'enrayer la phtisie pulmonaire, en accélère au contraire la marche. Mais il faut reconnaître aussi que quelquefois la maladie n'est influencée ni en bien ni en mal, et que même, dans un petit nombre de cas, les symptômes paraissent manifestement arrêtés.

— Ribemont-Dessaignes et Lepage. —

Pour bien apprécier l'influence de la grossesse sur la tuberculose, il faut distinguer différents cas ; une femme tuberculeuse devient enceinte ; sa grossesse est bonne ; ses fonctions digestives, loin d'être diminuées ou perverties, sont exagérées par la grossesse ; sa nutrition est meilleure et son état général s'en ressent. Chez cette femme la tuberculose pulmonaire pourra rester silencieuse pendant presque toute la grossesse pour évoluer ensuite pendant les semaines qui suivront l'accouchement, alors que l'appétit diminuera, que la femme sera débilitée par les fatigues de l'accouchement, par le séjour au lit. Un fait non moins certain, c'est que chez une femme prédisposée à la bacillose par son tempérament, par ses antécédents héréditaires etc., la grossesse et surtout les grossesses répétées et rapprochées facilitent singulièrement l'apparition et l'évolution de la tuberculose. L'allaitement est particulièrement funeste pour la mère et l'enfant.

Pityriasis rosé de Gibert.

— E. Besnier. —

Faire prendre tous les deux jours un bain tiède au son ou à l'amidon, dans lequel on met de 50 à 100 gr. de borate de soude.

Tous les soirs, mettre sur les points malades :

Borate de soude	2 gr.
Glycérolé d'amidon	50 gr.

Pityriasis versicolor.

— E. Besnier. —

Faire prendre, pendant trois heures, un bain avec 60 gr. de carbonate de soude. Faire ensuite un savonnage vigoureux et mettre :

Acide salicylique	5 gr.
Soufre précipité	20 gr.
Vaseline	100 gr.

Ou bien :

Bichlorure de mercure	0 gr. 50
Eau distillée	250 gr.

Pour lotions, après avoir frotté la peau avec du savon.

— Gaucher. —

Salicylate de soude	2 gr.
Eau	100 gr.

Pour lotions.

Chloral	3 gr.
Glycérine	} āā 25 gr.
Alcool	
Eau	100 gr.

Pour onctions.

— Fournier. —

Fleurs de soufre	1 gr.
Teinture de benjoin	6 gr.
Huile d'amandes douces	20 gr.
Moelle de bœuf	60 gr.

Pour une onction le soir.

Carbonate de soude	2 gr.
Glycérine	40 gr.
Eau de son	500 gr.

Pour un lavage le matin.

Plaies de l'abdomen.

— Peyrot. —

Plaies non pénétrantes. — Extraire le corps étranger s'il est resté dans la plaie. Lier les vaisseaux divisés. Calmer la douleur par l'opium à l'intérieur ou la morphine en injection. Si la plaie est profonde, faire la suture et maintenir le malade dans l'immobilité.

Plaies pénétrantes. — S'efforcer de prévenir la péritonite traumatique. Dès qu'elle débute, donner l'opium à l'intérieur (10 à 20 centigr.), injections sous-cutanées de morphine. — Repos et diète absolus. — Glace sur le ventre, vésicatoire, badigeonnage au collodion.

Si un vaisseau donne du sang et qu'on puisse l'atteindre, le lier. S'il est inaccessible : faire prendre du perchlorure de fer, de l'eau de Léchelle, pratiquer des injections d'ergotine.

Si l'*épiploon* fait hernie, s'il est sain et forme une tumeur peu volumineuse, s'il n'est pas étranglé, on le réduit. Si l'épiplocèle est volumineuse, on en excise une partie au-dessous d'une ligature et on réduit. Si l'épiploon est souillé de façon qu'on ne puisse en faire l'antisepsie, on le fixe à la paroi abdominale. Si l'épiplocèle est ancienne, volumineuse et enflammée, on applique dessus des caustiques et on la laisse à l'extérieur.

Si l'intestin *sain* fait hernie, le réduire après l'avoir lavé avec une solution antiseptique. Débrider au besoin la plaie. Si l'intestin présente une solution de continuité, on fait la suture de Lembert et on réduit, en laissant l'anse suturée au voisinage de la plaie. Si la plaie de l'intestin est mâchée, contuse et peu étendue, on amène les lèvres de la plaie au contact de la plaie cutanée pour créer un anus artificiel.

Si on est certain que l'intestin est lésé dans l'intérieur de l'abdomen, on ouvre celui-ci sur la ligne médiane et on va à la recherche de l'intestin blessé.

— Reclus. —

Dans les plaies pénétrantes de l'abdomen par balle de revolver, pratiquer l'abstention en se contentant de recourir aux moyens médicaux : injection de morphine, extrait d'opium à l'intérieur, glace sur le ventre. La laparotomie et la suture de l'intestin sont indiquées ; 1º lorsqu'il existe une hémorrhagie interne ou externe ; 2º quand l'anse intestinale fait hernie au dehors ; 3º quand l'issue de gaz et de matières ou la percussion seule permettent de diagnostiquer à coup sûr une perforation intestinale ; 4º dans certains modes de traumatismes (coup de pied de cheval), dans lesquels il y a presque toujours de larges perforations de l'intestin.

— Tillaux. —

Plaies par instruments piquants. — On fait l'occlusion de la plaie, on immobilise l'intestin par la diète et l'opium, on met de la glace sur le ventre. Si la péritonite éclate, on peut à la rigueur, faire la laparotomie, mais les chances de succès sont faibles.

Si la plaie est *large* et que l'*épiploon* fasse seul saillie à l'extérieur, il vaut mieux ne pas le réduire. On applique une ligature au catgut sur l'épiploon au ras de la plaie et on sectionne la partie herniée. On touche le pédicule avec une solution phéniquée forte et on réduit. On suture la plaie de l'abdomen.

Si l'*intestin* est hernié et *sain*, on le lave avec une solution antiseptique forte et on le réduit. Suture de la plaie. Si l'intestin est *blessé* et que la plaie soit extrêmement fine (piqûre d'aiguille), on peut réduire. Dans le cas contraire, faire la suture de l'intestin. Si l'intestin est contus, déchiré, réséquer la partie altérée.

Plaies par écrasement.

— Reclus. —

Lavage antiseptique minutieux ; puis on bourre les diverticules de la plaie avec de la gaze iodoformée imprégnée de :

Sublimé	0 gr. 05
Iodoforme	1 gr.
Antipyrine	
Acide borique	ââ 3 gr.
Salol	
Vaseline	50 gr.

Puis envelopper les parties avec une couche épaisse de ouate hydrophile. Terminer par un bandage roulé compressif.

Plaies des gros troncs veineux.

— Ricard. —

Quand la ligature totale ou latérale d'une veine volumineuse est impossible ou dangereuse, faire la suture de la plaie veineuse à l'aide de points séparés, par la méthode de Lembert, et faire une suture de soutien avec les tissus voisins.

Plaies de la poitrine.

— Peyrot. —

Maintenir, avant tout, l'asepsie de la plaie et de la cavité pleurale. Dans les plaies *nettes*, faire la suture de la plaie, en comprenant toutes les parties molles du thorax, jusqu'aux muscles intercostaux, si c'est possible. Si on ne peut faire la suture, obturer la plaie avec le collodion iodoformé après un lavage soigneux. Dans tous les cas, appliquer un large pansement antiseptique et compressif. Quand la plaie est déchirée, compliquée de fracture avec esquilles, on la régularise et on extrait les esquilles. Réséquer une côte au besoin. On introduit dans la plaie un tube à drainage de quelques centimètres et de gros calibre et on recouvre la moitié du thorax correspondant à la blessure avec un pansement antiseptique et absorbant.

Contre l'*hémorrhagie* venant de la plaie : compression avec un tampon antiseptique. Si l'hémorrhagie vient du poumon, suture de la plaie. Si l'hémothorax tend à la guérison, rien à faire. S'il survient une altération putride des produits épanchés, rouvrir la plaie et faire au besoin l'empyème. S'il y a *hernie* du poumon, chercher à réduire. Si la partie herniée est mortifiée, la détruire au fer rouge ou la laisser au dehors sans y toucher.

Plaies de la vessie.

— Bouilly. —

Combattre l'hémorrhagie par des applications froides ou par le tamponnement. Introduire une sonde de caoutchouc dans la vessie. Si elle est mal supportée, faire le cathétérisme fréquemment. Pansement antiseptique. A l'*intérieur*, opium.

Dès qu'il se manifeste des phénomènes de rétention ou d'infiltration d'urine, faire la laparotomie avec suture complète de l'organe si la plaie est petite et régulière ; avec suture partielle et application d'un tube à demeure faisant siphon, si elle est grande ou difficilement accessible. La suture sera faite par le procédé Lembert, avec adossement péritonéal.

Dans les plaies *intra-péritonéales*, faire la laparotomie au premier signe de péritonite.

Plaques muqueuses.

— A. FOURNIER. —

    Nitrate d'argent . . . . 1 gr.
    Eau distillée . . . . 150 gr.

Pour toucher les plaques muqueuses.
Si les plaques siègent dans la bouche, et qu'elles soient peu étendues, employer le *nitrate acide de mercure*. Laver ensuite la bouche avec soin.

Pleurésie.

— CUFFER. —

S'il y a congestion pulmonaire, vésicatoire large ou cataplasme sinapisé ; diurétiques. Si la congestion est plus intense : 8 à 10 ventouses scarifiées. Digitale et régime lacté. Un purgatif drastique est souvent utile.

Ne songer à la thoracentèse que vers le 23ᵉ jour quand le traitement médical a échoué. Terminer l'opération dès que le manomètre indique 1 cm. 1/2 de dépression (Potain).

Après toute pleurésie : iodure de potassium à hautes doses, pointes de feu, badigeonnages d'iode, cautère à la pâte de Vienne si la lésion est très limitée.

— DIEULAFOY. —

Contre les douleurs : sangsues, ventouses scarifiées, injections de morphine. Dès qu'on a constaté que l'épanchement atteint 1800 gr., qu'il y ait ou non fièvre ou dyspnée, *thoracentèse*. A la première ponction, ne pas retirer plus d'un litre. Si l'état ne s'améliore pas, revenir à la ponction le surlendemain et les jours suivants.

— Faisans. —

Au début, ventouses scarifiées. Pas de traitement si le liquide est peu abondant. Pas de vésicatoire tant qu'il y a de la fièvre et que l'épanchement augmente. Pas de purgatifs, de sudorifiques, de diurétiques. Si le liquide ne se résorbe pas : ponction.

— Huchard. —

Combattre la cause de la dyspnée, la *congestion pulmonaire*, par une saignée locale et les préparations d'ipéca à petites doses. — Si la congestion est intense et active, recourir à une saignée locale (ventouses scarifiées) et même à une petite saignée générale ou encore à un vomitif avec de l'ipéca, 1 gr. 50 à 2 grammes à prendre en 3 fois.

Si la congestion pulmonaire est peu intense, prescrire l'ipéca à doses réfractées.

Poudre de Dower . . .
— de scille . . . . . } ââ 3 gr.
Sulfate de quinine. . . . .

En 30 cachets. — 4 à 5 par jour.

Dans la pleurésie *diaphragmatique*, s'il y a des douleurs provoquées sur le trajet des nerfs phréniques, appliquer sur ce trajet des ventouses scarifiées et faire une ou plusieurs injections de morphine.

— Jaccoud. —

Dans la pleurésie aiguë franche avec épanchement assez abondant, se formant assez rapidement et avec un état fébrile assez intense, prescrire le *tartre stibié* à la dose de 40 centigr. chez l'homme, de 30 centigr. chez la femme (dose maximum). Le médicament est prescrit dans un julep : ne pas ajouter d'opium. A la fin de la journée, les malades sont dans un état de dépression qu'on combat par une potion cordiale. Le malade reste au repos le lendemain. Le lendemain ou même le quatrième jour, on donne une deuxième dose, si l'affection n'est pas enrayée. Si la deuxième dose ne donne pas de résultat satisfaisant, donner un drastique :

Eau-de-vie allemande . . . } āā 20 à 30 gr.
Sirop de nerprun. . . . . }

— Lancereaux. —

Au *début*, un large vésicatoire peut, parfois, faire avorter l'inflammation. Plus tard, tous les médicaments restent sans action. Il faut ponctionner.

— Lécorché. —

Le *salicylate de soude* ne donne pas de résultat. A recours au traitement classique avec les *vésicatoires*.

— A. Robin. —

Vésicatoires largement appliqués. Au début : 40 centigr. *de calomel* en 4 doses à 1 heure d'intervalle, pendant 2 à 3 jours. Quand le malade a eu de la diarrhée, donner le *salicylate de soude* à la dose de 2 grammes par jour dans une potion de 150 grammes à prendre toutes les heures par cuillerées. La *thoracentèse* est réservée aux cas d'urgence absolue (déplacement du cœur, épanchement considérable).

— Talamon. —

Les *vésicatoires* n'ont pas d'action. Les *diurétiques* sont inutiles, les *drastiques* nuisibles. Le *salicylate de soude*, 4 à 6 grammes par jour, paraît avoir une certaine action sur la résorption de l'épanchement. Le meilleur moment pour le donner est du 15ᵉ au 20ᵉ jour.

Quand la maladie a dépassé le troisième septénaire et que l'épanchement reste abondant, retirer par la thoracentèse un litre à un litre 1/2 de liquide. Administrer le salicylate les jours suivants.

— Tapret. —

S'opposer à la formation de l'épanchement avec les *révulsifs*. Modérer la réaction générale avec la *quinine* et l'*antipyrine*. S'il y a de la congestion pulmonaire : jaborandi, digitale, scammonée.

Contre l'épanchement constitué, il n'y a plus que la thoracentèse. Ne pas la faire trop tôt, à moins d'urgence. Attendre la fin de la période fébrile. Enlever le liquide aussi complètement que possible, mais avec une très grande *lenteur*. Après la ponction : ventouses. Pendant les deux premiers jours : quinine, 1 gr. par jour.

Pleurésie appendiculaire.

— Dieulafoy. —

Le pronostic de la pleurésie appendiculaire est des plus sérieux ; les symptômes généraux, l'état du pouls, l'affaiblissement rapide du malade en indiquent la gravité.

En face d'une pleurésie droite fétide et putride, faut toujours penser à l'appendicite et reconstituer l'étape abdominale appendiculaire qui a précédé de 6, 8 à 10 jours l'étape phrénico-pleurale. L'intervention chirurgicale doit être hâtive, parfois même double ; il faut attaquer l'infection péritonéale par la laparotomie.

Malgré une double intervention il est à craindre que le malade succombe, car il est déjà infecté et intoxiqué.

Le vrai traitement est donc le traitement prophylactique, celui qui consiste à enlever le foyer appendiculaire dès l'apparition de l'appendicite, celle qui met à l'abri des dangers et des complications sans nombre de l'appendicite.

Pleurésie diaphragmatique.

— Rendu. —

Dans la période aiguë, combattre la douleur par des injections de morphine. Révulsifs, surtout les ventouses scarifiées. A la période suraiguë, entourer la base de la poitrine d'une cuirasse d'emplâtre de Vigo. Surveiller l'état général.

Pleurésie des enfants.

— Comby. —

(Pleurésie séro-fibrineuse). Au début s'il y a point de côté violent, on appliquera trois ou quatre ventouses scarifiées. Le vésicatoire, s'il paraît indiqué, ne restera en place que deux ou trois heures. Si l'enfant est constipé, on le purgera (huile de ricin, calomel, scammonée). On provoquera la diurèse avec l'oxymel scillitique (1-2, à 3 cuillerées à café), une tisane diurétique (chiendent, queues de cerises, nitrate de potasse ou de soude), le régime lacté.

Si l'épanchement est abondant, s'il persiste après la cessation de la fièvre, on pratiquera la thoracentèse, sans vider a plèvre à fond. Les accidents de la thoracentèse sont très rares chez l'enfant. La purulence ne saurait en résulter si on est propre (lavage aseptique de la peau du sujet, des mains et des instruments). Dans les cas rebelles on pourra injecter l'eau naphtolée, le sublimé à 1 pour 2000, le chlorure de zinc à 5 0/0.

— J. Simon. —

Maintenir l'enfant dans une température modérée, mais constante. Envelopper les jambes dans de l'ouate recouverte de taffetas imperméable.

Régime : lait, bouillon.

Contre l'insomnie, pas d'opium. Prescrire chloral, bromures.

Au début : cataplasmes sinapisés sur la poitrine. S'il y a de l'épanchement, vésicatoires de petite dimension laissés 2 à 3 heures. Appliquer ensuite un cataplasme.

A l'intérieur : calomel, diurétiques.

Il faut faire la *thoracentèse* dès que l'épanchement devient considérable et déplace le cœur.

Pleurésie purulente.

— Marfan. —

Faire une ponction avec une seringue de Pravaz pour savoir s'il y a du liquide et quelle est sa nature.

S'il est séreux, le liquide se résorbe et le pronostic est bon.

S'il est purulent, il faut pratiquer l'empyème et même réséquer un fragment de côte.

Il faut alors opérer tout de suite.

Pleurodynie.

— D'Heilly. —

Révulsifs. Cataplasmes laudanisés. Liniments narcotiques.

Dans les cas sérieux : sangsues, ventouses scarifiées, bains de vapeur.

Electrisation avec courants continus.

Pneumatocèle crânienne.

— Kirmisson. —

Evacuer le contenu de la tumeur par une ponction avec un trocart capillaire. Faire ensuite, sur la tumeur, la compression. On peut aussi faire une injection iodée. Si on échoue, on peut inciser la tumeur au niveau de l'orifice osseux et amener son oblitération par suppuration.

Pneumonie.

— Jaccoud. —

Contre l'*adynamie*.

Acétate d'ammoniaque.	4 gr.
Extrait de quinquina.	2 gr.
Rhum	60 gr.
Potion gommeuse	120 gr.

En 24 heures.

Pour remédier à la faiblesse du cœur : caféine à la dose de 1 gr., inhalations d'oxygène, ventouses sèches sur le thorax et les membres inférieurs.

— Bucquoy. —

Chez les *enfants*, pas de médication. — Chez l'*adulte*.

Tout à fait au début, en cas de congestion pulmonaire intense, *saignée*. *Tartre stibié* 10 à 15 centigr : s'arrêter dès que les vomissements commencent. Le *sulfate de quinine* agit comme tonique. A la fin *vésicatoire*, seulement s'il est nécessaire d'activer la résolution.

— CORNIL. —

Au début, ventouses scarifiées. S'il y a congestion généralisée, *saignée*. Ensuite *vésicatoire*. Potion de Todd et un peu de poudre de Dower.

— NETTER. —

Il n'existe pas de médication uniforme de la pneumonie. Les indications varient à l'infini suivant les circonstances.

On veillera à ce que le malade séjourne dans une pièce assez grande, bien aérée, dont la température restera modérée. Il faudra alimenter le malade en lui donnant du bouillon, du lait, des grogs légers. Contre un point de côté violent, on prescrira utilement un cataplasme sinapisé ou, au besoin, des ventouses scarifiées.

Les principales indications thérapeutiques seront fournies par le pouls, le thermomètre, les symptômes cérébraux. En cas de fatigue du cœur : alcool, injection d'éther ou de caféine.

En cas d'adynamie : potion de Todd, acétate d'ammoniaque, éther.

En cas d'hyperthermie : bain froid, Champagne.

— HAYEM. —

Verser une quinzaine de gouttes de *nitrite d'amyle* pur sur une compresse qu'on maintient à 2 ou 3 centimètres de la bouche et du nez du malade qui doit respirer largement. Quand les premières gouttes sont évaporées, on verse une deuxième, puis une troisième fois 15 gouttes.

Dans les cas ordinaires une inhalation par jour suffit. Dans les cas graves, il en faut faire deux.

— Huchard. —

Donner l'alcool à la dose minimum de 100 gr. S'il y a un grand affaissement, aller jusqu'à 300 gr. par jour. Fractionner les doses.

Dès le début, donner en une fois 50 gouttes de solution de digitaline au 1000e, 2 à 5 jours après, donner 25 à 40 gouttes.

Dans la pneumonie *grippale*, injecter 1 à 2 seringues Pravaz par jour de :

Chlorhydro-sulfate de quinine.	5 gr.
Eau distillée	10 gr.

Injections de caféine et d'éther à la dose de 4 à 8 injections par jour de 40 centigr. Pour lutter contre l'insuffisance cardiaque, injections d'huile camphrée à 20 0/0. S'il y a de l'albumine dans les urines, infusion de 10 à 30 centigr. de digitale pendant 3 jours.

En cas de *dyspnée* intense, de congestion pulmonaire considérable, d'hyperthermie et d'albuminurie pneumonique : *saignée. Jamais* de vésicatoire.

— Jaccoud. —

Teinture de cannelle	5 gr.
Sirop.	45 gr.
Eau	50 gr.
Vin rouge	100 gr.

Par cuillerées à bouche toutes les heures.

Sirop diacode	
Eau de tilleul	āā 30 gr.
— laurier-cerise. . .	
— laitue.	

Par cuillerées à bouche d'heure en heure.

Eviter le vésicatoire dans les premières périodes. Le réserver pour le moment où la défervescence s'est produite.

Contre la dyspnée : émissions sanguines et injections de morphine.

Contre le délire, prescrire :

Bromure de potassium . . . . 3 gr. 50
Sirop de chloral . . . . . }
Eau . . . . } ââ 30 gr.

Une cuillerée à bouche dans une tasse de lait additionnée d'un jaune d'œuf.

— Landouzy. —

Pas de vésicatoire. Emploi raisonné de : digitale, café, caféine, alcool, sulfate de quinine et même saignée.

— Moizard. —

Dans les formes adynamiques: injections d'éther et de caféine, de spartéine contre les troubles cardiaques.

— Pierre Marie. —

Dans la pneumonie, l'auteur recommande l'emploi de la levure de bière qui, sur huit cas, lui aurait donné huit guérisons.

— Rigal. —

Expectation seulement dans les cas bénins. Contre l'infection : sulfate de quinine : 40 à 60 centigr. par jour. Si la *dyspnée* est excessive, saignée de 300 à 400 gr. Si les *troubles nerveux* sont très intenses: bain à 26 ou 28° pendant dix à quinze minutes en massant continuellement les masses musculaires. Si le premier bain est bien supporté, en donner, 2 ou 3 heures après, un second à 22° ou 24°. Répéter ces bains de 3 en 3 heures jusqu'à cessation de l'ataxie.

Le bain *tiède* suffit s'il n'y a qu'une légère agitation.

Pneumonie diabétique.

— A. Robin. —

Commencer par donner en 4 doses, à une heure d'intervalle : *calomel*, 0 gr. 40. Insister sur les stimulants diffusibles, l'alcool. Ne pas craindre l'application d'un large vésicatoire. Régime lacté.

Pneumonie des enfants.

— CADET DE GASSICOURT. —

Ne pas employer de médicament perturbateur. Sulfate de quinine à dose faible : 15 à 20 centigr. Potion de Todd. S'il y a du délire, lavements avec 2 à 4 gr. de teinture de musc. Pas de vésicatoire. En cas d'*agitation* très vive : bains tièdes.

Pas de vomitifs, ni de tartre stibié, ni de saignée.

— MARFAN. —

Médication symptomatique quand l'évolution est franche. Contre le point de côté violent, ventouses scarifiées ou sangsues sous le mamelon du côté malade (2 ou 3 suivant l'âge). Pas de piqûre de morphine.

Comme stimulant, café ou thé, ou potion à l'acétate d'ammoniaque. Se réserver sur l'emploi des antithermiques chimiques.

Dans les formes graves avec hyperthermie très marquée, délire ou stupeur, la balnéation fraîche ou tiède est le traitement de choix. Toutes les 3 ou 4 heures bains entre 34° et 30°, d'une durée de 10 minutes. A défaut, enveloppement du thorax à l'aide de serviettes humides et recouvrir de taffetas gommé (compresses de Priessnitz). Recommencer toutes les 2 ou 3 heures et laisser en place une heure.

En cas de convulsions, bain tiède ou frais, suivant effet produit ; chloral à doses proportionnelles à l'âge.

En cas d'asthénie cardiaque : alcool à doses modérées ; jusqu'à 4 ans, 4 ou 5 grammes de cognac par année d'âge avec potion sucrée. Injection de caféine ou d'huile camphrée.

Si menace de collapsus, injection d'éther. Si menace d'asphyxie, sur la poitrine cataplasmes sinapisés, bains sinapisés, inhalations d'oxygène.

— HUTINEL. —

Sulfate de quinine. Parfois acétate d'ammoniaque, alcool à doses modérées, boissons abondantes. Dans les cas exceptionnellement graves, *bains froids* toutes les 3 heures, si l'hyperthermie est excessive. Ventouses et même saignée s'il y a menace d'asphyxie. Injections d'éther contre le collapsus. Caféine, digitaline, si le cœur faiblit.

Pneumonie grippale chez les enfants.

— Marfan. —

Dans les cas simples, se borner à aider la guérison naturelle et diminuer les symptômes pénibles. Si l'affection est bénigne, le repos au lit est presque suffisant. Donner la potion suivante :

  Infusion de café . . . . 60 gr.
  Sirop d'éther ou cognac . . . 15 gr.
  Acétate d'ammoniaque . . . 1 gr.

A prendre en 24 heures pour un enfant de 5 ans.

Révulsion large avec cataplasme sinapisé matin et soir, en avant et en arrière.

S'il y a délire, gémissements, agitation, bains tièdes à 30° ou 32°, excellents pour calmer le système nerveux.

Pneumothorax.

— Faisans. —

Calmer la douleur : injections de morphine.

Diminuer la gêne causée par l'épanchement gazeux : thoracentèse, indiquée surtout quand le pneumothorax est total.

Combattre la congestion pulmonaire : ventouses sèches, sinapismes, inhalations d'oxygène. Au besoin, saignée.

— Fernet. —

Combattre le point de côté par les injections de morphine, la dyspnée par les inhalations d'oxygène, les troubles résultant de l'abondance de l'épanchement gazeux par des ponctions.

Si les accidents infectieux sont légers ou douteux, ne ien faire ou pratiquer la thoracentèse si le liquide épanché est abondant ou tenace. Si l'infection pleurale est peu intense et cause une pleurésie subaiguë, injecter dans la plèvre des liquides antiseptiques, ou bien laver la plèvre avec ces liquides et injecter ensuite une substance antiseptique. Dans les cas rebelles et en cas de pleurésie septique suraiguë, thoracotomie.

— Galliard. —

Dans le traitement d'urgence, la *thoracentèse* peut soulager les malades et même leur assurer la survie. Elle doit être pratiquée avec un trocart fin et un appareil aspirateur. Les canules à demeure ne doivent être employées que si l'on est certain d'avoir affaire au pneumothorax à soupape.

Si la thoracentèse est suivie d'un emphysème sous-cutané généralisé, faire immédiatement la thoracotomie et mettre un drain. En dehors de ce cas, la thoracotomie d'emblée est à rejeter, à moins qu'il n'y ait gangrène.

— Moizard. —

Si l'épanchement est abondant, il faut le remplacer par de l'air stérilisé selon la méthode de Potain. S'il est très peu abondant, on peut assurer l'asepsie pleurale par une injection avec :

Teinture d'iode . . . . . . }
Alcool . . . . } ââ 60 gr.
Iodure de potassium au 10ᵉ }

On injecte au niveau du cinquième espace intercostal 30 gr. de ce liquide. L'iode, en se volatilisant dans la plèvre, arrête la septicémie.

— Potain. —

S'il en est besoin, évacuer les gaz thoraciques par aspiration et les remplacer par de l'air stérilisé.

— Rendu. —

Ne pas intervenir trop hâtivement. Si l'on fait la thoracentèse, n'évacuer que partiellement les gaz thoraciques, de façon à prévenir la reproduction du pneumothorax.

Polypes utérins.

— Tillaux. —

Polypes muqueux. — Les enlever par torsion ou avec l'écraseur ou l'anse galvanique.

Polype fibreux. — Si le polype est bien pédiculé, après lavage antiseptique du vagin, on saisit la partie la plus saillante avec une pince de Museux à arrêt et par une traction douce et continue, on abaisse le polype le plus possible. On enlève ensuite le polype avec l'écraseur. Lavage au sublimé. Tampons de gaze iodoformée dans le vagin. Tenir la malade au lit pendant 8 jours.

Si le polype est contenu dans la cavité utérine et qu'on ne puisse porter sur son pédicule un instrument quelconque, on enlève avec le bistouri ou les ciseaux de larges tranches de la tumeur, en commençant par le centre. On le réduit peu à peu, jusqu'à ce que le pédicule devienne accessible.

Polyurie.

— Bucquoy. —

A prendre en 24 heures :

Ergot de seigle. . . . .   0 gr. 75

— Potain. —

Extrait de valériane, 1 à 4 gr. Antipyrine à doses modérées. Hydrothérapie si la réaction se fait bien.

Polyurie hystérique.

— E. Hirtz. —

Essayer la suggestion à l'état hypnotique. Si elle n'est pas applicable, isoler la malade, éviter les émotions, es refroidissements. Alimentation azotée. Exercice modéré. Toniques et hydrothérapie chez les anémiques. *Valériane* : 3 à 4 gr. par jour. Lavement avec :

| Valériane. . . . . | 12 gr. |
| Eau . . . . | 300 gr. |

Réduire à 150 gr. par l'ébullition : ajouter 10 gouttes de laudanum. *Bromure de sodium.*

Ponction dans la cirrhose du foie.

— DUJARDIN-BEAUMETZ. —

Si le malade est vigoureux, que l'estomac fonctionne assez bien et que l'abdomen soit très distendu, on peut ponctionner ; (lieu d'élection : milieu d'une ligne tirée de l'épine iliaque supérieure à l'ombilic). Si le liquide se reforme rapidement, en 3 ou 4 jours, ne pas renouveler l'opération. Si, au contraire, il ne se reforme qu'au bout de 15 jours à un mois, on peut la renouveler.

Dans la cachexie avancée, ne pas faire la ponction.

Pouls lent permanent (maladie de Stokes-Adams).

— COMBY. —

Au moment des accès dyspnéiques et syncopaux : faire respirer 5 à 6 gouttes de *nitrite d'amyle* ou *d'iodure d'éthyle.* Contre la dyspnée, *inhalations d'oxygène.* En cas d'asystolie : injections de *caféine.* Contre la syncope : injections d'*éther.* Quand on soupçonne la syphilis : *iodure de potassium.*

Régime lacté.

— HUCHARD. —

1° *Indication artérielle.* Donner l'iodure et les vaso-dilatateurs : trinitrine, nitrite d'amyle ;

2° *Indication cardiaque.* Tonifier le cœur. La digitale ne doit être donnée qu'avec circonspection (elle ralentit le pouls). Préférer la caféine, la spartéine ;

3° *Indication cérébro-bulbaire.* Combattre l'ischémie bulbaire. Proscrire tout médicament vaso-constricteur (bromure, ergot). Provoquer la vaso-dilatation par les iodures et la trinitrine. Repos absolu. En cas de syncope, mettre le malade la tête très basse ;

4° *Indications tirées des symptômes associés.* Contre les accidents urémiques : régime lacté.

Poux.

— Gaucher. —

Le traitement est simple. Lorsque les poux sont peu nombreux les cheveux doivent être coupés ras ; il faut savonner la tête, faire quelques soins de propreté et tout est dit. Mais chez les femmes c'est plus difficile, car les femmes ne sacrifient pas volontiers leur chevelure ; il faut alors détruire les animaux sans détruire la forêt. Le meilleur moyen est de laver la tête et les cheveux avec l'alcool camphré, on peut aussi saupoudrer les cheveux avec des poudres parasiticides (poudre de staphisaigre, soufre pulvérisé, poudre de pyrèthre). Mais les lentes ne sont pas encore tuées, et il n'y a qu'un bon moyen pour cela, c'est le vinaigre chaud ; il pénètre dans l'enveloppe de chitine des œufs, les sèche et les détruit. On a employé des lotions antiseptiques à l'acide salicylique, au naphtol, au pétrole, etc., elles ne sont pas plus efficaces que celles que je vous ai indiquées. On a aussi conseillé, pour détruire les poux de tête, des onctions d'onguent napolitain. Mais ces onctions ont des inconvénients ; elles produisent des accidents d'absorption mercurielle ou au moins des accidents d'irritation cutanée, de l'hydrargyrisme externe. Mais quand il y a des éruptions secondaires, de l'eczéma, de l'impetigo, des abcès, le traitement est plus difficile, c'est le traitement ordinaire de ces lésions, enveloppement de caoutchouc, applications de cataplasmes, glycérolé calcique, pommade à l'oxyde de zinc.

Poux du pubis.

— Brocq. —

Sublimé . . . . 1 gr.
Vinaigre. . . . . 300 gr.

Pour lotions : on obtient ainsi la mort des poux et le détachement des lentes.

— FOURNIER. —

Le traitement classique de la phtiriase pubienne est fort sale, et, de plus, il expose aux érythèmes et aux eczémas mercuriels.

Il est facile d'éviter la plupart des inconvénients du traitement habituel en employant la pommade au calomel (1 gr. p. 20) ou mieux des bains de sublimé à 10 gr., dans lesquels le malade restera 1/2 heure ou 3/4 d'heure. On pourra encore formuler une lotion mercurielle de la manière suivante :

> Eau distillée . . . . 400 gr.
> Alcool . . . . 100 gr.
> Sublimé . . . . 1 gr.

Ou encore :

> Vinaigre aromatisé . . . . . . 300 gr.
> Sublimé . . . . 1 gr.

Etendre du double d'eau et lotionner.

On peut encore employer des badigeonnages, avec l'huile de naphtol B ; mais, en somme, les lotions et les bains de sublimé sont ce qu'il y a de mieux.

Quant aux œufs, on les détruira par des lotions avec du vinaigre chaud et étendu d'un peu d'eau ; on peignera ensuite avec le peigne métallique.

— VIDAL. —

Poux de la tête. — Le premier jour, faire une friction sur tout le cuir chevelu avec de l'*onguent napolitain*. Le lendemain faire un lavage avec de l'eau savonneuse. Le surlendemain appliquer :

> Extrait fluide de Panama . . .   5 gr.
> Huile de cade . . . . 25 gr.
> Glycérolé d'amidon . . . . . . 25 gr.

Poux du pubis. — Frictions quotidiennes ou biquotidiennes avec :

Bichlorure de mercure . . . .   1 gr.
Eau de Cologne . . . . 100 gr.

On en met une cuillerée à bouche dans 200 gr. d'eau tiède.

Procidence du cordon.

— Varnier. —

S'il s'agit d'un siège, pratiquer l'extraction manuelle rapide. S'il y a une présentation de l'épaule, version par manœuvres internes en repoussant le cordon avant d'aller chercher le pied.

Si la tête reste élevée et mobile, la version est préférable au forceps. Si la tête est engagée : forceps en faisant attention à ne pas pincer le cordon entre les cuillers et la tête.

Quand la poche est *rompue*, faire la rétropulsion manuelle, en introduisant toute la main dans le vagin. Si la procidence siège dans la moitié gauche du bassin, se servir de la main droite ; si elle siège à droite, de la main gauche.

Procidence des membres pendant le travail.

— Varnier. —

Faire la rétropulsion chaque fois que, la tête étant mobile au-dessus ou au niveau du détroit supérieur, la dilatation du col est incomplète ou que, l'orifice étant complètement dilaté et la tête non engagée, l'intérêt de la mère ou de l'enfant n'exige pas une terminaison immédiate.

Si la tête est très engagée : forceps. Si la rétropulsion manuelle a échoué, s'il y a plusieurs membres procidents avec le cordon, si, malgré la réduction, l'engagement ne se fait pas : version en mettant un lacs sur la ou les extrémités procidentes avant de faire l'évolution du fœtus.

Si la tête et les membres sont tellement enclavés qu'on ne peut faire la version, ni appliquer le forceps :

craniotomie et céphalotripsie. Faire cette opération d'emblée si, le fœtus étant mort, il faut intervenir.

Prolapsus du rectum chez les enfants.

— Comby. —

En présence d'un prolapsus rectal il faut d'abord réduire la tumeur ; pour cela on prend un linge fin, enduit de vaseline boriquée, et on presse de bas en haut sur le bourrelet muqueux ; s'il rentre difficilement, on porte en bas la tête de l'enfant, on soulève le siège et, la pesanteur aidant, on obtient la réduction ; pour la maintenir on peut appliquer un bandage en T.

Pour prévenir le retour du prolapsus, il y a plusieurs indications à remplir. S'il y a de la diarrhée, on la traitera par les moyens ordinaires ; s'il y a de la constipation, on prescrira des laxatifs ou des lavements.

Pour prévenir l'issue de la muqueuse à chaque défécation, on peut obliger les enfants à rester couchés pour aller à la garde-robe ; ou, s'ils sont assis sur le vase, on aura soin que leurs pieds ne touchent pas par terre. En agissant ainsi on préviendra les efforts violents.

Pour réveiller la contractilité des sphincters, on peut se servir des lavements ou des suppositoires à l'extrait de ratanhia.

Extrait de ratanhia	2 gr.
Beurre de cacao	3 gr.

Si le cas est rebelle, on essaiera les injections d'ergotine faites au voisinage de l'anus. Quant aux injections de sulfate de strychnine, leur emploi doit être réservé et très surveillé.

L'électricité pourra également rendre des services. Recommander la patience et faire entrevoir la guérison naturelle qui est presque la règle.

Intervention chirurgicale dans les cas absolument rebelles.

Quand le prolapsus est de petit volume, les cautérisations linéaires avec le thermocautère peuvent amener un rétrécissement cicatriciel curateur.

Quand le prolapsus est ancien et étranglé, il faut le réséquer ; quand les sphincters ont perdu toute tonicité, il faut songer aux opérations autoplastiques.

Prolapsus utérin.

— Pozzi. —

Dans le prolapsus génital complet, on peut être obligé d'avoir recours à l'hystérectomie vaginale, accompagnée d'une colpectomie et d'une périnéorrhaphie. Si la malade a dépassé la ménopause, on peut faire l'amputation de la portion sus-vaginale du col qu'on peut combiner avec la colpectomie et la périnéorrhaphie.

Prosopalgie (Voir *Névralgie faciale*).

Prostate (affections de la).

— Guyon. —

Hygiène. — Éviter les refroidissements, les écarts de régime, les excès de boissons, même non excitantes. Ne pas retenir les urines ; éviter le décubitus prolongé, la constipation. Pour la combattre, éviter les purgatifs qui, comme l'aloès, congestionnent les organes abdominaux. Préférer les lavements.

Frictions générales, massages, exercice. Bain d'un quart d'heure. Narcotiques : belladone, opium. Iodures.

Traitement chirurgical. — Quand la vessie se vide mal, procéder à son évacuation. Celle-ci réussira d'autant mieux que les voies digestives seront en bon état. L'évacuation de la vessie doit être lente et progressive, jamais il ne faut la vider d'emblée. Ce n'est qu'au bout d'une dizaine de jours qu'on peut faire l'évacuation complète. Au début, on n'enlève que le tiers du contenu de la vessie.

Antisepsie rigoureuse. Remplacer une partie de l'urine évacuée par une petite quantité de solution boriquée à 4 0/0. Le cathétérisme sera renouvelé six à huit fois dans les 24 heures. Se servir d'une sonde en caoutchouc vulcanisé. Si on éprouve trop de difficulté à pénétrer dans la vessie. faire une ponction capillaire aspiratrice. Si on craint de ne pouvoir pas pénétrer de nouveau, mettre une sonde à demeure, du calibre 18 au maximum. Elle doit rester à l'entrée de la vessie, ne pas être recourbée sur elle-même. La verge sera relevée sur l'abdomen. Mais le cathétérisme est toujours préférable.

Prostatite.

— Guyon. —

1° Repos au lit ;

2° Matin et soir, un lavement avec de l'eau de graine de lin épaisse. Une fois ce lavement rendu, introduire un suppositoire :

Onguent napolitain.	0 gr. 25
Extrait de belladone	0 gr. 02
Beurre de cacao	3 gr.

Pour un suppositoire.

3° Vider la vessie avec une sonde en caoutchouc, s'il y a rétention d'urine.

— Reclus. —

Lavements avec de l'eau à 55°. Le liquide doit remplir l'ampoule rectale dans ses deux tiers inférieurs.

Prostatite aiguë et suppurée.

— Bouilly. —

Au début : antiphlogistiques et calmants. Grands bains, applications émollientes. Suppositoires calmants. Sangsues. Combattre la rétention d'urine par le cathétérisme avec une sonde molle.

Dès qu'un abcès est constaté, l'ouvrir. Si l'abcès a tendance à se montrer à la région périnéale, l'ouvrir en ce point par une large incision transversale, comme pour le premier temps de la taille prérectale.

Prostate (abcès chauds de la).

— Routier. —

Large ouverture par la voie rectale, ouverture qui doit être faite de bonne heure pour éviter les suppurations péri-prostatiques et les fusées purulentes vers les fosses ischio-rectales, l'aine et le périnée ; il préfère cette voie à la voie périnéale et n'a pas eu à déplorer les accidents d'infection secondaire attribuée à tort selon lui à l'ouverture rectale des abcès prostatiques.

Technique : anesthésie au bromure d'éthyle, le malade qui a été purgé la veille et a pris un grand lavement le matin même, est couché sur le côté droit ; dilatation du sphincter avec le spéculum de Trélat ; grand lavage boriqué ou naphtolé du rectum ; valve de Sims placée sur la paroi postérieure et l'écartant ; on a à sa gauche et sous les yeux la paroi antérieure ; on s'assure à nouveau du siège exact du ou des (il y'en a quelquefois deux) abcès, siège déjà reconnu par l'exploration digitale avant l'anesthésie, car à ce moment cette exploration est plus nette que pendant le sommeil ; on s'assure aussi qu'il n'y a pas d'artère qui batte (et d'ailleurs une artère viendrait-elle à saigner qu'il serait facile de la lier) et on incise hardiment avec le bistouri sur une étendue de 2 ou 3 centim. ; le pus jaillit ; le doigt conduit dans la cavité une canule avec laquelle on procède à un lavage soigneux ; on tamponne à la gaze iodoformée ou stérilisée la cavité. Le 8º jour au plus tard, le malade est complètement guéri et peut reprendre sa vie ordinaire.

— Tillaux. —

Si l'abcès fait saillie dans le *rectum*, on l'ouvre en ce point. On fait prendre d'abord un lavement avec de l'eau boriquée. Puis, avec l'index gauche on va reconnaître le point où siège la fluctuation. On sent souvent de grosses artères battre sous le doigt. Il faut les éviter avec soin. On porte ensuite à plat sur l'index gauche un bistouri entouré jusqu'à un centimètre de sa pointe d'une bande de diachylon et on l'enfonce dans l'abcès. Pas de traitement consécutif spécial.

Si le foyer s'est vidé dans le *rectum* et dans l'*urèthre*, il faut placer dans la vessie une sonde à demeure.

Prostatite chronique.

— Bouilly. —

Traitement général. Hydrothérapie. Coït autorisé à intervalles éloignés. Révulsion locale avec des badigeonnages de teinture d'iode sur le périnée. Bains de siège très chauds et très courts.

Instillation d'une solution de nitrate d'argent au 1/50 portée dans la région prostatique.

Prostatite tuberculeuse.

— Guyon. —

Créosote pure. . . . . . . } ââ	5 centigr.
Cynoglosse . . . . }	
Iodoforme	1 centigr.
Arséniate de soude.	1 milligr.

Pour 1 pilule. — 2 au repas, deux fois par jour.
Lait sucré avec du sirop de buchu.

Extrait thébaïque.	3 centigr.
— de belladone	2 centigr.
Beurre de cacao	3 gr.

Pour un suppositoire à introduire le soir.

— Tillaux. —

En général, il est inutile d'intervenir chirurgicalement dans les abcès tuberculeux de la prostate. Cependant si les poumons sont sains ou à peu près, s'il existe au périnée des fistules qui, par leur suppuration, épuisent le malade, on peut pénétrer dans le foyer et le nettoyer.

Prurigo.

— Gaucher. —

Lotions avec :

> Hydrate de chloral. . . . . . . 3 gr.
> Alcool. . . . . 20 gr.
> Eau . . . . 130 gr.

Ou bien :

> Acide phénique cristallisé. . . 2 gr.
> Alcool. . . . . 10 gr.
> Glycérine. . . . . 20 gr.
> Eau . . . . 200 gr.

Ou bien :

> Sublimé . . . . 0,10 à 0 gr. 25
> Eau de laurier-cerise. . . . . 10 gr.
> Eau distillée . . . . 240 gr.

— E. Besnier. —

Tous les soirs, faire, sur tout le corps, une lotion avec de l'eau chaude contenant, pour un bol, une cuillerée de :

> Acide phénique. . . . . 5 gr.
> Vinaigre aromatique du Codex. 250 gr.

Mettre ensuite :

> Salicylate de bismuth. . . . . 10 gr.
> Amidon . . . . 90 gr.

— Thibierge. —

> Oxyde de zinc . . . . 100 gr.
> Gélatine en plaques. . . . . . 150 gr.
> Grénétine . . . . 100 gr.
> Solution aqueuse contenant
>   1 gr. de phénosalyl. . . } ââ 300 gr.
> Glycérine. . . . . }

Etendre cette colle, sur la peau, avec un pinceau. Laisser le pansement pendant une semaine.

Prurigo d'Hebra (Voir *Lichen agrius*).

Prurit anal.

— Brocq. —

1º Régime alimentaire sévère ;

2º Régulariser les garde-robes. N'aller au cabinet qu'après avoir enduit l'anus et le pourtour avec de la vaseline ;

3º Lotionner, matin et soir, les points douloureux avec de la décoction de feuilles de coca aussi chaude que possible, additionnée d'une solution glycérinée d'acide phénique ;

4º Tenir l'anus constamment poudré avec :

Oxyde de zinc . . . . . . } āā 200 gr.
Poudre de talc . . . . . . }

5º Tous les trois jours, badigeonner le pourtour de l'anus avec une solution de nitrate d'argent au 20º ;

6º En cas de crises trop fortes, prendre, au dîner et en se couchant, 0 gr. 50 d'antipyrine ;

7º Douches sédatives chaudes. Electricité statique.

Prurit sénile.

— E. Besnier. —

Bains amidonnés.

Tous les soirs, lotions avec eau à 40º additionnée de 2 cuillerées à bouche de :

Acide phénique. . . . . 4 gr.
Vinaigre aromatique . . . . . 200 gr.

Saupoudrer ensuite avec :

Salicylate de bismuth. . . . . 20 gr.
Amidon . . . . 90 gr.

Prurit vulvaire.

— Brocq. —

Si le grattage a occasionné une irritation des parties, faire des lotions avec de l'eau additionnée d'un peu d'eau blanche ou de bromure de potassium (1 p. 500 ou 200) ou de chloral (1 à 2 0/0) ou encore le borate de soude, l'hydrolat de laurier-cerise ou de quelques gouttes d'essence de menthe.

— Tarnier. —

> Bichlorure de mercure . . . . 2 gr.
> Alcool . . . . 10 gr.
> Eau de roses . . . . 40 gr.
> Eau distillée . . . . 450 gr.

En lotions matin et soir. On fait d'abord un lavage avec de l'eau tiède ordinaire, puis, après avoir essuyé les parties avec un linge fin, la malade imbibe une éponge fine avec quelques grammes de la solution et la promène rapidement sur toute la surface des organes qui sont le siège des démangeaisons.

Psoriasis.

— E. Besnier. —

> Naphtol β . . . . 10 gr.
> Axonge . . . . 90 gr.

Pour onctions

> Acide salicylique . . . . . } ââ 6 gr.
> — pyrogallique . . . . }
> Alcool et éther . . . . . Q. s. pour liquéfier.

Pour mettre sur les plaques.

Décaper la plaque psoriasique par des bains ou des frictions. La badigeonner énergiquement avec un pinceau trempé dans une solution d'*acide chrysophanique* dans le chloroforme à 15 0/0. La recouvrir avec :

> Gutta-percha . . . . 10 gr.
> Chloroforme . . . . 80 gr.

Dans le psoriasis buccal :

> Beurre de cacao . . . . 10 gr.
> Iodoforme . . . . 1 gr.

— Balzer. —

Grand bain à l'huile de cade qui, avant d'être incorporée à l'eau, est émulsionnée avec une solution aqueuse de savon noir :

    Savon noir. . . . . 100 gr.
    Eau . . . . 200 gr.

A cette émulsion on ajoute l'huile de cade dans la proportion suivante :

    Huile de cade. . . . . 100 gr.
    Emulsion de savon q. s. pour 250 cm. c.

Dose pour un bain. L'émulsion cadique sera fortement agitée avant d'être mélangée à l'eau du bain. Il faut éviter de verser le contenu de la bouteille dans l'eau du bain tout préparé : le mélange serait trop imparfait et l'on verrait alors de grosses gouttelettes d'huile surnager à la surface. Le mieux c'est de préparer d'abord le mélange dans un sceau d'eau chaude en agitant fortement le liquide. Chaque bain est précédé d'un savonnage énergique au savon noir pour détacher autant que possible les squames. Durée du bain 30 à 45 minutes. En sortant du bain, le malade reçoit une lotion à l'eau pure qui le débarrasse de l'excédent d'huile.

Bain tous les deux jours. Quinze bains sont suffisants pour amener, sinon la guérison, une amélioration très sensible du moins.

— BROCQ. —

    Acide salicylique. . . . . 3 gr.
    Ichthyol . . . . ⎱
    Goudron . . . . ⎰ ââ 10 gr.
    Acide pyrogallique. . . . . . 6 gr.
    Lanoline . . . . 100 gr.

f. s. a. pommade.

— GOMBAULT. —

    Ergotine . . . . ⎱
    Protochlorure de mercure. ⎰ ââ 3 gr.
    Axonge lavée. . . . . 36 gr.

Pour faire, 2 fois par jour, des frictions sur les parties malades.

Sirop avec bicarbonate et acétate de soude ââ 8 gr. pour 500 gr. de sirop composé d'extraits concentrés de : salsepareille, squine, sassafras, gentiane, aristoloche.

Ajouter : rhubarbe 1/5, séné et jalap ââ 1/12.

Prendre 50 à 100 gr. de ce sirop par jour en 3 ou 4 fois.

— Mauriac. —

Huile de cade. . . . . }	2 gr.
Onguent napolitain . . . . , . . }	
Vaseline	30 gr.

Contre le psoriasis syphilitique palmaire.

— J. Simon. —

Arséniate de soude.	5 centigr.
Eau distillée	300 gr.

Une cuillerée à café, 2 fois par jour aux repas, pour les enfants âgés de plus de 2 ans. Indiqué dans le psoriasis chronique.

Ptérygion.

— Tillaux. —

Disséquer très complètement le ptérygion et les tissus sous-jacents jusqu'à la sclérotique et l'exciser.

Purgatifs.

— A. Robin. —

Aloès du Cap	2 gr.
Résine de jalap . . . . . . }	
« de scammonée . . . } ââ	1 gr.
Turbith végétale . . . . . }	
Extrait de belladone . . . } ââ	0 gr. 15
« de jusquiame . . . }	

Pour 50 pilules. 2 ou 3 le soir en se couchant.

— Huchard. —

Extrait aqueux d'ergot de seigle.	4 gr.
Poudre de scille	3 gr.

Calomel	2 gr.
Poudre de digitale	1 gr.

Pour 40 pilules. — 3 à 4 par jour pendant 3 ou 4 jours. Dans les affections du cœur compliquées de congestion hépatique.

Sulfate de potasse	)
Crême de tartre	} ââ 6 gr.
Nitrate de potasse	)
Poudre de feuilles de digitale.	2 gr.

En 20 paquets. 1 à 3 par jour. Mêmes indications.

Digitale	)
Scille	} ââ 5 gr.
Scammonée	)
Sirop de gomme	Q. s.

Pour 100 pilules. 2 à 6 par jour. Mêmes indications.

Poudre de follicules de séné passés à l'alcool	} ââ 6 gr.
Soufre sublimé	
Poudre d'anis	} ââ 3 gr.
— de fenouil	
Crême de tartre pulvérisé	2 gr.
Poudre de réglisse	8 gr.
Sucre en poudre	25 gr.

De une cuillerée à dessert à une cuillerée à soupe dans un demi-verre d'eau.

Tous les 2 ou 3 jours, 1 à 2 pilules de :

Aloès	4 gr.
Résine de jalap	1 gr.
Extrait de belladone	0 gr. 20
Huile essentielle d'anis	Q. s.

Pour 24 pilules.

Lavements purgatifs.

Sulfate de soude	30 gr.
Miel de mercuriale	20 gr.
Infusion de séné	200 gr.

PURG

Ou bien :

Feuilles de séné	8 gr.
Jalap en poudre	4 gr.
Diaphœnix . . . . } ââ 30 gr.	
Sirop de nerprun.	
Eau bouillante	500 gr.

Cachets.

Magnésie anglaise	25 gr.
Crême de tartre	13 gr.
Bicarbonate de soude.	2 gr.
Oléo-saccharure d'anis . . .	1 gr.

Pour 40 cachets. Un au début du repas.

Ou bien :

Magnésie calcinée. . . . . } ââ 10 gr.	
Fleur de soufre.	

En 20 cachets. Un cachet tous les jours.

Purgatifs chez les enfants.

— COMBY. —

Manne en larmes.	20 gr.
Lait tiède	100 gr.

A prendre en une ou deux fois (enfant de 3 à 4 ans).

Ou :

Manne.	125 gr.
Pulpe de casse.	30 gr.
Sirop de violettes.	25 gr.
Huile d'amandes douces . . .	15 gr.
Eau de fleurs d'oranger . . .	8 gr.

Une cuillerée à dessert par année d'âge.

Huile de ricin	10 gr.
Jaune d'œuf	n° 1
Sirop de limon.	30 gr.
Eau de menthe. . . . . . } ââ 20 gr.	
— distillée	

Purgatif drastique : Pilules.

Scammonée . . . . ⎫
Scille . . . . ⎬ āā 0 gr. 05
Digitale . . . . ⎭
Excipient avec glycérine . . .   Q. s.

Pour une pilule. 2 ou 3 *pro die*.
Pour enfant pouvant avaler les pilules.

— LE GENDRE. —

Magnésie calcinée : une demi-cuillerée à deux cuillerées à café, le soir, dans de l'eau sucrée.

Citrate de magnésie . . . .   10 à 30 gr.
Sirop de cerises. . . . . . .   30 à 50 gr.
Eau . . . .   120 gr.

Acide tartrique. . . . . ⎫
Bicarbonate de soude. . ⎬ āā 10 à 30 gr.
Sirop de limons . . . . . .   60 gr.
Eau. . . . .   Q. s.

Tartrate de potasse et de
  soude. . . . .   5 à 20 gr.
Phosphate de soude. . . . .   15 à 30 gr.
Sirop de limons . . . . . .   30 gr.
Décoction d'orge. . . . . .   120 gr.

Une cuillerée à café, dans un peu d'eau, avant les repas, de :

Crème de tartre. . . . . . ⎫
Magnésie calcinée. . . . . ⎬ āā 10 gr.
Soufre précipité. . . . . . ⎭

Sulfate de magnésie. . . . .   10 à 30 gr.
Sirop. . . . .   30 gr.
Infusion de café . . . . . .   100 gr.

Sulfate de soude . . . . . .   10 à 30 gr.
Sirop de menthe . . . . . .   30 gr.
Eau . . . .   120 gr.

Huile d'amandes douces seule ou avec un quart, un

tiers ou parties égales d'huile de ricin (chez les nouveau-nés).

Calomel :

  0 gr. 05   jusqu'à 6 mois
  0 gr. 10   —   1 an
  0 gr. 15 à 0 gr. 20   —   18 mois
  0 gr. 30 à 0 gr. 50   de   2 ans à 5 ans.

Huile de ricin :

  4 gr.   de 6 mois à 2 ans.
  4 gr. à 8 gr.   de 2 ans à 4 —
  8 gr. à 10 gr.   — 4 — à 8 —
  10 gr. à 20 gr.   — 8 — à 12 —

Dans du lait chaud, bouillon aux herbes, café noir, jus d'oranges, sirop groseilles, émulsion d'amande.

Manne :

  De 3 à 10 ans . . . . 10 à 30 gr.

— J. SIMON. —

  Sulfate de soude . . . . 15 gr.
  Follicules de séné. . . . . . . 5 gr.
  Miel de mercuriale . . . . . . 30 gr.

Pour un lavement. Chez les enfants.

Purpura hémorrhagique (maladie de Werlhoff).

— MARFAN. —

Repos absolu au lit, si le cas est grave, ou tout au moins à la chambre. Supprimer toutes les causes d'excitation qui pourraient élever la tension artérielle et administrer les médicaments hémostatiques. Parmi ces derniers, le meilleur est le chlorure de calcium. On doit le donner à la dose de 1 gramme par jour. Il faut qu'il soit délayé dans une assez grande quantité de liquide. On peut le prescrire de la façon suivante :

  Eau distillée . . . . 300 gr.
  Chlorure de calcium cristallisé. 8 gr.

Une cuillerée à soupe renferme 0 gr. 50 et on en fera

prendre, une ou deux fois par jour dans un verre d'eau rempli aux trois quarts avant chacun des repas.

Purpura hémorrhagique infectieux.

— Rendu. —

S'opposer à l'infection du sang, combattre la tendance à la diffusion hémorrhagique. Sulfate de quinine, 1 gr. par jour. — Opium à haute dose (0 gr. 15). Astringents, acides.

Purpura infectieux secondaire.

— E. Besnier. —

Mettre les membres dans l'élévation et faire une compression modérée.

— Vidal. —

Appliquer des compresses de tarlatane imbibées de :

Chlorhydrate d'ammoniaque. . 1 à 2 gr.
Eau distillée . . . . 100 gr.

Pustule maligne.

— Verneuil. —

Teinture d'iode. . . . . 1 gr.
Eau . . . . 200 gr.

Pour injections sous-cutanées faites autour de la pustule. 10 gouttes par injection.

Pyélite aiguë.

— Dreyfus-Brisac. —

Contre la congestion inflammatoire du bassinet : émissions sanguines, ventouses, sangsues. Révulsion cutanée, teinture d'iode, pointes de feu. Révulsion intestinale. Donner 2 à 3 cachets, à une heure d'intervalle, de :

Scammonée. . . . . }
Calomel . . . . } āā 0 gr. 25

Régime lacté.

Contre les symptômes généraux : *sulfate de quinine*, 0 gr. 75 en 3 cachets : *alcool*, 30 à 40 grammes.

Contre la douleur : applications locales opiacées et belladonées. A l'intérieur : extrait d'opium. Suppositoire avec :

  Extrait de belladone . . . . . . 20 centigr.
  — d'opium . . . . 1 centigr.

Pyélite chronique.

— Dreyfus-Brisac. —

Prendre, avant le repas, 2 à 4 pilules par jour de :

  Acide benzoïque . . . . 0 gr. 20
  Thériaque . . . . 0 gr. 10

Si cette médication fatigue l'estomac, prendre, 3 heures après les repas, dans une tasse d'infusion de buchu une cuillerée à soupe de :

  Benzoate de soude . . . . . . 4 gr.
  Sirop de framboises . . . . . 30 gr.
  Eau de tilleul . . . . 90 gr.

Ou bien, prendre toutes les 8 heures, avec une tasse d'infusion de busserole sucrée avec du sirop de baume du Canada, une pilule de :

  Térébenthine de Venise. . }
  Camphre porphyrisé. . . . } ââ 6 gr.
  Extrait d'opium. . . . . . . 0 gr. 25
  Extrait de racines d'aconit . . 0 gr. 20

Pour 60 pilules.

Pyodermites infantiles.

— Marfan. —

Faire deux fois par jour des lotions avec :
Eau oxygénée à 12 volumes.

R

Rachitisme.

— COMBY. —

>   Huile d'amandes douces . . . 100 gr.
>   Phosphore . . . . 0 gr. 01
>   Essence de menthe. . . . . . I goutte

Une cuillerée à café tous les matins, ou deux, suivant l'âge (1 à 2 ans).

Pour les enfants plus âgés :

>   Beurre frais . . . . 300 gr.
>   Iodure de potassium . . . . . 0 gr. 15
>   Bromure de potassium . . . . 0 gr. 50
>   Chlorure de sodium . . . . . 5 gr.
>   Phosphore . . . . 0 gr. 01

Ou :

>   Huile phosphorée du Codex. . 100 gr.
>   Huile de foie de morue. . . . 900 gr.

Ou :

>   Hypophosphate de soude. . . 5 gr.
>   Sirop de fleurs d'oranger. . . 50 gr.
>   Sirop simple . . . . 350 gr.

1 à 4 cuillerées à café par jour.

>   Teinture de Mars tartari- ⎫
>   sée . . . . ⎬ ââ 5 gr.
>   Liqueur de Fowler . . . . ⎭

VI à XII gouttes, par jour, en deux fois, avant le repas (seconde enfance).

Sous-carbonate de fer	0 gr. 05
Poudre de rhubarbe	0 gr. 20
— de noix vomique. . .	0 gr. 01

Pour un paquet. Un ou deux par jour.

Protoxalate de fer	0 gr. 10
Aloès	0 gr. 10
Excipient avec glycérine . . .	Q. s.

Pour une pilule qui, étant molle, pourra être écrasée et ingérée facilement par des enfants.

— MARFAN. —

Gomme adragante	10 gr.
Solution de lacto-phosphate de chaux du Codex à 50 p. 1000.	150 gr.
Sirop de phosphate de chaux du Codex à 50 p. 1000	350 gr.
Huile de foie de morue. . . .	500 gr.
Zestes de citron	20 gr.

4 cuillerées à café chez les nourrissons avant la tétée ou au moment des repas.

Rein flottant.

— GUYON. —

Quand les douleurs sont très vives, on est autorisé à extirper le rein mobile. La néphrorrhaphie a l'inconvénient d'exposer à la récidive.

— MATHIEU. —

Repos horizontal prolongé pendant la période menstruelle. Sangle abdominale de Glénard. Contre la névropathie : *hydrothérapie, calmants*.

Néphropexie. Contre-indications : lésion du rein ou d'un autre viscère abdominal, entéroptose généralisée, faiblesse marquée, tendance à la cachexie.

Rétention d'urine.

— GUYON. —

Dans la *rétention incomplète*, s'attaquer aux rétrécissements et procéder, suivant les indications des cas particuliers, soit à l'uréthrotomie interne, soit à la dilatation. Si on prend ce dernier parti, recourir en même temps à un traitement antiphlogistique mesuré et veiller attentivement à la liberté de l'intestin.

Dans la rétention complète, ce n'est pas le rétrécissement même qu'il convient de combattre tout d'abord, mais le travail congestif.

Traitement médical. — Dans les rétentions de cause uréthrale récente : opium, bains, cataplasmes, lavements simples, laudanisés ou évacuateurs quand l'intestin n'est pas libre. Sangsues, chez les individus vigoureux.

Traitement chirurgical. — Deux cas : le rétrécissement est relativement large ou véritablement étroit. Si le rétrécissement a été franchi par un explorateur de 3 millimètres de diamètre ou au-dessus, on peut très utilement faire usage de la sonde. Si l'explorateur a fait mesurer 2 millimètres de diamètre et, à plus forte raison, s'il n'a pu franchir le rétrécissement, ce serait une faute de chercher à obtenir l'évacuation par la sonde.

Quand on peut utiliser les sondes, on détermine leur calibre en tenant compte du volume de l'olive de l'explorateur. On peut choisir une sonde de même volume que cette olive. Se servir de sondes coniques olivaires. Ne pas laisser la sonde à demeure.

Si le rétrécissement est étroit, on se sert d'une *bougie*. L'urine s'écoule le long de l'instrument. On prend des bougies n°s 3, 4, 5 et 6.

On peut parfois aussi recourir au *cathétérisme appuyé*. Il doit être fait avec douceur : une légère pression au niveau du rétrécissement est nécessaire, mais il ne faut pas user de la moindre force. Il convient souvent de prolonger la pression ou de la répéter séance tenante. Les instruments olivaires cylindriques et, mieux, les bougies de cire conviennent pour exécuter la manœuvre.

Si la bougie laissée en place ne permet pas l'écoulement de l'urine, il faut recourir à l'uréthrotomie interne.

Si la bougie à demeure rétablit le cours de l'urine, l'indication de l'uréthrotomie ne peut se poser d'une façon immédiate, à moins de complications particulières.

Quand la rétention d'urine s'accompagne d'*infiltration*, il ne faut pas sonder, mais *inciser*. (Voir *Infiltration d'urine.*)

Rétention d'urine chez les prostatiques. — Si l'olive exploratrice a pénétré sans rencontrer d'obstacle, sans subir de déviation appréciable, on réussit avec toute espèce d'instrument, mais toujours mieux avec les sondes non rigides. Si l'olive n'a pénétré qu'après avoir rencontré un obstacle, si surtout elle a été complètement arrêtée, c'est aux instruments courbes coudés ou bicoudés, quelquefois armés de mandrins, qu'il faut avoir recours. La sonde en caoutchouc vulcanisé est excellente dans les cas simples.

Choisir les sondes n⁰ˢ 14 et 17. Mettre le malade dans la position horizontale. Répéter le cathétérisme à intervalles réguliers quand on peut le pratiquer *facilement*. Quand les premières manœuvres ont été mal conduites ou malheureuses, le cathétérisme répété doit être abandonné et il faut employer la *sonde à demeure*. Il en est de même quand le passage de l'instrument détermine un saignement abondant.

En même temps recourir aux injections émollientes, antiseptiques, à l'acide benzoïque, aux balsamiques.

En cas d'impossibilité de passer un instrument, recourir à la *ponction sus-pubienne* avec l'appareil Dieulafoy et une *aiguille fine*.

Rétention d'urine de cause traumatique. — Dans les cas *légers*, la miction est possible et non douloureuse, la guérison est la règle et le traitement chirurgical n'est pas indiqué primitivement. Repos complet, tisanes délayantes, cataplasmes. Recourir de bonne heure au cathétérisme progressif pour empêcher la rétraction de la cicatrice.

Dans les cas *moyens*, la miction est difficile et douloureuse. L'écoulement sanguin par le méat persiste en dehors des mictions. Si le cathétérisme est facile, on le répète 3 ou 4 fois dans les 24 heures ; s'il est difficile, on laisse une sonde à demeure pendant 2 à 3 jours. Ces cas se transforment souvent en cas graves.

Dans les cas *graves*, la rétention d'urine est complète. On peut alors avoir recours à : 1° cathétérisme ; 2° ponction de la vessie ; 3° ponction périnéale simple ; 4° incision périnéale avec recherche immédiate du bout postérieur et application de la sonde à demeure.

C'est à ce dernier procédé qu'il faut recourir. Faire sur la ligne médiane une longue incision dépassant les limites de la tumeur. Couper couche par couche la peau, le tissu cellulaire et l'aponévrose. Enlever les caillots et mettre l'urèthre à nu. A ce moment, introduire une sonde par le bout antérieur ; quand son bec arrive au niveau de la rupture uréthrale, le soutenir avec l'index et, en poussant doucement l'instrument, on le voit s'engager dans le bout postérieur. Ne pas prolonger le séjour de la sonde au delà de 4 à 5 jours. Pratiquer ensuite le cathétérisme dilatateur quotidien.

Rétraction de l'aponévrose palmaire.

— Berger. —

Le traitement médical, soit qu'on donne l'iodure à doses croissantes, soit qu'on ait recours aux onctions mercurielles, à l'enveloppement des mains dans des gants en caoutchouc, semble ne pas avoir donné de bons résultats.

Quand la bride est ancienne, il faut avoir recours au traitement chirurgical. Il faut sacrifier la peau et l'aponévrose. Comme il faut une matière à réparation, sans rétraction cicatricielle, remplacer a paume de la main enlevée par un large bandeau hypogastrique, obtenu par greffe italienne. Au bout de 15 jours, on coupe le pédicule, on avive et on restaure complètement la cicatrice. Il n'y a aucune tendance à la rétraction puisqu'on supprime ainsi tous les tissus pouvant donner lieu à une rétraction nouvelle. Les insuccès ou les récidives sont rares.

Il faut avoir soin en disséquant l'aponévrose palmaire d'enlever les trousseaux fibreux de la plaie mais aussi ceux qui traversent les espaces interdigitaux ; la rétraction des gaines synoviales des tendons pourrait gêner ultérieurement.

— Bouilly. —

Tailler et disséquer par sa face profonde un lambeau de peau triangulaire dont la base correspond au sillon qui sépare le doigt fléchi du creux de la main et dont le sommet se termine au niveau du point le plus élevé de la paume de la main qui se trouve distendu quand le doigt est dans une extension complète. Sectionner successivement tous les tractus fibreux qui empêchent le redressement du doigt jusqu'à ce qu'on obtienne une extension complète. Le doigt sera immobilisé pendant longtemps dans l'extension.

Rétrécissement du bassin.

— Pajot. —

Dans un bassin normal, la distance du sommet de la symphyse du pubis à la première apophyse épineuse du sacrum est de 10 centimètres. Celle de l'épine iliaque supérieure à l'épine opposée est de 24 centimètres.

Si le bassin vicié a son plus petit diamètre de 9 centimètres et demi au moins : attendre tant qu'il n'y a pas de péril pour l'enfant et que les contractions se maintiennent. Dans le cas contraire, *forceps*. S'il y a présentation du tronc, version pelvienne.

Si le bassin a 9 centimètres et demi au plus et 8 au moins : si l'enfant vit, attendre quelques heures, puis forceps. Si on échoue, après une seconde tentative, céphalotripsie. On fera celle-ci si l'enfant a succombé. Ou bien accouchement prématuré à 7 mois et demi, 8 mois.

Si le bassin a 8 centimètres au plus et 6 et demi au

moins : céphalotripsie. Accouchement prématuré à 7 mois et demi, 8 mois.

Au-dessous de 6 centimètres et demi : céphalotripsie répétée sans tractions. Opération de Porro. Avortement provoqué.

— Ribemont-Dessaignes et Lepage. —

I. Bassin rachitique. — 1º Dans les bassins dont le diamètre promonto-pubien minimum mesure moins de 6 centimètres, ce qui est extrêmement rare, l'*opération césarienne* doit être préférée à la *symphyséotomie*.

2º Dans les rétrécissements moyens du bassin, surtout chez les multipares, accouchement provoqué, mais le plus près possible du terme, pour assurer la viabilité du fœtus. En cas d'échec au dernier moment, *symphyséotomie*.

3º Lorsque la femme est en travail, si l'enfant est vivant, attendre dans l'espoir d'un accouchement spontané, si on constate une tête vraiment trop grosse pour le bassin, *symphyséotomie*. Dans les cas douteux on fera des tentatives prudentes avec le levier préhenseur de Farabeuf ou avec le forceps, puis recourir en cas d'insuccès à la *symphyséotomie*.

4º La femme est en travail, le fœtus souffre, ou bien il a été tenté plusieurs essais d'extraction au forceps. Il faut se rendre compte de la vitalité du fœtus, introduire la main dans les parties génitales pour se rendre compte de l'état des os du crâne et des parties molles de la tête fœtale et avoir alors seulement recours à la *symphyséotomie*.

II. Bassin ostéomalacique. — Intervention suivant l'époque de la grossesse ; provoquer l'avortement ou l'accouchement si les accidents sont très manifestes à une date avancée de la grossesse. Si on veut temporiser, donner à la malade 1 à 4 milligr. de phosphore par jour.

Au moment du travail, si la viabilité du fœtus est très probable, opération césarienne, ou opération de Porro, qui a l'avantage d'assurer ultérieurement la stérilité et de mettre jusqu'à un certain point la femme à l'abri d'une nouvelle poussée d'ostéomalacie.

III. Bassin oblique ovalaire. — Ischio-pubiotomie de Pinard ; ou si la tête est manifestement trop grosse, basiotripsie.

IV. Bassin aplati transversalement. — Dans presque tous les cas l'accouchement par les voies naturelles est impossible : opération césarienne.

V. Bassins diversement viciés. — (Luxation congénitale coxo-fémorale simple ou double, bassin vicié par lordose, cyphose ou scoliose) Attendre le terme si le rétrécissement n'est pas trop considérable ; dans le cas contraire, provoquer l'accouchement. Au moment du travail, essais prudents de forceps, ensuite *symphyséotomie*.

Rétrécissement de l'œsophage.

— Bouchard. —

Faire la dilatation avec des sondes cylindriques terminées par un bout mince et flexible et graduées par tiers de millimètre. La plus grosse a deux centimètres d'épaisseur.

— Verneuil. —

Faire la *dilatation progressive sur conducteur* en glissant, sur une tige mince préalablement introduite dans le rétrécissement, une boule dilatatrice percée d'un trou qui laisse passer la tige conductrice.

Rétrécissement du rectum.

— Duplay. —

Dilatation lente avec des bougies. La *rectotomie linéaire postérieure* doit être complétée par la dilatation consécutive. L'*ablation* permet la cure radicale, quand on peut enlever tout le rétrécissement, en conservant le sphincter et en suturant à la partie inférieure le rectum abaissé.

— Peyrot. —

Au début, faciliter l'évacuation des matières par les laxatifs et les lavements (ceux-ci sont dangereux quand le rétrécissement siège un peu bas).

Si le rétrécissement laisse passer une bougie, faire la dilatation lente avec des bougies. Reprendre chaque jour un ou deux numéros au-dessus de celui qu'on avait pris la veille.

La *divulsion* n'est indiquée que dans les rétrécissements voisins de l'anus. La *rectotomie* est préférable.

— Tillaux. —

Si le rétrécissement est *valvulaire*, après avoir ou non endormi le malade et lavé l'intestin avec la liqueur de Van Swieten, l'index gauche est introduit jusqu'au rétrécissement. Puis, avec un bistouri boutonné guidé par le doigt, on divise la valvule jusqu'à sa base. On fait une incision semblable du côté opposé. Le rectum est bourré avec de la gaze iodoformée qu'on laisse en place le plus longtemps possible. On fait ensuite la dilatation avec des bougies graduées.

Si le rétrécissement est *cylindrique*, on fait une incision de l'anus au coccyx. On divise couche par couche jusqu'à ce qu'on ait dépassé le rétrécissement. On introduit alors dans le rétrécissement une sonde cannelée qui, une fois arrivée au-dessus du rétrécissement, est basculée et tend les tissus. On fend ensuite les parties sur la sonde. Tamponnement avec de la gaze iodoformée.

Les rétrécissements *syphilitiques* abandonnés à eux-mêmes ne guérissent jamais. Le traitement médical a peu d'action sur eux. Pour les opérer, il faut dilater avec le spéculum, faire des débridements multiples, enlever le mieux possible les granulations, sans toutefois produire des lésions trop profondes. On introduit ensuite dans le rectum une grosse mèche de gaze iodoformée qu'on laisse en place deux ou trois jours.

Après la guérison de l'opération, le malade doit passer fréquemment des canules en gomme pour maintenir la dilatation.

Rétrécissement de l'urèthre.

— Guyon. —

Les rétrécisssements de l'urèthre pour lesquels on a épuisé vainement tous les moyens de cathétérisme sont justiciables de l'*uréthrotomie externe*.

— Tillaux. —

Toutes les fois que, par la dilatation simple, on peut réussir à rendre au canal son calibre normal (7 à 8 millimètres), l'*uréthrotomie interne* est indiquée.

(Voir *Rétention d'urine*.)

Rétrodéviations utérines.

— Le Dentu. —

Le *redressement* avec l'hystéromètre ne peut rien contre les déviations par relâchement des ligaments.

Les *tiges métalliques* utérines sont dangereuses. Le *pessaire* de Dumontpallier est bon dans les cas simples.

Dans les cas sérieux, faire la *ventro-fixation* (incision médiane, fixation de l'utérus à la paroi abdominale avec des fils transversaux) ou la *vagino-fixation*, fixation du col à la paroi antérieure ou postérieure.

— Pozzi. —

L'opération d'Alquié-Alexander (raccourcissements des ligaments ronds), quoique souvent infidèle, peut donner des résultats excellents dans la rétroflexion de l'utérus. Dans les cas simples on pourra lui préférer le pessaire, mais dans les cas où le pessaire s'applique mal, où il est difficilement supporté et maintient incomplètement la réduction de l'utérus, faire l'opération.

Le raccourcissement des ligaments ronds n'entrave pas le développement normal de la grossesse et ne complique pas l'accouchement.

Rétroversion de l'utérus gravide.

— TARNIER. —

Repos. Vider la vessie et le rectum. Essayer ensuite de faire la réduction.

La réduction *manuelle* exige souvent le chloroforme. On variera la position de la femme. On introduit 2 ou 4 doigts ou la main entière dans le vagin. On appuie alors sur la face postérieure et le bord de l'utérus qu'on repousse lentement en haut et en avant. On peut opérer aussi par le rectum ou, à la fois, par le rectum et le vagin.

On peut encore mettre la malade dans la position genu-pectorale. Puis on entr'ouvre la vulve et on introduit un spéculum de Sims de façon à permettre à l'air de pénétrer dans le vagin. L'utérus exécute alors un mouvement de bascule et reprend sa position normale. La réduction instrumentale peut se faire avec le pessaire Gariel.

Si la rétroversion est irréductible, provoquer l'*avortement*. Traiter avec soin les complications, telles que la cystite.

Rhumatisme articulaire aigu.

— BARTH. —

Si le salicylate de soude est contre-indiqué (femmes enceintes, cardiopathies, néphrites chroniques, alcoolisme, athérome artériel) donner trois fois dans la journée un cachet de :

    Sulfate de quinine . . . . . . 0 gr. 25
    Antipyrine . . . . 0 gr. 50

En même temps, appliquer sur les jointures malades une série de *vésicatoires*. *Diurétiques*. *Toniques*. Plus tard : *bains de vapeur*.

RHUM — 412 —

— Bouchard. —

    Salicylate de soude. . . . . 5 gr. par jour
    Avec bicarbonate de soude. 10 gr. par jour

Après disparition de la congestion, diminuer la dose progressivement ; ne cesser que six jours après la disparition.

— Chauffard. —

Chez l'adulte : Antipyrine : de 4 à 8 gr. par jour, au maximum. Diète lactée et diurétiques. Si la diaphorèse est surabondante, quelques granules de sulfate neutre d'atropine.

— Huchard. —

Chez l'enfant : dosage du salicylate.

    Au-dessous d'un an. . . . . 0 gr. 50 à 1 gr.
    Entre 2 et 5 ans . . . . . . 2 gr.
    Vers 6 ans . . . . 3 gr.
    Entre 6 et 10 ans . . . . . . 3 à 4 gr.
    Au-dessus de 10 ans . . . . 4 à 5 gr.

En *fractionnant* les doses. Le salicylate doit être prescrit au moins une douzaine de jours après la sédation des douleurs.

— A. Robin. —

    Salicylate de soude. . . . . 2 à 4 gr.
    Sirop de fleurs d'oranger. . 30 gr.
    Eau de tilleul . . . . 120 gr.

par cuillerées à soupe dans les 24 heures.

Prescrire en même temps du lait, de l'infusion de reine des prés.

Contre la douleur : envelopper les articulations d'ouate recouverte d'un taffetas imperméable et imprégnée de :

    Baume tranquille. . . . . . 40 gr.
    Extrait thébaïque. . . . . ⎫
    Extrait de jusquiame. . . ⎬ āā 2 gr.
    Extrait de belladone . . . ⎭
    Chloroforme . . . . 10 gr.

Contre l'embarras gastrique : 15 gr. de sel de Seignette.

— SIREDEY. —

Recommande l'emploi du salicylate de méthyle en badigeonnages (d'après la méthode de Linossier et Launois), à la dose de 10 à 20 gr. par jour. Il faut que l'enveloppement avec la ouate et le taffetas gommé soit parfait pour éviter l'évaporation.

— SEVESTRE. —

Chez l'enfant :

Au-dessous de 6 ans, salicylate de soude . 2 à 3 gr.
De 6 à 10 ans   —   — . 3 à 4 gr.
Au-dessus de 10 ans —   — . 4 à 5 gr.

Ne pas trop diviser la dose quotidienne, la diminuer progressivement.

Rhumatisme chez l'enfant.

— COMBY. —

Traitement local. — Immobiliser les jointures et les protéger par des enveloppements ouatés : baume tranquille, liniments chloroformés ou laudanisés.

Traitement général. — Salicylate de soude. Mais le cesser chez les enfants albuminuriques ; en ce cas, sulfate de quinine.

Traitement hygiénique. — Port de la flanelle, ni fatigue, ni effort ; éviter l'humidité, les refroidissements. Conseiller le littoral méditerranéen, frictions sèches sur le corps.

Prescrire le salicylate de méthyle sous la forme suivante :

Vaseline liquide . . . .   20 gr.
Salicylate de méthyle. . . .   10 gr.

Ou :

Vaseline blanche. . . . . . .   30 gr.
Salicylate de méthyle . . . .   5 gr.

On peut encore badigeonner la ou les jointures malades avec un ou deux grammes de salicylate de méthyle et recouvrir de taffetas, de gutta-percha, d'ouate et de bandes et renouveler matin et soir.

Rhumatisme articulaire chronique de l'adulte.

— Marfan. —

Ichthyol . . . . 0 gr. 10

pour une pilule. — 5 à 6 pilules par jour (aux repas).

Ichthyol . . . .
Vaseline. . . . . } ââ 15 gr.

pour frictions sur les jointures malades.

— A. Robin. —

Pendant 1 à 2 mois, iodure de potassium à très petites doses (50 centigr. en 2 fois), données le plus loin possible des repas.

Inhalations d'oxygène.

Sulfate de quinine à doses faibles (20 centigr. en 2 fois aux repas).

Donner chaque jour :

Hypophosphite de strychnine . . . .
— fer. . . . .
— magnésie. . . . } ââ 1 à 2 centigr.

Eaux chlorurées sodiques chaudes, sulfureuses chaudes, inertes à haute température.

Traitement électrique. Dans la première période, avant l'atrophie musculaire, courants faradiques sur le rachis et les filets nerveux. Une fois l'atrophie constituée, courants continus au niveau des articulations malades et de la moelle.

Rhumatisme blennorrhagique.

— Balzer. —

Prescrire des *bains* ainsi formulés. Suivant la susceptibilité du malade, ajouter à un bain ordinaire une quantité plus ou moins forte de :

    Emulsion de savon noir. . . . 200 gr.
    Essence de térébenthine . . . 100 gr.

— E. Besnier. —

Traiter la chaudepisse par les moyens ordinaires. Une fois l'écoulement disparu, prescrire l'iodure de potassium et, si le malade est affaibli, l'arsenic, l'huile de foie de morue.

Sur les articulations malades : ventouses scarifiées, badigeonnages de teinture d'iode, vésicatoire. Immobiliser les articulations.

Rhumatisme chronique des enfants.

— J. Simon. —

1º Immobiliser les articulations.

2º Les couvrir soit de teinture d'iode, soit d'un emplâtre de ciguë.

3º Administrer alternativement l'*iode* et le *colchique*.

Iodure de potassium, 0 gr. 15, ou *sirop d'iodure de fer* (une cuillerée à dessert au milieu du repas, 2 fois par jour) pendant 15 jours.

Pendant 15 autres jours, *teinture de colchique*, 5 à 10 gouttes par jour.

Rhumatisme chronique fibreux déformant chez les enfants.

— Grancher. —

Salicylate de soude à la dose de 3, 4 ou 5 gr. par jour en potion sucrée et alcoolisée. Continuer ces doses jusqu'à cessation des douleurs pour les abaisser à 2 et 1 gr. Pas de salicylate chez les enfants qui urinent peu ou qui ont de l'albuminurie. Contre les bourdonnements d'oreille, conséquence du salicylate, prescrire l'antipyrine ou le sulfate de quinine.

Massages régulièrement pratiqués. Bains. Electrisation galvanique : pôle positif à la partie supérieure de la colonne vertébrale, pôle négatif à la partie inférieure. L'enfant a les mains dans deux cuvettes remplies d'eau ; courant de 6 à 8 milliampères. Séances de 5 à 10 minutes

— Marie. —

Iodure de potassium ou iodure de sodium alternés avec le salol, dans les formes qui ont pour origine l'infection.

Rhumatisme puerpéral.

— Tarnier. —

Faire le traitement aussitôt que possible : antiphlogistiques, révulsifs (teinture d'iode, vésicatoires, cautérisations). Douches chaudes. Immobiliser le membre malade dans la position la plus favorable. Toniques. L'accouchement prématuré artificiel n'est pas indiqué.

Rhumatisme spinal.

— Rendu. —

Au début, ventouses scarifiées sur le trajet de la colonne vertébrale. Salicylate de soude à hautes doses (6 à 10 gr.). Contre la douleur, injections de morphine.

Rigidité du col pendant l'accouchement.

— Maygrier. —

Rigidité spasmodique : chloral, chloroforme, morphine.

Rigidité anatomique : anesthésiques, ballon de Champetier de Ribes, *écarteur de Tarnier*, dilatation digitale.

Rigidité incoercible : incisions petites et multipliées sur les côtés, légèrement en avant, basiotripsie. Dans quelques cas rares, opération césarienne.

— Varnier. —

Quand le travail de dilatation n'est que ralenti, expectation, injections chaudes. Si la dilatation ne se fait pas, quand la partie fœtale est élevée, introduire le ballon de Champetier de Ribes. Si la tête est très engagée, recourir au dilatateur de Tarnier.

Rougeole.

— Guinon. —

Hygiène. — Aération pratiquée le plus largement possible. Surveiller la propreté : frictions alcooliques, bains tièdes : laver avec le plus grand soin au moyen de liquides antiseptiques (acide borique, eau naphtolée, coaltar, créoline) tous les orifices du corps, conjonctive, bouche, vulve, dents, gorge : si angine, glycérine phéniquée à 3 ou 4 pour 100. Vaseline boriquée sur les lèvres.

Rougeole simple. — Boissons tièdes, lavements ; inhalation de vapeur d'eau, pour calmer et la toux et la douleur de la laryngite ; contre l'agitation au début : chloral à petites doses, ventouses pour diminuer la bronchite.

Rougeole maligne, hyperpyrétique, nerveuse. — Balnéation.

Adulte bain	18 à 20°	5 à 10 minutes
Enfant —	22 à 24°	4 à 5 »

Renouveler toutes les 3 ou 4 heures aussi souvent que la température remontera.

Contre les convulsions, bains tièdes, affusions froides sur la tête, chloral.

Rougeole hémorrhagique. — Excitants, vins généreux, alcool, éther, pas de bains froids.

Broncho-pneumonie. — Révulsifs, excitants. Bains froids dans les cas graves, pour éviter les accidents méningitiques.

Rupture du ligament rotulien.

— Tillaux. —

Mettre le membre dans l'extension. L'immobiliser dans une gouttière pendant 60 jours, jusqu'à ce que le blessé puisse soulever le talon au-dessus du lit.

Rupture musculaire.

— Duplay. —

Partielle avec hématome. — Repos absolu du muscle mis dans le relâchement. Au début, applications émollientes. Plus tard, si la résorption est trop lente, révulsifs, compression. Pour le membre inférieur, éviter le massage, par crainte des embolies.

Rupture du tendon d'Achille.

— Tillaux. —

Laisser le membre dans l'attitude normale. L'immobiliser dans un appareil plâtré ou silicaté. Repos pendant un mois au moins.

Rupture de l'urèthre.

— Tillaux. —

Si l'on ne peut introduire une sonde dans le bout postérieur de l'urèthre, après l'incision périnéale, il faut renoncer à des tentatives infructueuses. Il n'y a aucun inconvénient à laisser le sujet sans sonde, l'urine s'écoulant par la plaie. Au bout de 6 à 8 jours, on met le blessé dans la position de la taille et on lui recommande d'uriner. On voit alors nettement le liquide sortir par le bout postérieur. On y fait pénétrer facilement une sonde introduite par le bout antérieur. Elle est laissée à demeure pendant une huitaine de jours. Elle doit avoir le plus gros calibre possible.

(Voir *Rétention d'urine.*)

Rupture de la vessie.

— BOUILLY. —

Pour les ruptures extra-péritonéales, voir *Plaies de la vessie*.

Pour les ruptures intra-péritonéales, faire d'emblée la laparotomie. Suture partielle de la plaie vésicale et tube à demeure en siphon, **si** la déchirure est grande. Suture totale, si elle est petite.

S

Salivation mercurielle.

(Voir *Stomatite mercurielle*.)

— Panas. —

Tannin.	2 gr.
Alun.	1 gr.
Essence de menthe.	Q. s.
Poudre de cachou.	āā 15 gr.
— de quinquina jaune	

Comme dentifrice.

Salpingite.

— Tillaux. —

Extirpation de la tumeur. On fait une incision abdominale plus longue que dans l'ovariotomie. On repousse en haut les intestins qu'on maintient à l'aide d'une éponge. La main introduite dans le bassin va à la recherche de la tumeur et décolle les adhérences en allant d'arrière en avant. Si la trompe se déchire, on enlève soigneusement les débris. On pédiculise la tumeur du côté de la corne utérine du même côté. On fait une ligature à la base et on réséque. Si du liquide tombe dans le petit bassin, on lave la cavité avec de l'eau bouillie et tiède.

— Labadie-Lagrave. —

Deux indications à remplir : 1° ouvrir une large voie d'écoulement à la collection retenue dans les trompes ; 2° modifier les congestions du petit bassin, afin d'amener la résolution de la cellulite pelvienne et de ses complications.

On fera la *dilatation* de la cavité utérine avec des tiges de laminaire de calibre croissant, qu'on laisse 24 heures en place. Avant de faire cette opération, on fera des injections antiseptiques et le tamponnement vaginal avec la gaze iodoformée. Si la dilatation cause des douleurs ou des envies de vomir, on met la malade au repos et on fait des injections chaudes.

Une fois la dilatation utérine complète obtenue, si on constate des fongosités saignantes ou un écoulement purulent, on fera le *curettage*. On grattera minutieusement les angles de l'utérus. Le grattage fini, injection intra-utérine très chaude et cautérisation avec la teinture d'iode ou la glycérine créosotée. Enfin, tamponnement intra-utérin avec la gaze iodoformée ou salolée.

Si l'utérus est fixé et *immobilisé* par la cellulite pelvienne, on fera le pansement intra-utérin, sans abaisser l'utérus.

Les pansements sont faits d'abord tous les 2 jours, puis tous les 4 jours, pendant 2 ou 3 semaines. Quand la collection salpingée diminue et que les douleurs disparaissent, on laisse l'utérus revenir sur lui-même, mais on continue l'antisepsie utérine en introduisant dans l'utérus des crayons de salol ou d'iodoforme qu'on laisse fondre.

Repos absolu pendant tout le traitement. Injections boriquées à 45°, 2 à 3 fois par jour. Révulsion avec des pointes de feu. Grands bains.

La *laparotomie* immédiate n'est indiquée que dans les cas urgents, dans les vastes salpingites suppurées, dans les poussées de pelvi-péritonite que rien n'améliore quand les douleurs sont intolérables.

Scapulalgie hystérique.

MORESTIN. —

Massage. Suggestion. Il faut savoir à l'occasion suivre la foi de son malade. Le jour où lui-même découvre ce qui doit le guérir, il faut le laisser faire, dût-il aller tout droit se livrer à ceux qui exploitent les reliques des saints ou les piscines miraculeuses.

Hydrothérapie, bromure. Anesthésie suivie de suggestion assurant la guérison.

Scarlatine.

— Guinon. —

Scarlatine normale. Bonne hygiène. Chambre large, bien éclairée. T. 18 à 20. Supprimer les meubles et tentures inutiles. Le malade y restera 6 semaines au moins. Eviter l'erreur qui consiste à chauffer outre mesure la chambre et à couvrir avec excès le malade, soit pour favoriser l'éruption, soit pour provoquer la transpiration : une chaleur excessive est dangereuse, elle augmente la fièvre, elle accroît la sensation d'ardeur si pénible des téguments. Aérer la pièce.

Alimentation lactée. Après la chute de la fièvre, alimentation légère.

Pour assurer la propreté de la peau, pendant toute la maladie, bain tiède à 32 ou 35°, dès le premier jour de l'éruption.

Asepsie de la bouche et du pharynx. Sur les amygdales, badigeonnages avec :

Glycérine.	10 gr.
Acide borique.	2 gr.

Ou :

Glycérine.	50 gr.
Acide phénique.	1 gr.

Scarlatine anormale. Contre l'hyperthermie : affusions froides, enveloppements froids, lotions froides ou bains froids.

Bain 18 à 25° suivant le cas et suivant l'âge. Pour l'adulte, 10 à 12 minutes ; pour l'enfant, 5 à 7 minutes. De 4 à 10 bains par 24 heures.

Dans les cas de faiblesse du cœur, menaces de collapsus (température centrale élevée et peau froide), gonflement du cou produisant une grande gêne respiratoire, hémorrhagies, infection septicémique (polyarthrite), remplacer le bain froid par les bains tièdes progressivement refroidis.

Contre le délire, l'agitation : chloral.

Hydrate de chloral . . . 0 gr. 06 à 0 gr. 12

toutes les 2 ou 3 heures (enfant de 2 à 3 ans).

Contre la torpeur, l'adynamie, vins alcoolisés, café à doses fréquemment répétées, camphre, éther, caféine en injections sous-cutanées, carbonate ou acétate d'ammoniaque.

Contre l'angine grave, larges irrigations de la gorge avec solution antiseptique chaude : nettoyage de la gorge, glycérine phéniquée 3/100.

— Jaccoud. —

Soumettre tous les malades au régime lacté. Ce traitement prévient l'albuminurie et l'anasarque.

— Huchard. —

En cas de néphrite, injection hypodermique de 1 gr. de la solution suivante :

Nitrate de pilocarpine. . . . . 0 gr. 20
Eau distillée . . . . 30 gr.

Scarlatine (coryza purulent).

— H. Roger. —

Irrigations nasales avec la solution suivante :

Eau oxygénée du commerce . . . . } P. E.
Solution de bicarbonate de soude à 2 0/0. . . . . }

Pour faire les irrigations, introduire dans une narine une sonde uréthrale molle, perforée d'une série de petits orifices à sa partie moyenne, et de façon que son bec ressorte par la bouche ; on fait incliner la tête au patient et on pousse l'injection qui chemine ainsi d'arrière en avant ; la rapidité de l'écoulement peut d'ailleurs être réglée par une compression plus ou moins forte exercée sur l'extrémité du tube.

Après le lavage, introduire dans la cavité nasale une pommade renfermant 3 0/0 de menthol et autant de résorcine.

Sciatique.

— DEBOVE. —

Pulvérisations de *chlorure de méthyle* sur le trajet du nerf sciatique.

— HUCHARD. —

> Alcoolat de genièvre . . . . . 120 gr.
> — de lavande. . . . . . 60 gr.
> Essence de térébenthine . . . 30 gr.
> Menthol. . . . . } ââ 0 gr. 50
> Thymol. . . . . }

M. s. a.

— JACCOUD. —

Dans la sciatique récente, repos absolu pour prévenir l'impotence du membre consécutive à la névrite qui succède souvent à la congestion du nerf.

Ventouses scarifiées au-dessus du pli fessier, dans le creux poplité et au mollet.

Injections de morphine en cas de douleurs vives.

Vésicatoires successifs sur le membre, ou bien vésicatoire en forme d'une longue bande recouvrant la face postérieure du membre.

Si la sciatique est d'origine rhumatismale, donner :

> Salicylate de soude, 4 à 6 gr. par jour.

Dans les autres cas :

Bromhydrate de quinine, 1 gr. 50 à 2 gr. par jour.

Dans la sciatique *chronique*, si le traitement ci-dessus a échoué, pulvérisations de chlorure de méthyle. Les employer avec prudence pour éviter les eschares et les ulcérations.

Bains de vapeur simples ou térébenthinés.

— Tillaux. —

Quand les moyens médicaux ont échoué, on peut faire l'*élongation* du nerf.

Sclérème.

— Ribemont-Dessaignes et Lepage. —

Le pronostic du sclérème est moins grave depuis l'emploi de la couveuse qui empêche d'abord nombre d'enfants d'en être atteints ; en outre, lorsqu'il existe, la couveuse fait se rétablir peu à peu la circulation en combattant le refroidissement du nouveau-né. La guérison sera d'autant plus vite obtenue qu'en même temps on s'occupera de régler l'alimentation de l'enfant par des tétées répétées ou par le gavage. Les frictions stimulantes, le massage des parties envahies hâtent la guérison.

Scorbut hémorrhagique.

— Marfan. —

Modifier le régime alimentaire. Donner du lait pur, pasteurisé, non stérilisé, jus de viande, jus d'orange ou de raisin. Purée de légumes. Médication antiscorbutique générale contre le rachitisme hémorrhagique.

Scorbut des enfants (maladie de Baslow).

— Netter. —

Supprimer le lait stérilisé. Jus d'orange et jus de viande crue. Lait simplement bouilli auquel on ajoute de la purée de pomme de terre. L'amélioration est généralement rapide au bout de quelques jours.

Scrofule.

— Dieulafoy. —

Habitation au grand air, à la campagne, au bord de la mer ; exercice physique, équitation, gymnastique.

Alimentation composée de viandes, légumes frais, aliments gras et huileux, caviar, sardines à l'huile, thon mariné, pâté de foie gras. Huile de foie de morue à hautes doses, préparations iodées, phosphatées et arsénicales. Hydrothérapie, bains de mer, eaux salines, sulfureuses, iodo-bromurées.

— E. Besnier. —

Iodoforme	0 gr. 10
Miel	120 gr.

Une cuillerée à café contient environ 5 milligr. d'iodoforme. De 1 à 2 cuillerées à café par jour aux enfants.

Chez les petits enfants :

Teinture d'iode.

1 goutte par jour dans de la bouillie au lait.

— Le Gendre. —

Donner successivement, pendant quinze jours :
1° Deux pilules chaque jour de :

Iodoforme	0 gr. 60
Extrait de gentiane	Q. s.

pour 30 pilules.

2° Liqueur de Fowler. 4 à 10 gouttes par jour.
3° Deux cuillerées à café de :

Iodure de calcium	6 gr.
Eau de chaux	50 gr.
Eau de menthe	100 gr.

4° Deux cuillerées à soupe de sirop d'iodure de fer.
Trois fois par semaine, un bain de 20 minutes avec :

Bromure de sodium	10 gr.
Chlorure de sodium	500 gr.
Carbonate de soude	100 gr.

5° Si le squelette se développe mal :

Phosphate de soude	āā 5 à 10 gr.
— de potasse	
Sirop de quinquina	200 gr.
Vin de Malaga	800 gr.

Séborrhée.

— BESNIER. —

Quand il y a inflammation eczémateuse du cuir chevelu, mettre :

Soufre	āā 2 gr.
Oxyde de zinc	
Vaseline	40 gr.

— BROCQ. —

Acide salicylique	2 gr.
Chlorhydrate de pilocarpine	1 gr.
Soufre	12 à 20 gr.
Borate de soude	5 à 10 gr.
Poudre d'amidon	10 gr.
Poudre de talc	70 gr.

Pour poudrer les parties malades.

Séborrhée du cuir chevelu chez les enfants.

— COMBY. —

Glycérine	50 gr.
Alcool	20 gr.
Eau	20 gr.
Borax	4 gr.

Ou :

Résorcine	1 gr.
Eau de Cologne	30 gr.
Glycérine	10 gr.
Teinture de cantharides	1 gr.
Eau distillée	50 gr.

Septicémie gastro-intestinale chez les enfants.

(Voir : *Intestin*.)

Sécrétion lactée (*pour exciter la*).

— MARFAN. —

Extrait aqueux de galéga	10 gr.
Chlorhydrophosphate de chaux	10 gr.

Teinture de fenouil. . . . . . 10 gr.
Essence de cumin . . . . . . XV gouttes.
Sirop de sucre . . . . 400 gr.

4 cuillerées à soupe par jour.

Spasmes de la glotte.

— Brault. —

Pulvérisations de cocaïne, solution à 2 pour 100 dans les fosses nasales et dans la gorge ; application de compresses d'eau très chaudes au devant du cou ; application d'un petit sac de glace sur la nuque, pendant une ou deux minutes. Dans les cas intenses, chloroformisation, tubage du larynx. Ressource ultime : trachéotomie.

Spermatorrhée.

— Tillaux. —

Si les pertes sont diurnes et nocturnes et inconscientes, pas de guérison probable.

Traitement tonique; pointes de feu sur la région lombaire. Au besoin, cautérisation de la partie profonde de l'urèthre au niveau des canaux éjaculateurs. Se rappeler que le verumontanum est situé à 3 centimètres environ en avant du col.

Spina-bifida crânien.

— Kirmisson. —

Compression, si elle est bien supportée. Ponction seulement dans la méningocèle et l'hydrencéphalocèle. Ligature dans la méningocèle. Elle est contre-indiquée dans l'hydrencéphalocèle.

Splénomégalie.

— Debove. —

Régime lacté. Arséniate de fer. La question d'une intervention chirurgicale peut se poser.

Stomatite aphteuse infectieuse.

— E. Hirtz. —

1° *Indications locales*. — Calmer les douleurs excessives de la période ulcéreuse par l'interposition entre les muqueuses gingivale et bucco-labiale de petits tampons d'ouate hydrophile imbibés d'une solution de :

    Salicylate de soude . . . . . . 1 gr.
    Chlorhydrate de cocaïne . . . 2 gr.
    Eau distillée . . . . 100 gr.

Dans la première période : gargarismes, fumigations, émollients. Pendant la période de réparation, gargarismes et bains de bouche légèrement astringents, solution de coaltar saponiné Le Beuf faible.

2° *Indications générales*. — Contre la fièvre, sulfate de quinine ; contre l'insomnie, injections de morphine. Laxatifs légers. Pratiquer l'antisepsie intestinale avec :

    Salicylate de bismuth. . . } ââ 2 gr.
    Naphtol. . . . . }

Pour 24 heures.

Laitage, œufs à peine échaudés.

Stomatite de dentition.

— Le Gendre. —

1° Lavages fréquents avec :

    Acide borique . . . . 20 gr.
    Décoction de racine de guimauve. . . . . 500 gr.

2° Dans l'intervalle toucher les gencives avec un pinceau imbibé de :

    Chlorhydrate de cocaïne . . . 0 gr. 10
    Chlorate de soude . . . . . . 1 gr.
    Glycérine. . . . . } ââ 10 gr.
    Eau . . . . }

3º S'il y a de l'insomnie, donner :

Bromure de sodium	1 gr.
Sirop d'althœa	20 gr.
Julep gommeux	40 gr.

Stomatite diabétique.

— A. Robin. —

Antisepsie buccale. Gargarismes avec :

Naphtol β	0 gr. 20
Borate de soude	20 gr.
Eau de menthe	150 gr.
Eau bouillie	Q. s. pour un litre.

Contre l'inflammation des gencives, gargarismes avec :

Acide borique	
Borate de soude	āā 10 gr.
Chlorate de potasse	
Eau de roses	30 gr.
Glycérine	60 gr.
Teinture d'opium	2 gr. 40
Décoction de guimauve et de têtes de pavot	Q. s. pour un litre.

Stomatite mercurielle.

— A. Broca. —

Le traitement sera d'abord préventif. Aux intoxications professionnelles on opposera l'hygiène des ateliers et la propreté des ouvriers. Pour éviter les intoxications thérapeutiques, il faut avant tout surveiller attentivement l'entretien de la bouche et des dents et à la moindre alerte suspendre le traitement.

Lavages émollients de la bouche : cautérisation à l'acide chlorhydrique et surtout au nitrate d'argent ; collutoires au chlorate de potasse ; chlorate de potasse à l'intérieur, à cause de son élimination par la salive.

Stomatite ulcéreuse.

— COMBY. —

Chlorate de potasse ou borax . 2 gr.
Miel rosat . . . . } ââ 2 gr.
Glycérine. . . . .

Pour collutoire.

— J. SIMON. —

Alcoolature de cochléaria. . . 10 gr.
Teinture de quinquina . . . . 8 gr.
— de cachou. . . . . . 4 gr.
— de benjoin. . . . . . 2 gr.
Eau de Botot. . . . . 200 gr.

Pour gargarismes : 1 à 2 cuillerées à bouche dans un verre d'eau.

Stomatite ulcéro-membraneuse.

— A. SIREDEY. —

Prendre un petit morceau de bois que l'on recouvre à son extrémité d'une mince feuille d'ouate enroulée et bien serrée ; on charge ce petit pinceau sec de cristaux d'*acide chromique* qui adhèrent suffisamment au coton, non mouillé, pour y former une couche presque continue et on le passe sur les ulcérations, en appuyant légèrement.

Immédiatement après, on promène sur la surface cautérisée et dans les culs-de-sac voisins, un autre bâtonnet garni d'une couche d'ouate très épaisse et bien imbibée d'eau bouillie ; puis on recommande au malade de se rincer la bouche à plusieurs reprises avec de l'eau bouillie simple ou additionnée d'une substance antiseptique. Une inspection minutieuse de la région permet de constater qu'il ne reste pas le moindre fragment d'acide chromique ; on recommence ainsi pour chaque ulcération et avec les mêmes précautions.

Dix ou douze heures après la cautérisation la muqueuse commence à desquamer, les fausses membranes se détachent facilement sous la forme de petits lambeaux, la bouche se nettoie et l'alimentation devient plus facile.

Les ulcérations se couvrent de bourgeons charnus de bonne apparence et se réduisent.

Si elles paraissent trop étendues, on peut renouveler la cautérisation au bout de quarante-huit heures. Il est rare que ce soit nécessaire de renouveler la cautérisation plus de 3 fois ; la guérison est presque toujours complète en huit ou dix jours, sans aucune médication interne.

— Jaccoud. —

    Chlorate de potasse. . . . . . 6 gr.
    Alcoolature de cochléaria. . . 30 gr.
    Sirop de quinquina. . . . . . 60 gr.
    Décoction de quinquina. . . . 250 gr.

Pour gargarisme.

— Tenneson. —

Les effets du gargarisme au *chlorate de potasse* sont nuls.

Badigeonner les gencives, 3 fois par jour, avec un pinceau imbibé de :

    Acide lactique. . . . . . 5 gr.
    Eau. . . . . 10 à 15 gr.

Se rincer fréquemment la bouche avec :

    Chloral. . . . . 1 gr.
    Eau bouillie. . . . . 500 gr.

S'il se produit un ulcère rebelle, le badigeonner avec une solution de *sublimé* au 100°.

— Pinard. —

    Topique . . . .⎫
    Hydrate de chloral . . . . ⎬ ââ parties égales.
    Alcoolat de cochléaria . . ⎭

pour toucher les gencives.

Stomatite urémique.

— Barié. —

1º Surveiller l'hygiène buccale chez les malades menacés d'accidents urémiques.

2º Dans le cas de stomatite *érythémateuse* et pultacée, gargarismes à l'eau de Vichy, badigeonnages répétés avec :

Glycérine. . . . . } āā 15 gr.
Borate de soude . . . . . }

Bains de bouche fréquents avec solutions alcalines.

3º Quand la stomatite revêt la forme *ulcéreuse*, toucher les ulcérations avec une solution de chlorure de chaux, ou avec du jus de citron ou le crayon de nitrate d'argent mitigé. Le traitement le plus efficace consiste à toucher les ulcérations avec :

Acide salicylique. . . . . . . 2 gr.
Glycérine . . . . 20 gr.

Combattre la fétidité avec des gargarismes, dans lesquels on ajoutera un liquide antiseptique comme l'alcoolature d'eucalyptus ou avec :

Alcoolature d'eucalyptus . . . 10 gr.
Liqueur de Van Swieten. . . 40 gr.
Eau distillée . . . . 400 gr.

Sueurs des phtisiques.

— Barié. —

Le tellurate de soude doit être prescrit à la dose de 2 centigr. 1/2 à 3 centigrammes en moyenne par jour, pendant 3 ou 4 jours environ. Quelquefois on peut atteindre 5 centigrammes *pro die* en deux pilules de 2 centigr. 1/2, mais il ne faut pas dépasser cette dose. La plupart des tuberculeux, ayant des sueurs abondantes, trouvent un soulagement incontestable et durable grâce à ce médicament.

— Marfan. —

Les divers moyens qu'on emploie ont l'inconvénient d'épuiser rapidement leur action ; on est obligé de changer souvent l'antisudoral.

Les meilleurs médicaments à prescrire sont :

Sulfate d'atropine (granule au 1/4 de milligr.), deux ou trois granules dans la soirée de deux heures en deux heures.

Poudre d'agaric blanc (20 à 30 centigr. en pilules ou en cachets le soir au coucher). L'*agaricine* (5 milligr. à 5 heures du soir, 5 milligr. à minuit).

Ergotine (un gramme en injection sous-cutanée).

Acide camphorique (2 à 3 gr. en cachets, deux ou trois heures avant l'apparition des sueurs).

Le *tellurate de soude* (2 ou 3 centigr. en potion ou en pilules).

La *picrotoxine* (1/3 ou 2/3 de milligr. le soir au coucher).

— Landouzy. —

Acide salicylique.	10 gr.
Talc.	90 gr.

Pour saupoudrer, 2 fois par jour, les parties du corps inondées par la sueur.

— Potain. —

Phosphate de chaux tribasique, de 4 à 8 gr. par jour.

Sueurs des pieds (Voir *Hyperhydrose plantaire*).

Suette.

— Laboulbène. —

Ventouses sèches contre l'oppression.
Lotions d'eau fraîche répétées.
Limonade vineuse.
Sulfate de quinine.

Sycosis (Voir *Trichophytie de la barbe*).

Symphyse pleurale.

— Potain. —

On peut intervenir utilement tant que l'état sub-inflammatoire de la plèvre existe. L'inflammation passée, il ne reste aucun moyen d'agir. Lorsque la rétraction a eu lieu, il faut chercher à combattre la paralysie plus ou moins précoce des muscles intercostaux : gymnastique respiratoire, massage, frictions sèches ou alcooliques, électricité faradique ou galvanique.

Syncope.

— C. Paul. —

Inhalations de nitrite d'amyle, d'éther, d'eau de Cologne.

Injections sous-cutanées d'éther, de caféine.

Electrisation du nerf phrénique avec courants continus : pôle négatif au niveau du nerf au cou ; pôle positif à l'épigastre. — Tractions rythmiques de la langue (procédé Laborde).

Syphilis.

— Balzer. —

Benzoate de mercure .	0 gr. 05 à 0 gr. 10
Iodure de potassium .	5 à 10 gr.
Sirop d'écorces d'oranges amères.	250 gr.

Une cuillerée à bouche 2 fois par jour. Est moins sujet à provoquer des vomissements et des douleurs gastralgiques que le sirop de Gibert.

— Balzer et Fournier. —

Injections mercurielles.

Calomel	1 gr. 50
Vaseline boriquée	15 gr.

Ou bien :

> Oxyde jaune de mercure . . .   1 gr. 50
> Vaseline liquide . . . .   15 gr.

Recommander au pharmacien de porphyriser avec soin les sels mercuriels. On les lave ensuite à l'alcool bouillant et on les sèche à l'étuve.

Une seringue de Pravaz contient 10 centigr. de composé mercuriel.

Mode opératoire. — Faire l'antisepsie complète de l'instrument et de la région. Le lieu d'élection pour l'injection est la fossette rétro-trochantérienne. Quatre injections faites à un intervalle de 15 jours à 3 semaines constituent tout le traitement. Pour la première injection, n'employer qu'une demi-seringue.

— Du Castel. —

> Thymolacétate de mercure . .   1 gr.
> Huile d'olive stérilisée . . . .   10 cent. cubes

Injection d'une seringue tous les 7 à 8 jours.

— Fournier. —

Technique des frictions mercurielles. — La dose d'onguent napolitain est de 4 gr. pour un *adulte*. On peut l'élever, au bout de quelques jours, à 6 ou 8 gr., au maximum. La *femme* est plus sensible que l'homme à ces frictions. Chez l'*enfant* qui n'a pas encore de dents, 1 ou 2 gr. sont bien supportés. Le moment le meilleur pour la friction est le soir, avant de se coucher. On peut la faire partout, sauf sur le scrotum, l'aine, l'aisselle et les régions pileuses. Il faut changer chaque jour la place où on opère. Il faut frotter assez vigoureusement pendant un quart d'heure environ. On recouvre ensuite la partie frictionnée d'une couche d'ouate et de taffetas gommé. La pommade est laissée en place 8 ou 10 heures. La peau est ensuite savonnée. Le malade prend deux bains d'amidon par semaine.

La *durée* du traitement est en général de 3 à 4 semaines.

| Sublimé corrosif..... | } ââ 0 gr. 01 |
| Extrait d'opium...... | |

Pour une pilule. Dose moyenne, chez l'homme, 3 centigr. ; chez la femme, 2 centigr.

| Protoiodure de mercure.... | 0 gr. 05 |
| Extrait d'opium........ | 0 gr. 01 |

Pour une pilule. Dose moyenne, chez l'homme, 10 à 12 centigr. ; chez la femme, 7 à 8.

Donner le sublimé aux malades ayant la bouche en mauvais état. Prescrire le protoiodure aux gastralgiques, aux gens à intestin nerveux et délicat. — Sauf indication spéciale, le médicament de choix est le protoiodure qui est mieux toléré.

Dans le *phagédénisme tertiaire*, panser la plaie par occlusion avec de l'emplâtre de Vigo. Bains tièdes quotidiens.

On peut aussi employer les pansements à l'iodoforme.

Donner l'iodure de potassium à la dose de 3 à 6 gr.

Quand il y a intolérance gastrique, faire prendre l'iodure de potassium après le repas ; une cuillerée à soupe de :

Iodure de potassium......	25 gr.
Anisette...........	150 gr.
Sirop.............	350 gr.

— A. GILBERT. —

L'action de la *sérothérapie* s'est manifestée dans certains cas par une amélioration de l'état général, une reprise des forces, la disparition de la céphalalgie, des douleurs osseuses et articulaires, l'atténuation et même la disparition des éruptions cutanées et des lésions muqueuses. Mais ces résultats ne sont pas constants et l'insuccès est souvent complet.

— MAURIAC. —

Protoiodure de mercure...	0 gr. 03
Extrait thébaïque.......	0 gr. 01
— de quinquina.....	0 gr. 06

Pour une pilule. — Dépasser rarement 9 à 12 centigr.

Sublimé. . . . . } 0 gr. 01
Extrait thébaïque. . . . . . .
— de quinquina. . . . . 0 gr. 06

Pour une pilule. — Moyenne efficace : 2 à 3 centigr.

Biiodure de mercure . . . . . 0 gr. 10
Iodure de potassium . . . . 5 à 20 gr.
Sirop simple ou d'écorces d'o-
ranges amères . . . . 200 gr.

Dans les syphilides ulcéreuses, donner le sirop avec son maximum d'iodure : 20 gr. Donner 2 à 3 cuillerées à bouche par jour, quelquefois plus.

Iodure de potassium . . . . . 20 gr.
Sirop simple ou d'écorces d'o-
ranges amères . . . . 200 gr.

Dose minimum : une cuillerée à dessert. Quelquefois 2 à 3 cuillerées à bouche.

Pour pansement des ulcérations primitives, des plaques muqueuses, des syphilides ulcéreuses, lotions avec :

Chloral. . . . . 5 gr.
Teinture d'eucalyptus. . . . . 10 gr.
Eau distillée . . . . 500 gr.

Pour faire disparaître les taches pigmentaires laissées par certaines syphilides, lotions avec :

Sublimé . . . . 0 gr. 20
Chlorhydrate d'ammoniaque . 0 gr. 60
Eau de Cologne. . . . . 40 gr.
Eau distillée . . . . 100 gr.

Syphilides et syphiloïdes des nourrissons.

— Marfan. —

Traitement général. Lotions à l'eau boriquée chaude. A la région intra-fessière, veiller à la propreté des langes qui doivent être fréquemment changés. Vernis antiseptique.

— Lucas-Championnière. —

> Benjoin pulvérisé ..... \
> Iodoforme .... \
> Carbonate de magnésie .. } ââ P. E.
> Poudre de quinquina gris. /

Arrosez avec teinture d'eucalyptus jusqu'à saturation.

Syphilis des enfants.

— Comby. —

Syphilis héréditaire tardive. — Le traitement doit s'inspirer des règles qui président au traitement des accidents tertiaires de la syphilis acquise ; on doit insister sur l'iodure de potassium (2, 3, 4 grammes par jour, suivant l'âge de l'enfant). Dans les cas à marche ulcéreuse et rapide, on ne donnera que l'iodure de potassium. On y ajoutera les frictions mercurielles (traitement mixte) pour les cas rebelles et pour ceux où il faut agir vite : menace de perforation palatine, d'effondrement du nez. Concurremment, on donnera les toniques, l'huile de foie de morue, le sirop iodo-tannique, les bains salés, les bains de mer.

Syphilis héréditaire précoce. — Friction à l'onguent napolitain, gros comme une noisette chaque jour. Ne pas faire deux frictions consécutives à la même place. En cas de syphilides cutanées, bain de sublimé.

> Sublimé .... 2 à 4 gr.
> Alcool............. 10 gr.
> Eau du bain .... 40 gr.

Quand l'enfant aura huit ou dix mois, donner dans du lait, une cuillerée à café de sirop de Gibert, ou 1 à 2 gr. de liqueur de Van Swieten.

A un enfant syphilitique, pas de nourrice mercenaire, non atteinte de syphilis : si la syphilis se déclare alors que l'enfant a été mis en nourrice, le retirer, si cette dernière n'est pas encore atteinte ; si elle a été contaminée, l'allaitement sera continué sans préjudice des questions médico-légales que cette éventualité soulève (secret professionnel à l'égard des parents responsables et de la nourrice victime, indemnité à cette dernière, etc.).

Syphilis acquise. — Même traitement que dans la syphilis précoce : si une mère ayant contracté la syphilis dans les derniers mois de la grossesse, met au monde un enfant sain, on ne permettra pas que cet enfant tète sa mère qui pourrait le contaminer ; on ne permettra pas non plus qu'il tète une nourrice étrangère, car il n'est pas certain qu'il soit indemne de la syphilis. Il sera donc soumis à l'allaitement artificiel.

— J. Simon. —

Biiodure de mercure . . . . . 0 gr., 10
Iodure de potassium . . . ⎫
Eau distillée . . . . ⎬ ââ 5 gr.
Sirop . . . . 240 gr.

Une cuillerée à bouche contient 0,01 de sel mercuriel et 0,50 d'iodure de potassium.

Chez l'enfant à la mamelle, donner 1/4 à 1/2 cuillerée à café en 4 ou 5 fois dans les 24 heures.

Chez un enfant de 2 ans, 1 cuillerée à café.
— de 3 à 5 ans, 2 —
— 5 à 8 ans, 3 —
— 8 à 12 ans, 4 —

Syphilis des nouveau-nés.

— J. Simon. —

Enfant de 5 à 6 semaines :

Liqueur de Van Swieten . . . 20 gouttes

par jour, en 4 fois, dans du lait. — Frictions mercurielles sous les aisselles. Au bout de 2 à 3 mois, iodure de potassium à la nourrice à la dose de 0,30 à 0,50 par jour.

Si l'enfant est élevé au biberon, sirop de Gibert à la dose d'un tiers de cuiller à café dissous dans de l'eau et fractionné par petites doses, réparties sur les 24 heures.

Syphilis héréditaire. Prophylaxie.

— Pinard. —

Quand on sait que dans un ménage la syphilis existe, on doit agir de la façon suivante :

Le père est syphilitique. — Pendant six mois pas de procréation et traitement suivant :

Iodure de potassium	10 gr.
Biiodure de mercure	0 gr. 10
Eau	250 gr.
Eau distillée de menthe	50 gr.

Deux cuillerées à soupe par jour, pendant 6 mois.

La mère est syphilitique. — Si elle a contracté la syphilis le sachant, traitement facile à prescrire. Si, au contraire, devenue syphilitique du fait de son mari, et qu'elle l'ignore, minutieuses précautions. Il faut avoir recours au subterfuge suivant :

On dit à tout le monde : « Madame est fatiguée, sa santé n'est pas brillante ; il faut la préparer aux fatigues de l'accouchement et de l'allaitement. Je suis d'avis de lui faire prendre un sirop au protoiodure de fer. C'est une préparation assez difficile à exécuter et j'ai besoin de faire certaine recommandation à votre pharmacien. Donnez-moi son adresse je passerai chez lui. Dans la journée, on va trouver le pharmacien et on lui donne la formule du sirop d'iodhydrargyrate de potasse et on le prie de mettre sur la bouteille une étiquette portant : « Sirop toxique à l'iodure de fer ». Pendant toute sa grossesse la malade en prendra une cuillerée à soupe au milieu des deux principaux repas.

Lors de grossesses ultérieures, il ne faudra pas compter sur l'action du temps pour atténuer la syphilis, mais recommencer le traitement.

T

Tabès (Voir *Ataxie locomotrice*).

Tachycardie paroxystique.

— Huchard. —

La digitale et les médicaments cardiaques sont impuissants. A maladie bulbaire, il faut opposer une médication bulbaire. L'*antipyrine* donne de bons résultats. On doit y joindre la compression du nerf pneumogastrique gauche au cou et les pulvérisations de chlorure de méthyle à la nuque.

Prendre 2 à 3 fois par jour, pendant quinze jours, deux pilules de :

Sulfate de quinine . . . . ⎱
Extrait de-seigle ergoté. . ⎰ ââ 5 gr.
Extrait de noix vomique. . .   0 gr. 50

pour 40 pilules.

— Œttinger. —

Quand il y a insuffisance cardiaque avec asystolie menaçante : *digitale* ou *digitaline* associée à l'immobilité absolue.

Au début de l'accès : *morphine* à très petites doses, *antipyrine*. Dans l'intervalle : bromure associé à l'antipyrine. Défendre : thé, café, tabac.

— Rendu. —

1º Eviter tout écart de régime ; proscrire le thé, le café, l'alcool, le tabac, les excès vénériens.

2° Pour le traitement des accès donner de la digitale, unie à l'opium.

Pour calmer les phénomènes nerveux, la spartéine et le strophantus sont de bons médicaments.

L'ergot de seigle et la strychnine sont aussi de bons agents vaso-constricteurs.

On peut faire dans les grandes circonstances des piqûres d'éther et de caféine.

N'user de la théobromine que pour combattre l'anurie des crises subintrantes.

Pour diminuer le malaise et l'angoisse employer sur la région précordiale les révulsifs, la glace.

Tænia.

— A. MATHIEU. —

La veille faire prendre un léger purgatif et ne manger au repas du soir que du laitage ; le lendemain matin à jeun, donner 30 centigr. de sulfate de pelletiérine et d'isopelletiérine dans une solution contenant 50 centigr. de tannin.

Sulfate de pelletiérine et d'isopelletiérine.	0 gr. 30
Tannin.	0 gr. 50
Sirop de menthe.	50 gr.
Eau.	100 gr.

F. s. a.

Donner dix minutes après un grand verre d'eau, puis au bout d'une demi-heure faire prendre le purgatif.

Celui-ci sera soit l'eau-de-vie allemande.
— l'huile de ricin.
— l'infusion de séné.

Il est bon de prendre la pelletiérine en deux fois et couché pour éviter les vertiges, les crampes dans les membres, les vomissements, pâleur de la face, céphalalgie, abaissement du rythme du pouls.

— DIEULAFOY. —

Le sujet est mis au régime lacté pendant 24 heures.

A jeun le matin il prend 12 à 15 capsules, contenant chacune 30 centigrammes d'huile éthérée de fougère mâle : les capsules sont prises une par une, toutes les 3 minutes. Un quart d'heure après la dernière capsule, prendre 8 perles d'éther, une à une, toutes les 3 minutes. Après la dernière perle d'éther, prendre 15 gr. d'huile de ricin et une demi-heure après encore 25 gr. d'huile de ricin.

— Le Gendre. —

   Semences de courges mondées. 60 gr.

Triturer avec,

   Huile de ricin . . . . 30 gr.

Verser dans,

   Looch blanc du Codex.

A prendre le matin à jeun.

Tarsalgie.

— Tillaux. —

Repos au lit. Quand il y a des contractures qui ne disparaissent pas par le repos, on anesthésie le malade et on remet le pied en bonne position. On immobilise ensuite dans un appareil plâtré, laissé en place deux mois au moins.

Teigne tondante (Voir *Trichophytie du cuir chevelu*).

Terreurs nocturnes (*Enfants*).

— Descroizilles. —

   Bromure de potassium . . . . 1 gr.
   Sirop de chloral . . . . 30 gr.
   Eau de tilleul . . . . 90 gr.

Par cuillerées à café.

Testicule tuberculeux.

— BOUILLY. —

Avant la période d'ulcération, suspensoir.

Quand un abcès s'est formé, évacuer son contenu et modifier ses parois par le grattage et la cautérisation avec le chlorure de zinc ou le fer rouge.

Quand le testicule et l'épididyme sont pris en totalité, si le cordon n'est pas envahi sur une trop grande étendue, quand des abcès multiples apparaissent, faire la castration.

Tétanie.

— MARFAN. —

Combattre la constipation :

Calomel à la vapeur . . . . . 0 gr. 04
Poudre de sucre . . . . 0 gr. 50

Mélanger et diviser en quatre paquets ; un paquet toutes les 1/2 heures. Mettre l'enfant à la diète toute la matinée du jour où il est purgé. Deux heures après le dernier paquet faire téter l'enfant.

Tous les jours un lavement à l'eau bouillie chaude. Tétées toutes les 2 ou 3 heures : pendant la nuit l'enfant sera 6 heures sans rien prendre.

A midi et le soir avant la tétée une cuillerée à dessert de :

Julep gommeux . . . . 90 gr.
Bromure de potassium . . }
Hydrate de chloral. . . . } ââ 2 gr.

Essayer de courants continus faibles sur la colonne vertébrale.

Tétanos.

— MAUCLAIRE. —

1º Faire une injection sous-cutanée de *sérum antitétanique*.

Isoler le malade dans une chambre obscure, désinfecter la plaie, *chloral* à haute dose.

Ouvrir largement la plaie (le bacille de Nicolaier étant anaérobie, en le mettant à l'air on arrête son développement).

2° Pour agir plus vite, faire une injection intra-crânienne de sérum antitétanique qui est la *méthode de choix*.

3° Contre les complications tenter la trachéotomie. Contre la dyspnée et l'asphyxie, les antithermiques, les antispasmodiques, les bains chauds prolongés.

Thoracentèse.

— Dieulafoy. — Huchard. —

Indications. — Dans les épanchements abondants sans dyspnée (3 ou 4 litres de liquide), qu'ils siègent à droite ou à gauche, l'abondance même de l'épanchement, en l'absence de dyspnée ou avec une dyspnée très modérée, est une indication précise.

En cas d'épanchement peu abondant, mais s'il y a une lésion valvulaire du cœur, la thoracentèse doit être pratiquée de bonne heure.

Si un épanchement modéré dure depuis des semaines et reste stationnaire, sans réaction inflammatoire, sans dyspnée, on doit craindre l'atélectasie permanente du poumon, la formation de fausses membranes et l'extension du travail inflammatoire au poumon : la thoracentèse est alors indiquée.

Si la pleurésie existe chez un tuberculeux et que l'épanchement soit abondant, malgré l'état fébrile, on doit pratiquer la thoracentèse.

Dans les pleurésies *rhumatismales*, ne pas se presser d'opérer.

Avant l'opération : tremper l'aiguille dans une solution de sublimé au 1/1000e, la flamber sans la graisser. Laver la peau au savon, à l'alcool et à l'éther.

Mode opératoire. — Le malade est assis sur son lit, les bras en avant. On peut pratiquer auparavant une injection de morphine. On choisit le 7e ou le 8e espace intercostal, en arrière. Appuyer l'index vers le bord supérieur de la côte située en bas de l'espace intercostal choisi ; glisser l'aiguille sur la face dorsale de l'index et l'introduire dans la cavité pleurale.

Quand la ponction est faite, arrêter l'écoulement quand il est trop rapide et qu'il cause des accès de toux. Dieulafoy recommande de ne jamais retirer plus de 1,200 à 1,500 gr. de liquide à la fois, pour ne pas exposer le malade aux dangers de l'expectoration albumineuse et d'une violente congestion œdémateuse du poumon. Huchard pense qu'on peut retirer 1 litre 1/2 maximum.

Quand on a retiré la quantité voulue de liquide, enlever le trocart et panser avec un morceau d'ouate boriquée imbibé de collodion iodoformé. Bandage de corps.

Thrombus de la vulve.

— Bouilly. —

Applications froides et résolutives.

Pendant le travail, si la poche est rompue et que l'hémorrhagie continue, terminer rapidement l'accouchement ou bien ouvrir largement la poche, la vider des caillots qu'elle contient et la tamponner. Si la poche suppure, l'ouvrir largement. Pansement antiseptique.

— Pozzi. —

La tumeur sanguine peut se rompre et amener une hémorrhagie mortelle, ou suppurer et causer la septicémie. Il faut, pour éviter cette complication, inciser de parti pris tout hématome qui dépasse le volume du poing, nettoyer sa cavité, placer, au besoin, des pinces à demeure sur les vaisseaux saignants et bourrer la poche de gaze iodoformée. Au contraire, on pourra confier à la nature le soin de résorber un petit thrombus, en se bornant à assurer exactement l'antisepsie du vagin.

Toniques du cœur.

— Hérard. —

    Poudre de feuilles de digitale. 0,10 à 0 gr. 50
    Eau froide . . . . 120 gr.

Faire macérer pendant 6 à 12 heures, filtrer. A prendre en 24 heures.

— Huchard. —

Digitale, le meilleur tonique du cœur.

L'alcoolature, la teinture éthérée, l'extrait aqueux sont infidèles.

La teinture alcoolique s'emploie plutôt à titre d'agent sédatif du cœur. Elle ne possède pas de propriétés diurétiques égales à la macération. Sa dose varie entre 10 et 50 gouttes.

La poudre de feuilles peut se prescrire à la dose de 5 à 50 centigr. La forme pilulaire est défectueuse. L'infusion et la macération sont les meilleures préparations contre l'asystolie.

La digitaline doit être employée à titre de sédatif contre les phénomènes d'excitabilité cardiaque. Dose 1/2 à 1 milligramme.

Un milligramme de digitale amorphe équivaut à :

    Poudre de feuilles de digitale   10 centigr.
    Teinture alcoolique . . . .   18 gouttes ou 50 centig.
    — éthérée . . . . .   30 —
    Extrait éthéré . . . .   12 milligr.
    — aqueux . . . . . .   45 —
    — alcoolique. . . . .   50 —
    Sirop de digitale . . . . .   20 gr.

Ou bien :

    Caféine. . . . . 0,75 à 1 gr.
    Benzoate de soude . . . . . . 1 gr.
    Eau de tilleul. . . . . 30 gr.
    — laitue. . . . . 60 gr.
    Sirop des cinq racines . . . . 30 gr.

Par cuillerées à bouche dans les 24 heures.

Ou bien :

 Solution alcoolique de trinitrine
  au 100°. . . . . XXX gouttes.
 Eau . . . . 300 gr.

Une cuillerée à bouche le matin, à midi et le soir.

Pilules.

 Iodure de sodium. . . . . . . 4 gr.
 Sulfate de spartéine . . . . . 1 gr.
 Poudre de réglisse. . . . . . Q. s.

Pour 40 pilules : 4 à 6 par jour. Conserver dans un endroit bien frais.

 Benzoate de soude . . . . ⎫
 Caféine. . . . . ⎬ ââ 3 gr.
 Extrait de stigmates de maïs. 6 gr.

Pour 60 pilules : 2 pilules 2 à 3 fois par jour.

 Benzoate de soude . . . . ⎫
 Caféine. . . . . ⎬ ââ 5 gr.
 Extrait de quinquina. . . . . 10 gr.

Pour 100 pilules : 2 au commencement de chaque repas.

 Extrait aqueux d'ergot de ⎫
  seigle. . . . . ⎬ ââ 2 gr.
 Sulfate de quinine . . . . ⎭

Ou bien :

 Extrait de jusquiame. . . ⎫
 Poudre de digitale . . . . ⎬ ââ 0 gr. 20

Pour 20 pilules : 6 à 8 par jour pendant 5 à 6 jours.

— Jaccoud. —

 Poudre de feuilles de digitale. 0 gr. 50
 Sirop de digitale . . . . 30 gr.
 Eau chaude . . . . 120 gr.

A prendre en 24 heures.

TORT — 450 —

— Potain. —

> Digitaline d'Homolle . . . . . .   0 gr. 02
> Alcool à 90° . . . .   3 gr. 50

X gouttes renferment 1 milligr. de digitaline.

Torticolis.

— Walther. —

Torticolis aigu. — Révulsifs, frictions calmantes ; envelopper le cou dans une cravate d'ouate.

Mouvements communiqués, friction, massage, bain sulfureux, électrisation des muscles antagonistes.

Torticolis chronique. — Appareil de soutien après redressement en bonne position. Ténotomie.

— Berger. —

Section sous-cutanée des chefs sternal et claviculaire du sterno-cléido-mastoïdien dans le torticolis congénital.

— Peyrot. —

Commencer par essayer l'électrisation et le massage. S'ils échouent, recourir à la section du muscle rétracté suivie de l'application d'appareils orthopédiques.

Trachéotomie.

Procédé intermédiaire entre celui de Saint-Germain et Bourdilliat (P. Renault).

Choix de la canule.

> N° 0 jusqu'à 2 ans ;
> » 1 de 2 ans à 3 1/2 ou 4 ;
> » 2 de 3 1/2 à 5 1/2 ou 6 ;
> » 3 au-dessus de 6 ans.

On se place à la droite de l'enfant étendu sur une table, le cou à peu près horizontal. On saisit le larynx par ses faces latérales au niveau du cartilage thyroïde, comme si on voulait l'énucléer. Si, pour cela, il faut serrer un peu, ne pas craindre de le faire. On applique l'ongle de l'index gauche au niveau du bord inférieur du cartilage cricoïde.

Faire, sur la ligne médiane, à partir de l'ongle de l'index gauche, une incision de 2 centim. 1/2 à 3 centim. Arriver rapidement sur la trachée par une ou deux incisions aussi longues. Sentir la trachée avec l'index gauche sur lequel on guide le bistouri. Ponctionner la trachée et inciser sans compter les anneaux. L'incision sera assez longue pour laisser pénétrer le doigt.

Prendre la canule de la main droite et la glisser sur l'index gauche qui est dans la plaie et qu'on retire à mesure qu'on introduit la canule.

Tremblement hystérique.

— Rendu. —

La partie essentielle du traitement est l'*hydrothérapie*, agent stimulant et sédatif. On peut donner avec bons résultats, le *valérianate d'ammoniaque* et le *bromure de potassium*. Contre le tremblement, avoir recours aux *aimants*. Essayer l'électricité statique, la suggestion.

Trichophytie du cuir chevelu (*Teigne tondante*).

— Hallopeau. —

Matin et soir, savonner le cuir chevelu avec du savon noir. Essuyer et frictionner avec :

  Ammoniaque liquide . . . . . 5 gr.
  Essence de térébenthine . . . 25 gr.
  Alcool camphré . . . . 125 gr.

Une demi-heure après, mettre sur la partie malade de la vaseline iodée à 1 0/0. Dans la journée, faire porter une calotte de caoutchouc.

Le soir, nouvelle application de vaseline iodée. Une fois par semaine, couper les cheveux courts aux ciseaux.

— Besnier. —

Couper les cheveux ras aux ciseaux et les maintenir

dans cet état pendant tout le traitement. Ne pas raser, pour éviter les auto-inoculations.

Epiler les plaques et le cuir chevelu dans une étendue de 8 millimètres autour d'elles. Enlever, en raclant avec une curette, tous les cheveux cassés et les détritus qui existent à la surface des plaques. Le raclage ne doit pas produire d'écoulement sanguin. On le facilitera en faisant sur les plaques une onction avec un corps gras.

Si le cuir chevelu n'est pas irrité, faire tous les jours des lavages avec du savon noir, du savon au goudron, à l'acide borique, au soufre ou à l'acide salicylique. S'il y a de l'irritation, laver le cuir chevelu avec un jaune d'œuf et de l'eau de son.

On recouvre ensuite les plaques avec du sparadrap de Vigo.

Ou bien :

Epiler autour des plaques.

Laver la tête tous les matins avec de l'eau chaude boriquée au 200ᵉ, additionnée de savon dans la proportion convenable, d'après l'état d'irritation du cuir chevelu.

Tous les soirs, frictionner légèrement les points malades avec :

$$\text{Acétate ou sulfate de cuivre.} \quad 0{,}50 \text{ à } 1 \text{ gr.}$$
$$\text{Vaseline} \ldots \ldots \ldots \ldots \quad 100 \text{ gr.}$$

Surveiller le malade de façon à n'avoir jamais de dermite.

Si le cuir chevelu a de la tendance à s'enflammer, se borner à des onctions avec :

$$\text{Acide borique} \ldots \ldots \ldots \quad 1 \text{ gr.}$$
$$\text{Vaseline} \ldots \ldots \ldots \ldots \quad 20 \text{ gr.}$$

— BROCQ. —

Epilation autour des plaques.

Matin et soir, lotions avec :

$$\text{Sublimé} \ldots \ldots \ldots \ldots \quad 1 \text{ gr.}$$
$$\text{Glycérine} \ldots \ldots \ldots \ldots \quad 100 \text{ gr.}$$
$$\text{Eau.} \ldots \ldots \ldots \ldots \ldots \quad 400 \text{ gr.}$$

Augmenter ou diminuer la dose de sublimé suivant la tolérance du cuir chevelu.

Matin et soir, frictionner les plaques malades, en en dépassant les bords, avec :

> Turbith minéral. . . . . 1 à 2 gr.
> Vaseline . . . . 10 gr.
> Lanoline. . . . . 30 gr.

Savonner la tête toutes les fois que c'est nécessaire.

— Bucquoy. —

Appliquer sur la tête rasée une calotte de collodion au sublimé corosif.

Ce moyen détermine parfois de l'irritation et demande à être surveillé.

— Tenneson. —

Épiler avec soin les plaques et une certaine étendue autour d'elles. Faire ensuite une lotion avec la liqueur de Van Swieten. Mettre :

> Soufre précipité . . . . 6 gr.
> Vaseline . . . . 25 gr.

Trichophytie cutanée (*Herpès circiné*).

— Brocq. —

Teinture d'iode en badigeonnages. Faire un badigeonnage par jour pendant trois jours. Faire un quatrième e dernier badigeonnage deux ou trois jours après.

— Hardy. —

> Soufre précipité. . . . . 4 gr.
> Camphre. . . . . 1 gr.
> Axonge . . . . 30 gr.

En onctions.

Trichophytie de la barbe (*Sycosis*).

— Brocq. —

Nettoyer complètement et épiler les régions atteintes

et les régions périphériques. Employer ensuite les lotions et pommades parasiticides.

Troubles cardiaques du diabète.

— A. Robin. —

Prendre, le matin et avant le déjeuner, une cuillerée à soupe de :

Arséniate de soude.	0 gr. 05
Iodure de potassium	6 gr.
Eau	300 gr.

Si le cœur fléchit : régime lacté, petites doses de caféine.

Contre les *palpitations* : bromure de potassium.

Troubles cardiaques des maladies infectieuses aiguës.

— Le Gendre. —

Application d'un sac de glace sur la région précordiale. Le sac ne doit contenir qu'une quantité de glace qui n'incommode pas par son poids. Le sac doit recouvrir complètement la région précordiale. Il faut interposer entre le sac et la peau un morceau de flanelle. En cas d'agitation, on fixe le sac avec un bandage de corps. L'application doit être ininterrompue pendant un à trois jours.

Tuberculose pulmonaire.

— J. Simon. —

Pour 10 kilogr. de poids du corps.

Créosote pure	0 gr. 005
Salol	} āā 0 gr. 40
Iodoforme	

Dissoudre dans huile d'olive Q. S. pour 10 cent. c.
A injecter chaque jour dans le rectum.
On se sert d'une sonde en gomme de 25 à 30 centim. bien lavée, graissée et montée sur une seringue en verre de 15 centim. c. de contenance. Avant l'injection : chauf

fer la solution au bain-marie. Pendant l'injection, introduire la canule aussi haut que possible. Après l'injection, repos du malade.

— Josias. —

A expérimenté le traitement préconisé par Ch. Richet et Héricourt, consistant dans l'absorption stomacale du sérum musculaire, obtenu en faisant macérer la viande dans environ 1/4 de son poids d'eau, puis mettre le tout, eau et viande, dans une presse de ménage et comprimer aussi fortement que possible : on obtient ainsi environ 15 à 20 centim. cubes de suc par 100 gr. de viande, légèrement dilué par l'eau qu'on a ajoutée.

Le sérum musculaire ainsi obtenu est un liquide rougeâtre, sans grande saveur, excessivement altérable ; en quelques heures il se putréfie. Aussi, doit-on le préparer au moment même où l'on veut s'en servir ; en été si l'on doit attendre une heure ou deux, avant de le donner au malade, il faut absolument le conserver dans la glace.

Pour des enfants pesant en moyenne 20 à 25 kilogr. on donne le suc extrait de 500 gr. de viande crue de bœuf.

— Fernet. —

La *créosole* amène une diminution des sécrétions bronchiques, comme les autres balsamiques. Mais son action sur le bacille est *nulle*. Elle est *indiquée* dans les formes torpides de la tuberculose, chez les scrofuleux avec expectoration abondante. Elle est *contre-indiquée* chez les tuberculeux avec éréthisme, tendance aux congestions, aux hémoptysies, chez les cardio-scléreux.

— Laborde. —

Injections hypodermiques :

Gaïacol.	20 gr.
Eucalyptol.	10 gr.
Sulfate de spartéine	1 gr.
Huile d'amandes douces . . .	Q. s. p. 200 cc.

1 à 5 cc. chaque jour.

— Hayem. —

Par son action directe sur la muqueuse stomacale, la *créosote* ne peut qu'être nuisible chez les dyspeptiques. Elle est un des principaux facteurs de la gastrite médicamenteuse.

Voir : *Phtisie pulmonaire*.

— L. Rénon. —

Aspirine à la dose de 1 à 3 gr. par jour. La médication produisant des transpirations abondantes, il faut prévenir le malade qu'il aura à changer de linge, plusieurs fois de suite. L'appétit est relevé par cette médication.

Tuberculose chez les enfants.

— Marfan. —

Alimenter le malade. Si la fièvre existe, procéder délicatement pour arriver à la suralimentation. Dans du potage 40 ou 50 gr. de viande crue pulpée.

Gaïcol.	0 gr. 25
Glycérine	Q. s.

Pour un suppositoire ; un suppositoire par jour.

Pas d'injection gaïacolée ou créosotée chez les enfants. Cure à l'air libre contre la fièvre ; à défaut du premier moyen, antipyrine, ou encore :

Gaïacol	âà P. E.
Glycérine	

Pour badigeonner 5 centim. carrés. La quantité employée par un badigeonnage ne doit pas dépasser 2 gr.

Tuberculose au début chez les enfants.

— Landouzy. —

Faire habiter l'enfant à la campagne, sur un plateau

abrité des vents les plus communs, où il vivra le plus possible en plein air, en évitant les refroidissements plutôt que le froid. En tous temps porter de la flanelle, appliquée directement sur la peau ; en cas d'humidité chausser des sabots ou des chaussures à semelles de bois plutôt que de caoutchouc.

La nuit coucher dans une chambre vaste, aérée, où l'enfant sera seul ; neuf heures de lit sur vingt-quatre.

Habituer l'enfant à respirer exclusivement par le nez; lui faire, matin et soir, de grands lavages de la gorge, avec une solution chaude :

  Eau bouillie . . . . 500 gr.
  Acide borique . . . . 15 gr.

Le matin au lever, le soir avant le coucher, sur tout le corps frictions énergiques avec gant de flanelle imbibé d'alcoolat de lavande.

Cinq minutes avant le premier déjeuner du matin, une cuillerée à soupe de

  Sirop de raifort composé du Codex. 500 gr.

Tous les matins après la friction, appliquer un cataplasme sinapisé sur la région comprise entre la ligne des apophyses épineuses dorsales et le scapulum à droite.

Au déjeuner de midi une cuillerée à soupe de

  Eau distillée.. . . . . 300 gr.
  Tannin. . . . . 20 gr.

Nourriture mi-carnée, bien mastiquée, bien insalivée : tartines beurrées, deux sardines à l'huile et deux œufs frais peu cuits, en dehors de l'alimentation ordinaire.

A la fin des deux principaux repas une cuillerée à soupe de

  Vin de quinquina au malaga . 450 gr.
  Sirop d'écorces d'oranges amè-
   res . . . . 40 gr.
  Phosphate de soude . . . . . 10 gr.

En cas de constipation, lavement d'eau bouillie avec une cuillerée à soupe de glycérine.

Tuberculose mésentérique.

— Le Gendre. —

Huile de foie de morue créosotée. Lavements et suppositoire de créosote alternant avec l'iodoforme, les phosphates solubles et le phosphate de chaux. Bains de mer ou d'eaux chlorurées sodiques. — Révulsifs : teinture d'iode, collodion iodé, onctions avec lanoline iodo-potassique.

S'il y a ascite par infection péritonéale, l'évacuer dès qu'elle entrave la respiration.

Tumeurs blanches.

— Lannelongue. —

Méthode sclérogène. — Pour les fongosités articulaires se servir d'une solution de *chlorure de zinc* au 10° dont on injecte 2 à 3 gouttes autour de l'articulation malade sur un point déterminé. L'opération est répétée plusieurs fois soit par la même piqûre, l'aiguille étant dirigée dans un autre sens, soit en faisant plusieurs piqûres. Pour le *genou*, on enfonce l'aiguille au-dessus du cul-de-sac supérieur et on atteint le fémur. Autant que possible, faire l'injection sous le périoste. On dépose en 4 ou 5 piqûres sur la demi-circonférence du cul-de-sac supérieur 8 à 10 gouttes de solution pour un enfant de 10 ans.

Eviter de faire l'injection dans l'articulation, sous la peau.

— Lucas-Championnière. —

1° *Période inflammatoire*. — Savonnage antiseptique, pointes de feu et application de l'emplâtre suivant :

>   Onguent napolitain. . . . . . 100 gr.
>   Emplâtre de savon. . . . . . 80 gr.
>   Camphre. . . . . 1 à 2 gr.

Bandelettes de flanelle, enduites de l'emplâtre chauffé, couche de ouate et bande.

On renouvelle toutes les cinq à six semaines, aussi

longtemps qu'il le faut, ce traitement, combiné au suivant, quand il y a lieu.

2° *Fistulisation.* — Injections avec :

    Eau . . . . 100 gr.
    Chlorure de zinc. . . . . . . 0 gr. 10
    Acide chlorhydrique. . . . . I goutte.

Ou bien.

    Vaseline liquide. . . . . . . 100 gr.
    Iodoforme porphyrisé. . . . 10 gr.

Ou bien le naphtol camphré.

3° *Traitement général.*

    Iodure de potassium . . . . . 10 gr.
    Eau . . . . 150 gr.

Une cuillerée à café chaque jour au commencement du repas.

Chez les enfants au-dessous de 12 ans :

    Iodure de potassium . . . . . 5 gr.
    Eau . . . . 150 gr.

On peut alterner avec l'arsenic et le séjour au bord de la mer est à conseiller.

— Reclus. —

Traitement général. — Bains salés (mer, Salies-de-Béarn, Salins-Jura).

Au début, surtout quand les lésions occupent la synoviale, sans altérations osseuses profondes, immobiliser l'articulation : gouttière de Bonnet, appareil en cuir moulé, appareil de Lannelongue (applicable seulement à la coxalgie). — Révulsifs sur la région.

Si le membre a pris une attitude vicieuse, faire le *redressement brusque*, sous le chloroforme : on met ensuite un appareil inamovible. Le membre inférieur est mis dans l'extension ; le supérieur dans la demi-flexion, l'avant-bras à angle droit avec le bras.

Si les lésions sont très avancées, pratiquer le raclage

de la cavité. L'opération est renouvelée fréquemment. On fait des lavages antiseptiques de la jointure qu'on saupoudre d'iodoforme. Chez l'adulte, la résection est souvent indiquée.

Tympanite.

— Rendu. —

Si elle est causée par un mauvais état des voies digestives, traiter l'affection qui en est la cause. Emploi des amers, poudre de noix vomique (0 gr. 01 à 0 gr. 05), teinture (10 à 30 gouttes). Poudres absorbantes. Salol (0 gr. 20). S'il y a des crises douloureuses : éther (15 à 20 gouttes.

Si la tympanite est symptomatique de la *péritonite chronique*, éviter les purgatifs. Donner une pilule d'extrait de belladone (0 gr. 01) toutes les 2 ou 3 heures. On peut associer le calomel (0 gr. 01 à 0 gr. 05), 3 ou 4 fois par jour. Quelquefois révulsifs.

Tympanite nerveuse.

— Rendu. —

Massage. Frictions sèches et stimulantes. Douches froides et chaudes. Noix vomique. Electrisation : mettre la plaque positive le long de la colonne vertébrale, la négative sur l'abdomen. Valériane, asa fœtida, éther, valérianate d'ammoniaque.

Si un bouchon stercoral volumineux bouche l'intestin : lavements froids additionnés de glycérine ou de séné, mais seulement en cas de nécessité.

Typhlite (Voir *Appendicite*).

— Bouchard. —

1º Calmer la douleur par une injection de morphine ou par l'application d'une couche épaisse d'onguent napolitain belladoné ; recouvrir d'un cataplasme.

2º Déterger et rendre aseptique le gros intestin par de grandes irrigations intestinales faites 2 fois par jour avec un litre d'eau à 38º dans laquelle on ajoute :

Borate de soude . . . .   5 gr.

et 2 à 3 cuillerées à café de :

Teinture de benjoin. . . . ⎫
Alcool camphré. . . . . . ⎬ ââ 30 gr.

Typhus exanthématique.

— Talamon. —

Emploi systématique des bains froids. (Voir *Fièvre typhoïde.*)

U

Ulcères.

— Bouilly. —

Lotions d'*eau très chaude*. Deux ou trois fois par jour plonger le membre dans un bain dont on élèvera progressivement la température jusqu'à 50 à 55°. Dans les régions où les bains locaux sont inapplicables, mettre des compresses de tarlatane imbibées d'eau de 50 à 55° pendant au moins un quart d'heure.

Application sur les parties d'une bande élastique.

— Darier. —

Bleu de méthylène	1 gr.
Alcool	5 gr.
Glycérine	5 gr.

M. en badigeonnages.

Ulcère de l'estomac.

— Dujardin-Beaumetz. —

Essayer avec prudence le *chloral*, à la dose de 1 à 2 grammes par jour, en deux fois. On peut aller jusqu'à 4 grammes. On le donne dans de l'eau ou du lait.

Injections hypodermiques de morphine.

Eviter les vomissements, glace à l'intérieur et en applications sur l'épigastre.

Diète lactée absolue.

Pour éviter les douleurs, injections avec :

Chlorhydrate de morphine	0 gr. 10
Sulfate d'atropine	0 gr. 01
Eau stérilisée	20 gr.

Donner deux fois par jour, au repas, 1 gr. de poudre de feuilles de *condurango*. Cette préparation est préférable.

— DIEULAFOY. —

L'intervention chirurgicale est le traitement de choix des hématémèses consécutives à *l'ulceratio simplex*. L'abondance de l'hématémèse plus encore que la répétition des hématémèses, est une indication formelle de l'opération.

  Eau de chaux . . . . 2 gr.
  Chlorhydrate de cocaïne . . . 0 gr. 03
    — de morphine . . 0 gr. 02

V ou VI gouttes trois ou quatre fois par jour.

Ulcère variqueux de la jambe.

— BERGER. —

D'abord pansements avec la liqueur de Van Swieten. Ensuite recouvrir l'ulcère avec une compresse aseptique enduite de styrax laissée 4 à 5 jours. Puis revenir au pansement au sublimé et ainsi de suite jusqu'à ce que l'épidermisation commence à se faire à la circonférence de l'ulcère. Appliquer alors des greffes de Reverdin. Le malade ne peut se lever qu'un temps assez long après sa guérison.

Si les bords de l'ulcère sont calleux, si le fond a une coloration ecchymotique, faire, à 2 centimètres en dehors des bords de l'ulcère, une *incision* continue, intéressant toute l'épaisseur de la peau et divisant les veines dilatées.

— DUPLAY. —

S'il y a de l'inflammation, applications émollientes antiseptiques, pulvérisations phéniquées. Si l'ulcère est atonique, pansement plusieurs fois par jour avec la liqueur de Labarraque.

A la période de granulation, pansement occlusif avec le diachylon recouvert d'une couche d'ouate. Compression. On renouvelle ce pansement toutes les semaines.

En cas d'ulcère étendu : greffes dermo-épidermiques ou de Thiersch.

— Labbé. —

Repos absolu. Pansement à l'eau chlorurée à 10 0/0 ou bien avec le diachylon. Incision circonférentielle.

— Le Dentu. —

Pansement avec la solution de chlorure de chaux à 2 0/0 ou bien avec la poudre de sesquioxyde de fer.

— Quénu. —

Faire l'antisepsie de la plaie. Comprimer la région. Au début, compresses boriquées, puis imbibées de :

Sulfate de cuivre.	10 gr.
Eau.	1000 gr.

Refaire le pansement tous les trois jours. Par dessus le pansement, on applique une bande de caoutchouc.

— Schwartz. —

Poudre d'iodoforme.	
— de salol.	
Sous-nitrate de bismuth.	ââ 10 gr.
Poudre de charbon.	
— de quinquina.	
— de benjoin.	

Ou :

Iodol.	
Tannin.	ââ 5 gr.
Acide tannique.	

— Terrier. —

Pansements antiseptiques. Si l'ulcère est vaste : greffes ou autoplastie par la méthode italienne.

Urémie.

— HUCHARD. —

>   Nitrate de pilocarpine . . . . 0 gr. 05
>   Résine de scammonée. . . ⎫
>   — jalap . . . . . . ⎬ ââ 0 gr. 005
>   Extrait de scille. . . . . . ⎭

Pour une pilule, 3 ou 4 par jour. La pilocarpine est contre-indiquée dans tous les cas de dégénérescence avancée du muscle cardiaque.

— JACCOUD. —

Saignée générale. — Dérivation intestinale avec :

>   Eau-de-vie allemande. . . ⎫
>   Sirop de nerprun . . . . . ⎬ ââ 20 gr.

qu'on donne dans du café.

Pour relever le cœur, injections de 25 centigr. de caféine ; injections d'éther. — Inhalations d'oxygène : 3 ballons de 60 litres dans les 24 heures.

— FAISANS. —

Dans la forme *délirante* à prendre tous les jours :

>   Bromure de potassium . . . . 4 gr.

ou bien chloral. — Contre les crises suraiguës : inhalations de chloroforme.

Dans la forme *convulsive* : belladone, valérianate de zinc, bromhydrate de cicutine.

Voir *Néphrite*.

Urticaire.

— BROCQ. —

>   Bromhydrate de quinine. . ⎫
>   Ergotine . . . . ⎬ ââ 0 gr. 05
>   Extrait de belladone . . . . . 0 gr. 02
>   Excipient et glycérine . . . . Q. s.

Pour une pilule : 6 à 8 par jour, 2 par 2 toutes les deux heures.

— Gaucher. —

Alcool éthylique....... ⎫	
Ether sulfurique...... ⎬ ââ 30 gr.	
Chloroforme......... ⎭	
Menthol............	10 gr.

pour pulvérisations.

V

Vaginisme.

— Tillaux. —

Calmants locaux. Bromure de potassium. Dilatation simple.

En cas d'insuccès, anesthésier la malade. On excise l'hymen ou les caroncules myrtiformes. On distend la fourchette avec deux doigts introduits dans le vagin et, de chaque côté de la ligne médiane, on fait une incision oblique vers le raphé. On dilate ensuite le vagin avec les doigts, on le remplit avec une grosse mèche de gaze iodoformée qu'on enlève au bout de trois jours.

Vaginite.

— Pozzi. —

Rechercher les causes qui peuvent entretenir ou provoquer l'inflammation chronique : pessaires, oxyures, catarrhe cervical. L'opération de Schröder (excision de la muqueuse du col) guérit les vaginites conséquences de l'infection cervicale.

Dans la vaginite granuleuse ou la vaginite sénile, tampons de coton hydrophile imbibés de glycérine boriquée ou de glycérolé de tannin tous les deux jours et badigeonnages avec la solution de nitrate d'argent à à 1/20.

Dans la période aiguë de la vaginite blennorrhagique, bains généraux prolongés, boissons émollientes, grandes irrigations (4 à 6 litres) avec eau bouillie additionnée d'une petite quantité de permanganate de potasse (1/2000). On emploiera une petite canule de verre introduite avec grande douceur à cause de l'extrême sensibilité du vagin.

Employer le spéculum grillagé dès qu'il sera toléré. Laisser séjourner la canule dans une solution d'acide phénique à 50/1000.

Dans la période chronique, injection au permanganate de potasse, à la créoline, au sublimé, à l'acide phénique, à l'acide borique, à l'alun, au coaltar saponiné, au chloral, à la résorcine.

Médication appropriée pour l'état général.

— Schwartz. —

Après un lavage soigneux du vagin, tamponner celui-ci avec de l'acide borique maintenu par un tampon d'ouate hydrophile. Laisser le pansement en place pendant 24 à 48 heures. Généralement un pansement suffit.

— Bouilly. —

Vaginite aiguë. — Au début, grands bains, injections émollientes chaudes et d'eau boriquée à 4 0/0 toutes les 5 heures. Opium contre la douleur.

Plus tard, injections astringentes et parasiticides : permanganate de potasse, acide phénique, chloral, acide borique, sublimé, tannin, sulfate de zinc. Tous les trois jours, toucher la muqueuse avec solution de nitrate d'argent au 1/30. Insufflation de poudre d'iodoforme. Suppositoires vaginaux iodoformés. Tampons vaginaux imbibés de glycérine et de tannin.

Vaginite chronique. — Même traitement.

Vaginite des petites filles.

— Marfan. —

Faire tous les jours un lavage de la vulve et du vagin avec une solution de permanganate de potasse à 1 p. 1000.

L'enfant doit être couchée en travers du lit, le siège sur le bord du matelas garni d'une toile cirée. Avec un bock placé à une faible hauteur et une sonde de peti calibre, on lave avec le plus grand soin toutes les parties externes, puis on introduit la sonde dans l'orifice hyménéal et on injecte le liquide avec une pression minime. C'est plutôt un bain qu'une injection.

Continuer le traitement pendant un mois et parfois plus longtemps.

— Comby. —

S'il n'y a que de la *vulvite* : bains sulfureux, lotions biquotidiennes avec solution de sublimé à 1/2000 ou d'acide borique à 4 0/0. Poudrer ensuite avec du salol et mettre un tampon d'ouate hydrophile.

S'il y a *vaginite*, joindre à ce traitement l'emploi de crayons avec :

Salol . . . . 0 gr. 10
Beurre de cacao . . . . 1 gr.

qu'on introduit dans le vagin.

Dans les formes *chroniques* : huile de foie de morue, sirop d'iodure de fer, bains de mer, eaux chlorurées sodiques.

Varices chez la femme enceinte.

— Tarnier. —

Eviter avec soin les traumatismes de la région vaginale, au besoin défendre les rapports sexuels. En cas de gêne ou de pesanteur, repos au lit ou compression douce avec un bandage en T. S'il survient une hémorrhagie, compression locale sur l'ouverture de la veine, prolongée suffisamment. La compression locale avec le doigt est préférable au tamponnement vaginal.

Pendant le travail, la femme restera couchée et évitera le plus possible de faire des efforts. Si, pendant le travail, il survient une hémorrhagie qu'on ne puisse arrêter par la compression locale, employer des pinces à forcipressure ou faire le tamponnement. Une fois l'orifice dilaté, si l'hémorrhagie survient ou continue, terminer l'accouchement le plus tôt possible. Après l'accouchement, compression locale.

Varicelle.

— Guinon. —

Protéger les bulles, empêcher le grattage, dans les cas ordinaires. La diète est nécessaire dans les cas fébriles. Il faut surveiller les urines chaque jour. Quand les vésicules s'ulcèrent, il faut empêcher leur inflammation en baignant le malade et en recouvrant les ulcérations de pommade antiseptique.

La néphrite ne comporte pas d'indications spéciales.

Varicocèle.

— Bouilly. —

Faire la résection du scrotum et traiter les veines par la section ou la résection entre deux ligatures en respectant l'artère spermatique.

— Lucas-Championnière. —

La résection des veines est inutile. La résection du scrotum suffit. Les testicules refoulés aussi haut qu'on le désire, on applique des pinces hémostatiques sur la peau du scrotum et, au-dessous de ces pinces, le scrotum est réséqué à petits coups de ciseaux. On fait un point de suture tout à fait superficiel placé à un millimètre du bord de la plaie. Les points alternent régulièrement. Pansement antiseptique.

— Tillaux. —

Incision sur toute la hauteur du cordon, sans ouvrir la tunique vaginale. On arrive avec précaution sur le paquet veineux. On cherche le canal déférent qu'on isole avec soin ainsi que l'artère déférentielle. On isole les veines en un ou plusieurs faisceaux, sans oublier le groupe postérieur situé en arrière du canal déférent. On passe un double fil de catgut en arrière de chaque faisceau. On fait deux ligatures à quelques centimètres l'une de l'autre et on réséque la portion intermédiaire.
— Lavage, drainage, suture.

Variole.

— DIEULAFOY. —

Le varioleux doit être placé autant que possible dans une chambre spacieuse et bien aérée : si la variole est légère on se contentera de prescrire quelques boissons fraîches, des laxatifs légers, des bouillons, du lait, de l'eau vineuse. Si la variole est intense, on joindra à ces moyens les préparations toniques ; on opposera l'opium aux accidents nerveux ; si la fièvre est violente et si les paroxysmes sont accentués, on prescrira le sulfate de quinine ou l'acide salicylique. Au moment de la suppuration les plus grands soins de propreté sont nécessaires, il faut avoir deux lits dont les draps sont fréquemment renouvelés. Les bains frais, les lotions tièdes sont indiqués.

En plaçant les malades atteints de variole dans une chambre où ne pénètrent que les rayons rouges, Finsen a vu l'éruption évoluer plus rapidement, la suppuration diminuer et les cicatrices disparaître presque complètement ; Œttinger a confirmé, en France, l'action favorable de la photothérapie dans l'éruption de la variole.

Variole hémorrhagique.

— ROGER. —

Chlorure de calcium cristallisé. .	4 à 6 gr.
Sirop d'écorces d'oranges amères.	40 gr.
Eau-de-vie vieille ou rhum. . . .	30 gr.
Teinture de cannelle	5 gr.
Eau distillée	50 gr.

par cuillerée à soupe toutes les deux heures.

— DU CASTEL. —

Matin et soir, faire une injection sous-cutanée d'éther d'une pleine seringue Pravaz. Matin et soir, donner 7 à 10 centigr. d'extrait thébaïque. Plus le délire est intense, plus on doit élever la dose d'opium.

Enfin, faire prendre par cuillerées une potion contenant 20 gouttes de perchlorure de fer.

— Talamon. —

Si l'éruption date de un ou deux jours, on savonne toute la face. On rince ensuite avec de l'eau boriquée et on essuie avec de l'ouate hydrophile. Si l'éruption date de 3 jours, le savonnage est inutile.

On fait ensuite une pulvérisation avec :

Sublimé . . . . }
Acide tartrique. . . . . . } ââ 1 gr.
Alcool à 90° . . . . 5 centim. c.
Éther. . . . Q. s. pour faire 50 centim. c.

La durée de la pulvérisation est d'une minute au maximum, on la fait de façon à blanchir légèrement la surface de la face. On prolonge le jet plus longtemps sur les points où les pustules sont confluentes.

Un quart d'heure après, recouvrir la face avec une couche de :

Sublimé . . . . 1 gr.
Glycérolé d'amidon. . . . . . 15 gr.

au moyen d'un tampon d'ouate avec lequel on frotte vigoureusement la peau.

Pendant le premier jour, ou pendant les trois premiers, suivant les cas, on fait les pulvérisations et les badigeonnages trois ou quatre fois par jour. Après le 4e jour, on ne fait plus que deux pulvérisations, mais on continue les badigeonnages aussi nombreux. Les pulvérisations deviennent inutiles le 6e ou 7e jour.

Quand les croûtes sont détachées, on remplacera le glycérolé ci-dessus par de la vaseline boriquée ou salolée. On peut aussi faire prendre des bains avec :

Sublimé . . . . 30 gr.

Les yeux sont lavés fréquemment avec l'eau boriquée chaude. La bouche et la gorge sont nettoyées avec des gargarismes antiseptiques.

Végétation de l'ombilic.

— SEVESTRE. —

Recouvrir le matin la végétation avec une pincée de *tannin*. Faire pénétrer celui-ci, au moyen d'un stylet, jusqu'au fond, dans le sillon circulaire qui entoure la base du bourgeon. Mettre ensuite un petit bandage. Le lendemain, on enlève avec l'ongle ou la pointe des ciseaux la croûte qui s'est formée. On donne un bain tiède et on renouvelle le pansement. La guérison s'obtient en huit jours.

Végétations de la grossesse.

— TARNIER. —

N'opérer que quelques semaines après l'accouchement si la rétrocession ne s'est pas produite spontanément. Endormir la malade. On tend fortement les parties et on les gratte avec la curette de Volkmann. Ne s'arrêter que lorsque tout est enlevé. Arrêter le sang en saupoudrant avec de l'iodoforme.

Végétations vénériennes ou spontanées.

— FOURNIER. —

Chez l'homme, elles peuvent produire de la balanite, de la balano-posthite, du phimosis et parfois du sphacèle. Chez la femme, elles produisent de la vulvite, de l'intertrigo érosif des cuisses, des hémorrhagies et peuvent rendre l'accouchement laborieux.

Comme traitement, rejeter la ligature élastique, l'écraseur, l'acide chromique qui peut causer la mort par empoisonnement. Ne se servir que du *nitrate acide de mercure* en attouchements ou de l'*excision*. Dans les cas où les végétations sont énormes, il faut fragmenter la tumeur et, dans ce cas, on est parfois obligé de chloroformer le malade.

Les végétations doivent toujours être maintenues en

état de dessiccation et la propreté la plus rigoureuse est indispensable pour éviter une récidive.

Vers.

— Audhoui. —

  Mousse de Corse en poudre .   4 gr.
  Huile d'amandes douces . . } ââ 15 gr.
  Gomme arabique en poudre
  Sirop de gomme . . . .   20 gr.
  — de limons. . . . .   10 gr.
  Eau de fleurs d'oranger. . } ââ 50 gr.
  —   tilleul . . .

Pour les petits enfants : donner en 3 ou 4 doses.

(Voir *Oxyures* et *Tœnia*.)

Version.

— Pinard. —

Contre-indications.

 A. Non-dilatation de l'orifice.

Contre-indication { Temporaire.   { Cancer.
        { Quelquefois définitive. { Fibromes.

 B. Engagement trop prononcé de la partie fœtale.
Contre-indication absolue.

 C. Rétraction tétanique de l'utérus.
Contre-indication absolue.

 D. Rétrécissements extrêmes du bassin.
Contre-indication dans les bassins mesurant moins de 7 centim. si l'enfant est *vivant*.
Version toutes les fois que l'introduction de la main sera possible, si l'enfant est *mort*.
Au-dessous de 5 centim. la version est impossible.

— Pajot. —

Pour qu'on puisse faire la version, il est indispensable

que : 1° le col soit dilaté ou dilatable ; 2° la partie fœtale, surtout si c'est la tête, n'ait pas franchi l'orifice. Quand les membranes sont intactes, le pronostic est plus favorable.

La version est indiquée toutes les fois qu'un accident grave menace la vie de la mère ou de l'enfant et qu'une terminaison rapide de l'accouchement peut prévenir le danger. Quand on peut choisir entre le forceps et la version, on doit préférer le forceps.

Règles de la version :

Soins préparatoires. — La femme est placée en travers sur le bord du lit, le siège débordant le matelas. Quatre aides sont nécessaires. On commence par vider la vessie et le rectum. On reconnaît ensuite la présentation et la position. Pour les extrémités céphalique et pelvienne, on introduit la main dont la face palmaire regarde le plan antérieur du fœtus. Pour l'épaule, le choix de la main n'a pas autant d'importance. On graisse la face dorsale de la main à introduire et de l'avant-bras. On enduit la face palmaire de cendres fines ou de blanc d'Espagne. La main qui n'opère pas est placée sur le fond de l'utérus. On attend, pour commencer, qu'il n'y ait pas de contraction utérine.

1er temps. *Introduction de la main et recherche des pieds.* — Introduire la main en cône dans le vagin. Si les membranes sont intactes, les décoller le plus haut possible sans les rompre, ou les rompre au niveau de l'orifice, mais pénétrer sur le champ dans l'utérus. Suivre le chemin le plus court pour aller aux pieds. Saisir solidement les deux pieds ou un seul, si on ne peut en saisir qu'un.

2e temps. *Évolution.* — Déplier lentement le membre saisi. Attirer le pied à la vulve, de façon à faire tourner la tête de l'enfant vers le fond de l'utérus et à tourner le dos vers une des cavités cotyloïdes.

3e temps. *Extraction*. — Entourer le ou les pieds d'un linge chaud. Exercer des tractions et des mouvements de latéralité suivant les axes, d'abord en bas. Saisir largement les parties. L'accoucheur a les mains toujours près de la vulve, tant que le bassin du fœtus n'est pas dégagé. Faire avec les mains des attelles aux articulations. Veiller au cordon ombilical. Laisser le tronc se dégager presque seul, si rien ne presse et si les contractions utérines sont suffisantes. Si les bras se dégagent seuls, se contenter de soulever le tronc, en engageant la femme à pousser pour le dégagement de la tête.

Complications de la version. — Le bras est dans le vagin. — Ne jamais amputer. Combattre la rétraction utérine par la saignée debout ou le chloroforme. Si la version est possible, mettre un lacs sur le poignet du fœtus. Quand la version est impossible, on fait l'embryotomie.

La partie fœtale gêne l'introduction de la main. — On la repousse avec douceur dans la direction où tendra à l'entraîner le mouvement d'évolution.

On ne trouve pas les pieds. — Suivre le plan latéral et postérieur de l'enfant. Si on ne le peut pas, on porte la main jusqu'au fond de la matrice et on s'oriente.

Si la tête tend à s'engager avec les pieds, on met un lacs sur ceux-ci et on refoule doucement la tête avec une main pendant que l'autre tire lentement sur le lacs.

Si, dans la version avec un *seul* pied, l'autre membre inférieur se relève au devant du tronc, on met un doigt en crochet dans l'aine, mais on ne dégage pas le membre.

Si les bras se redressent sur les côtés de la tête, on les dégage en commençant par le bras postérieur. On relève le tronc diagonalement pour dégager celui-ci, on l'abaisse pour dégager le membre antérieur. On ramène toujours le membre sur la face antérieure du fœtus.

Si la tête ne fait pas sa rotation, on introduit l'indicateur et le médius de la main dont la paume embrasse e mieux l'occiput, on les fait glisser sur la joue inférieure du fœtus et, de là, dans la bouche et on ramène l'occiput derrière le pubis.

Si l'occiput est dans la concavité du sacrum et que la tête soit *fléchie*, on porte le dos du fœtus vers le dos de la femme. Si la tête est *défléchie*, on renverse le ventre du fœtus vers le ventre de la femme. Si le dégagement est impossible, forceps.

Si la tête est plus ou moins défléchie dans l'excavation ou au détroit, on tente de refouler le tronc, puis on introduit deux doigts dans la bouche, deux doigts de l'autre main en fourche sur la nuque et on renverse le dos du fœtus vers le ventre de la mère qu'on engage à pousser. Si le dégagement est impossible, forceps ou crâniotomie.

Vertige de Ménière.

— CHARCOT. —

  Sulfate de quinine . . . . . . 0,60 à 1 gr.

Pendant 15 jours. Suspendre pendant 8 jours et reprendre pendant 15 jours et ainsi de suite. En général 3 reprises suffisent.

Vitiligo.

— THIBIERGE. —

Application de teinture de cantharides et surtout de :

  Acide acétique cristallisé . . 1 à 2 gr.
  Ether . . . . 50 gr.

A l'intérieur : bromures, valériane, hydrothérapie, courants continus, bains électriques.

Volvulus (Voir *Occlusion intestinale*).

Vomissements.

— HUCHARD. —

Dans les vomissements nerveux :

  Chlorhydrate de morphine . . 0 gr. 20
  Bromure de potassium . . . . 2 gr.
  Glycérine . . . . 20 gr.

Pour badigeonner le pharynx, trois à quatre fois par jour.

Teinture d'iode. . . . . . } āā 5 gr.
Chloroforme. . . . .

Prendre 5 gouttes matin et soir, au moment des repas dans un peu d'eau.

Vomissements incoercibles dans la grossesse.

— Ribemont-Dessaignes et Lepage. —

Combattre d'abord les vomissements par le régime alimentaire ; toutes les 1/2 heures une cuillerée à café de bouillon, de champagne, ou de grog. Viande crue, lavements nutritifs.

Localement, au creux épigastrique, ventouses, sinapismes, pulvérisation d'éther. Sachets de glace.

Antipyrine, cocaïne, opiacés, belladone. Lavements au chloral. Inhalations d'oxygène (20 à 60 litres par jour). Electricité.

Cautérisation interne ou externe sur le col. En cas de danger pour la vie de la femme, avortement provoqué ou accouchement prématuré ; on est autorisé à y avoir recours lorsque, tout traitement médical ayant échoué, les vomissements persistent et s'accompagnent d'accidents fébriles, d'amaigrissement.

Vomitifs.

— Comby. —

Chlorhydrate d'apomorphine . 0 gr. 01
Sirop de polygala. . . . . . . 30 gr.
Acide chlorhydrique . . . . . II gouttes.
Eau distillée . . . . 60 gr.

Par cuillerée à café d'heure en heure ou en injections sous-cutanées :

Chlorhydrate d'apomorphine . 0 gr. 05
Eau distillée . . . . 10 gr.

Un quart à une demi-seringue de Pravaz suivant l'âge.

Vomitifs chez l'enfant.

— Huchard. —

    Fleurs de narcisse des prés.   2 à 3 gr.
    Eau . . . . 150 gr.

Faire infuser pendant 20 minutes. Faire prendre à chaud.

— J. Simon. —

	Nouveau-né	jusqu'à 1 an	à partir d'un an	à partir de 2 ans
Poudre d'ipéca.	0 gr. 20	0 gr. 30	0 gr. 50	1 gr.

Sirop d'ipéca par cuillerées à café de 10 en 10 minutes, jusqu'à ce qu'il se produise un vomissement.

Vulvite aphtheuse.

— Bouilly. —

Grands bains, lotions émollientes avec solution boriquée à 4 0/0. Interposer entre les parties un tampon imbibé de glycérine ou de vaseline phéniquées. Toucher les surfaces malades avec solutions de nitrate d'argent au 1/50.

— Pozzi. —

Dans la période aiguë on recommandera des bains, des lotions abondantes, à l'eau boriquée, à l'eau blanche, une extrême propreté et le repos. Pour peu qu'on soupçonne la nature blennorrhagique de l'affection, on fera, bientôt après, des badigeonnages vulvaires avec une solution faible (1/50) de nitrate d'argent. La douleur en est considérablement diminuée et c'est un excellent antiseptique. Des lotions et des injections au sublimé (1/5000) seront aussi prescrites. On saupoudrera la vulve de poudre de talc additionnée d'un dixième de poudre d'iodoforme. Si l'orifice de la glande vulvo-vaginale est enflammé, on le cautérisera avec le crayon de nitrate d'argent, après l'avoir agrandi avec le petit couteau de Weber qui sert au débridement des points lacrymaux.

Si les cryptes péri-uréthrales semblent être le refuge du catarrhe, on tâchera d'y faire pénétrer une fine pointe rougie, ou l'on pratiquera simplement à leur niveau l'ignipuncture.

Les abcès et bubons seront rapidement ouverts.

X

Xanthélasma.

— E. Besnier. —

Phosphore . . . . 0 gr. 03
Huile de foie de morue. . . . 10 gr.

Chaque gramme d'huile contient 3 milligr. de phosphore dose maximum.

Cette dose est administrée pendant dix jours, trois fois de suite. Le mois suivant, on prescrit l'*essence de térébenthine*, qu'on porte à la dose quotidienne maxima de 10 grammes. En même temps, le malade fait des onctions avec de l'*alcoolat de térébenthine*.

— Gaucher. —

Extraction par le râclage. Ne pas aller trop profondément. Essayer le collodion au sublimé au dixième.

Z

Zona.

— E. Besnier. —

>   Acide borique . . . .   0 gr. 50
>   Liniment oléo-calcaire . . . .   500 gr.

Dans les ulcérations du zona.

Électrisation avec les courants continus. Eaux de Néris.

Dans le zona *ophtalmique*, quand il se produit des troubles de sensibilité de la cornée, faire des instillations d'atropine et faire l'immobilisation et l'oblitération de l'œil.

— Brocq. —

Ouvrir avec soin toutes les vésicules dès qu'elles se sont formées, au moyen d'une aiguille fine flambée. Laver avec de l'eau boriquée faiblement alcoolisée. Recouvrir avec de l'ouate aseptique ou avec la pâte :

>   Acide borique . . . .   1 gr.
>   Oxyde de zinc . . . . ⎫
>   Poudre d'amidon. . . . . ⎬ ââ 2 gr.
>   Vaseline pure . . . .   6 gr.
>   Lanoline. . . . .   9 gr.

Poudrer par dessus avec de la poudre d'amidon, puis mettre une couche épaisse d'ouate.

Si les douleurs sont trop vives, on peut incorporer à la pâte du *chlorhydrate de morphine* ou de *cocaïne*.

— Gaucher. —

Injections de morphine contre les douleurs. Eviter la rupture des vésicules, en préservant le malade du frottement. Si des excoriations se produisent, panser avec une pommade *inerte*, non irritante. L'application d'un vésicatoire au niveau de l'émergence du nerf est inutile dans le zona non névralgique et inefficace dans le zona névralgique. Les pommades calmantes opiacées sont parfois utiles pendant l'éruption.

CONSEILS POUR FORMULER

L'étudiant ou le praticien qui trouvent dans ce « Formulaire », pour chaque affection, pour chaque indication un traitement de choix, appuyé de l'autorité d'un professeur de la Faculté ou d'un médecin des Hôpitaux de Paris, sont ainsi certains de mettre en œuvre une thérapeutique rationnelle. Il serait bon pour eux de ne s'en point rapporter exclusivement à leur mémoire et de se rendre compte de leur intervention, en se pénétrant profondément de l'importance de la formule médicale dans les prescriptions journalières ; employer exclusivement des ordonnances signées de grands noms de la science est très bien ; varier un peu ces mêmes arrangements de substances thérapeutiques, suivant les opportunités du moment est encore très bien ; pouvoir remédier par ses propres connaissances dans l'art de formuler à une absence momentanée de mémoire serait plus désirable.

Nous avons pensé que les principes, absolument élémentaires qui président à toute prescription médicale, trouveraient parfaitement leur place ici et que nous rendrions service, en bien des circonstances, en exposant brièvement les règles essentielles de l'art de composer une formule.

I. *Composition d'une ordonnance.* — Au lit du malade, le diagnostic posé, le médecin laisse un traitement indiqué par écrit, c'est l'ordonnance. Y figurent les divers modes d'intervention jugés convenables et exigés par les indications reconnues. Sur cette feuille de papier se trouveront la potion, les cachets, les lavements, les frictions, le régime, etc.

Pour tout médicament actif à employer, il faut indiquer la ose, la forme pharmaceutique, le mode d'administration ; c'est là formuler.

II. *Qu'est-ce qu'une formule.* — Elle se compose de :

1º Le choix de la substance active (posologie et indication thérapeutique) ;

2º L'adjuvant (association, incompatibilité) ;

3º Le véhicule (solubilité) ;

4º Le correctif (sirop, essence, etc.).

Le tableau suivant fera mieux comprendre notre pensée.

Substance active	a) Bromure de potassium...	Association médicamenteuse.
Adjuvant	b) Opium.... c) Aconit....	
Correctif	d) Sirop codéine. e) — tolu...	Adjuvants secondaires.
Véhicule	f) Eau de tilleul.	

D'où la nécessité de connaître la posologie exacte des médicaments, leur action thérapeutique dominante, les correctifs (sirops de toutes sortes), et les véhicules (hydrolats). Une formule est ainsi une association de diverses substances, destinées à rendre leur intervention plus complexe et à remplir ce rôle, qu'une seule d'entre elles ne pourrait pas tenir. Augmentation de l'énergie, diminution ou suppression d'une action irritante, correction de l'effet secondaire d'un médicament, obtention simultanée de plusieurs effets, obtention d'un effet qui ne pourrait être obtenu par aucune des substances prises isolément, tel est le but de l'association médicamenteuse.

III. *Eviter les incompatibilités.* — Il y a incompatibilité entre deux ou plusieurs substances lorsqu'elles peuvent constituer par leur association un mélange défectueux, soit pour la forme, soit pour les résultats physiologiques auxquels son administration donnerait lieu (Dujardin-Beaumetz).

On distingue :

L'*incompatibilité physique* (véhicule employé en quantité insuffisante pour dissoudre un sel).

Incompatibilité pharmaceutique (le camphre ramollit un certain nombre de substances ; ne pas faire argenter des pilules contenant de l'iode ou du mercure).

Incompatibilité physiologique (action paradoxale, antagonisme entre deux substances).

Incompatibilité chimique (il ne faut jamais associer des substances qui par une réaction mutuelle peuvent donner naissance à des composés nouveaux insolubles ou toxiques).

Première loi. — *Éviter les médicaments dont l'association donne un produit insoluble.*

Alcaloïde et tannin.
Tannin et fer.
Albumine et alcaloïde.
Albumine alcool ou acide.
Mucilage de gomme et perchlorure de fer.
Albumine et sels de mercure.
Matières organiques et permanganate de fer.

Deuxième loi. — *Éviter l'association des médicaments pouvant donner naissance à un nouveau produit toxique :*

Calomel et composés cyaniques.
Calomel et chlorures.
Calomel et iodure de potassium.
Strychnine et iodures.

Troisième loi. — *Éviter l'association des substances dont le mélange peut être détonant ou déliquescent.*

M. détonant { Chlorate de potasse.
{ Charbon.

M. déliquescent
- Hydrate de chloral.
- Sulfonal.
- Antipyrine.
- Salicylate de soude.

QUATRIÈME LOI. — *Ne pas prescrire dans une même formule des substances abandonnant facilement leur oxygène avec d'autres facilement oxydables.*

Acide picrique, Poudre organique
- Permanganate de potasse et infusés.

IV. *De la solubilité.* — Les corps employés ou thérapeutiques ne sont actifs qu'autant qu'ils sont solubles : *corpora non agunt nisi soluta.* Les véhicules généralement employés sont l'eau ou l'alcool, quelquefois l'éther ou la glycérine.

Les corps solubles dans l'eau ou l'éther sont employés en potion. Les corps insolubles ou peu solubles sont employés en suspension dans un sirop ou une potion gommée, ou en cachets. Il faut donc connaître la solubilité des différents médicaments :

I. Corps insolubles dans l'eau et l'alcool.
- Sels de bismuth en général.
- Ipéca-cinchonine.
- Arséniate ferreux. — Phosphate de chaux basique.
- Kermès. — Oxyde blanc d'antimoine.

Nécessité d'adjoindre à la préparation un sirop ou un mucilage pour tenir le corps en suspension.

II. Corps imparfaitement solubles dans l'eau et l'alcool.
- Acide borique (25-16) (1), acide arsénieux (80-141), azotate de strychnine (90-60), borate de soude (22 insoluble), caféine (100-25), morphine (1000-40), sulfate de quinine (755-75), strychnine (7000-120).

(1) Les chiffres indiquent les coefficients de solubilité dans l'eau et l'alcool.

III. Corps insolubles ou peu solubles dans l'eau, solubles dans l'alcool.
- Insolubles dans l'eau : Digitaline. — Ether bromhydrique. — Ether iodhydrique. — Iode. — Iodoforme. — Iodure mercurique. — Vératrine. — Tannate de quinine. — Naphtol.
- Peu solubles dans l'eau : Acide benzoïque. — Acide picrique. — Acide salicylique. — Brucine. — Créosote. — Atropine. — Terpine. — Sublimé. — Acide phénique. — Sels de quinine. — Chloroforme. — Antipyrine. — Exalgine. — Thymol.

Nécessité de l'alcool dans la formule.

IV. Corps parfaitement solubles dans l'eau. Acétate de morphine. — Acétone. — Acide lactique. — Apomorphine. — Arséniate de potasse. Benzoate de soude. — Bromures. — Iodures. — Chlorure de fer ou de zinc. — Glycéro-phosphate de potasse et de soude. — Tannin. — Valérianate d'ammoniaque.

V. *Des différentes formes pharmaceutiques.*

Potion. — Se prescrivent en potions les teintures, les sirops, les hydrolats, les essences, quelquefois les extraits, parfois les sels insolubles et les poudres, toujours les sels solubles (avec du sirop, on masque le mauvais goût, avec des potions gommeuses, on laisse en suspension les poudres insolubles).

Cachets. — Les substances insolubles ou douées d'une saveur trop répugnante sont données en cachets. Les différents modules usités varient entre 0 gr. 10 à 1 gr. de poudre.

Principaux médicaments qu'on peut administrer en cachets.

Médicaments	Dose		Indications principales
	Pour une prise	Pro die	
Acétanilide	0.50	2 gr.	Névralgie. Fièvre.
Antipyrine	0.50	8 gr.	»
Bicarbonate de soude	1 gr.	12 ou 15	Dyspepsie.
Calomel	0.10	1 gr.	Purgatif. Vermifuge.
Dower (poudre de)	0.25	0.75	Diurétique. Expectorant.
Naphtols	0.25	1.50	Antiseptiques intestinaux.
Méthylène (bleu de)	0.50	2 gr.	Fièvres, affections du cœur
Noix vomique (Poudre)	0.10	0.60	Eupeptique.
Phénacétine	0.50	2 gr.	Névralgies.
Sabine	0.50	2 gr.	Emménagogue.
Salol	1 gr.	8 gr.	Antisepsie intestinale.
Salicylate de soude	1 gr.	6 gr.	Antirhumatismal.
Salicylique (acide)	1 gr.	3 gr.	»
Sulfonal	1 gr.	3 gr.	Hypnotique.
Sels de quinine	0.50	3 gr.	Antipaludéens
Santonine	0.10	0.50	Vermifuge.
Valérianate de quinine	0.05	0.15	Antispasmodique.

N. B. — Quelques associations peuvent donner lieu à des masses déliquescentes qu'il faut éviter.

Exe ple :

Salol..............	} Mélange déliquescent.
Camphre..........	
Antipyrine.........	} Mélange déliques cent.
Salicylate de soude....	

Sulfonal. . . . . ⎫ Mélange déliques
Hydrate de chloral. . . . ⎭ cent.

Pilules. — La plupart des médicaments prescrits en cachets peuvent être ordonnés sous forme pilulaire, plus spécialement réservée cependant aux poudres prescrites sous petites doses et aux extraits. Poids de la pilule 0 gr. 01 à 0 gr. 30. La substance active est mélangée à un excipient, extrait banal ou actif, poudre inerte (réglisse, lycopode).

Tableau des principales substances à employer en pilules.

Médicaments	Dose par pilule	Dose en 24 h.	Indication
Belladone (extrait)	0.02	0.15	Calmant.
Belladone (poudre)	0.02	0.15	»
Bichlorure mercure	0.02	0.10	Antisyphilitique.
Caféine	0.15	2 gr.	Cardiaque.
Iodoforme	0.05	0.40	Antiseptique.
Créosote	0.15	2 gr.	Antibacillaire.
Iodol	0.10	0.60	Antiseptique.
Protoiodure mercure	0.01	0.10	Antisyphilitique.
Jusquiame (extrait)	0.05	0.30	Antispasmodique. Calmant.
Chanvre indien	0.01	0.10	» »
Muguet (extrait)	0.20	2 gr.	Cardiaque.
Noix vomique (extrait)	0.02	0.15	Apéritif.
Opium (pulvérisé)	0.10	0.40	Calmant.
Opium (extrait)	0.01	0.10	»
Scille (extrait)	0.02	0.20	Diurétique.

Il est préférable d'indiquer toujours la formule pour *une pilule*, cela expose moins aux erreurs (1).

(1) Les potions, cachets, pilules sont les préparations les plus courantes en médecine usuelle, celles qui répondent à un grand nombre de besoins : la posologie est la base essentielle de ces formules.

Gargarismes. — Mélange destiné à l'action médicamenteuse sur le pharynx ou le larynx. Il se compose généralement d'un antiseptique (borax, alun, menthol), d'un sirop, et d'une infusion.

Exemple :

Borax (alun ou chlorate de potasse).	8 gr.
Mellite de roses	50 gr.
Sirop de mûres (sirop de chloral).	50 gr.
Infusion de roses (tilleul, feuilles de menthe).	100 gr.

Collutoires. — Médicaments contenus généralement en suspension dans du miel, ou de la glycérine, et destinés à être portés sur la muqueuse malade, à l'aide d'un pinceau ou d'un tampon d'ouate hydrophile.

Exemple :

Acide phénique.	5 gr.
Alcool à 90°.	10 gr.
Camphre.	20 gr.
Glycérine	25 gr.

Liniment. — Mélange destiné à être employé en topiques externes ou en frictions sur la peau. Le chloroforme, le laudanum, l'éther, le gaïacol, la morphine, la cocaïne, le salicylate de méthyle entrent le plus généralement dans ces formules. L'huile, la glycérine ou des *baumes* (B. de Fioraventi, B. tranquille, Liniment de Rosen) leur servent de véhicule.

Ex. : Substance active (éther, chloroforme, salicylate de méthyle).
Huile camphrée.
Baume tranquille, de Fioraventi, liniment de Rosen.

Pommades. — La lanoline, la vaseline, l'onguent mercuriel, l'axonge benzoïnée, le rétinol sont les principaux véhicules de pommades, auxquels on incorpore les substances thérapeutiques les plus diverses. La lanoline et la vaseline ont l'avantage précieux de ne pas rancir.

Poudres. — Mélanges destinés à calmer un prurit, à

CONSEILS POUR FORMULER

modifier une surface suintante, à garantir l'asepsie des gencives et de la bouche entière, à cautériser la muqueuse nasale.

Ex.: Sucre de lait. . . . . } ââ 5 gr.
Acide citrique. . . . .
Poudre de benjoin. . . . . } ââ 4 gr.
Salol . . . .

Eviter le mélange de salol et de camphre, de naphtol et de camphre donnant un magma déliquescent.

Tisanes. — Se préparent par :

a. *macération.* — Contact de la plante avec eau froide (m. de quassia amara ; m. de gentiane).

b. *infusion.* — Eau bouillante sur la plante (bourrache, thé, violette).

c. *décoction.* — Faire bouillir la plante avec l'eau (orge, racines de guimauve).

d. *digestion.* — Faire macérer et porter ensuite le liquide à ébullition (tisane de salsepareille).

e. *lixiviation.* — Faire macérer et bouillir, puis filtrer (tisane de racine de grenadier).

PRINCIPALES ESPÈCES ET LEURS SIROPS CORRESPONDANTS (1).

Effet thérapeutique.	Partie de la plante employée.	Sirops correspondants.
Espèces pectorales et béchiques.	Fleurs de violettes	Sirop de violettes.
	« pied de chat	
	« pas d'âne	
	« coquelicot	
	« mauves	
	« capillaire	« de capillaire.

(1) On consultera avec fruit ce tableau qui permettra de varier les véhicules des potions, suivant les indications et d'y ajouter le sirop approprié pour augmenter l'action générale.

	Fleurs de lierre	Sirop de lierre.
	« hysope	« d'hysope.
Fruits pectoraux	Jujubes Figues Dattes Raisins	A édulcorer avec du miel ou du sirop pectoral.
Racines sudorifiques	Bois de Gaïac Racine salsepareille « sassafras « de réglisse	Sirop de salsepareille.
Espèces diurétiques	Fr. et fl. bourrache Queues de cerises Chiendent Feuilles de digitale « framboisiers, rhyzome et fruit Raisin Baies génévrier Fruits d'yèble	Sirop de cerises. « digitale. « framboises.
« calmantes	Feuilles d'oranger « de tilleul Fleurs de mauve « camomille	« de fleurs d'oranger.
« adoucissantes	Fleurs de mauve Racines et feuilles guimauve Grains d'orge Grains de badiane Feuilles de thé	Sirop de guimauve. « orgeat.

Espèces digestives	Feuilles de menthe	Sp. menthe.
	Grains d'anis	
	« de badiane	
	Feuilles de thé	
« amères	Feuilles de quassia	
	« gentiane	« gentiane.
	« houblon	
	« absinthe	
	« oranges amères	« écorces oranges amères.
	« colombo	
« purgatives	Feuilles de séné	Sirop de séné.
	« de sureau	
	« de fenouil	
	Cassis	Sp. de cassis.
	Tamarin	« tamarin.
	Pruneaux	
	Rhubarbe	« rhubarbe.
	Ecorce de nerprun	« nerprun.
	Anis étoilé	
	Réglisse	

VI. Des différentes voies d'absorption. — Question de haute importance pour le médecin ; les principales sont :

Les V. stomacale. — V. rectale. — V. hypodermique. — V. intramusculaire. — V. pulmonaire. — V. cutanée.

Voies d'absorption	Mode d'absorption	Indication des médicaments
V. stomacale	Potions . . .	Tous médicaments, solubles surtout.
	Cachets . . .	Poudres.
	Pilules . . .	Extraits.

V. rectale	Lavements .	Produits solubles ou en suspension.
	Suppositoires	Extraits (enfants), alcaloïdes.
V. hypodermique et intramusculaire.	Injections . .	Alcaloïdes (ergotine, caféine, digitale, quinine, éther, morphine, sérums.
V. pulmonaire.	Inhalations .	Liquides et solutions balsamiques.
	Aspirations .	Cigarettes.
V. cutanée	Pommades .	Onguent mercuriel, Gaïacol. Salicylate de méthyle.

Dosage des produits incorporés au beurre de cacao pour les suppositoires de 2 à 3 gr. de beurre de cacao.

Classification	Médicaments	Dosage pour chaque suppositoire
Antiseptiques	Acide borique	0.50
	Créosote.	0.50 à 1 gr.
	Dermatol	1 »
	Ichthyol.	0.50
	Résorcine	1 »
	Salol.	0.50
	Sublimé..	0.005
	Iodoforme.	0.05
Astringents	Extrait de ratanhia . .	0.25
	Alun.	0.10
	Ergotine.	0.25
	Tannin.	0.25
Cautérisants	Calomel.	0.25
	Chlorure de zinc. . . .	0.01
	Nitrate d'argent. . . .	0.05
Calmants	Extrait de belladone. .	0.05
	Extrait d'opium	0.05
	Camphre.	0.50

CONSEILS POUR FORMULER 497

Calmants $\begin{cases} \text{Chloral}\ldots\ldots\ldots\ldots & 1\ \text{»} \\ \text{Cocaïne}\ \ldots\ldots\ldots & 0.01 \\ \text{Morphine}\ldots\ldots\ldots & 0.01 \end{cases}$

Classification thérapeutique et doses des principaux médicaments (1).

Médicaments	Mode d'administration	Doses

Antithermiques, toniques.

Quinine.	Cachets, injections. . .	1 à 3 gr.
Quinquina.	» poudre, extrait.	2 à 4

Hypnotiques, antispasmodiques.

Chloral.	Potions.	1 à 4
Opium.	Pilules, potion . . .	0.01 à 0.15
Bromures	Solution	8 à 12
Morphine	Inj. hypodermique .	0.01 à 0.05

Vomitifs, antidysentériques.

Ipéca.	Poudre, potion, sirop.	0.25 à 3 gr.

Analgésiques, antithermiques.

Antipyrine.	Cachets.	1 à 3
Phénacétine.. . . .	»	1 à 2

Cardiaques, diurétiques.

Digitale	Potions.	0.50 à 1
Caféine	Inj. hypod.	0.25 à 2

Purgatif, cholagogue, antiseptique, vermifuge.

Calomel	Cachets. Pilules. . .	0.05 à 1

Vaso constricteur (utérin).

Ergotine.	Potion, inj. hypod. .	1 à 2

Antiscrofuleux, antisyphilitiques.

Iodures	Solution	4 à 12
Mercuriaux.	Pilules, inj. hypod .	0.05 à 0.10

(1) Tableau grâce auquel on peut déjà répondre à de nombreuses indications.

Activant la nutrition.

Glycérophosphates.	Cachets, inj. hypod..	0,50 à 1
Kola.	Cachets.	»

Antiseptiques externes.

Phénol.	Usage externe, solut.	1 à 5 0/0
Sublimé	» »	1/1000

Antiseptiques internes.

Naphtol.	Cachets	1 à 2
Salol.	»	»

Antidiarrhéiques.

Sels de bismuth . .	Cachets.	2 à 6
Opiacés (déjà indiqués).		

Antispasmodiques.

Belladone	Sirop, pilules	0,05 extr.
		30 gr. sirop
Eau laurier-cerise.		4 à 10
Aconit		X à XXX gouttes
Bromures (déjà indiqués).		

Expectorants.

Antimoniaux . . .	Potion.	1 à 3

Balsamiques.

Créosote.	Capsules	1 à 3
Térébenthine. . . .	»	»

Antirhumatismaux.

Salicylates	Cachets, potion. . . .	2 à 8

Poids des diverses cuillerées suivant les médicaments.

	Cuiller		
	à bouche ou à potage	à dessert ou à entremets	à café
Liquides aqueux et vins	16	12	4
— alcooliques à 60°	12	9	3
Juleps gommeux, potions	18	13,5	4,5
Sirops	21	16	5
Huiles	12	9	3

Doses des médicaments suivant l'âge.

Au-dessous d'un an 1/16 à 1/10 de la dose ordinaire
Au-dessus — 1/15 à 1/12 —
— 2 ans 1/8 —
— 3 ans 1/6 —
— 4 ans 1/4 —
— 7 ans 1/3 —
— 14 ans 1/2 —

De 20 à 60 ans, dose entière.

Les flacons employés par la pharmacie ont les capacités suivantes : 15 gr., 30 gr., 45 gr., 60 gr., 90 gr., 120 gr., 150 gr., 250 gr., 500 gr., etc.

Il faut que les formules se tiennent dans ces diverses limites.

FORMULAIRE

DES

MÉDICAMENTS NOUVEAUX

Absinthine.

Principe amer de l'absinthe obtenu pour la première fois par Duquesnel.

Propriétés : Excellent toni-digestif. A le grand avantage de provoquer les garde-robe.

Dose : 10 centigr., vingt minutes avant le repas, deux fois par jour.

Mode d'administration : Capsules, — est très avantageusement associé au fer chez les chlorotiques.

Contre-indication : Diarrhée.

Acétal.

Constitué par l'union d'une molécule d'aldéhyde et de deux molécules d'alcool.

Propriétés : Hypnotique (peu usité).

Dose : de 2 à 10 gr.

Acétanilide (Antifébrine, Phénylacétamide).

Produit par l'action de l'acide acétique sur l'aniline.
Propriétés : Antithermique, analgésique.
Dose : 10 à 25 centigr. N'atteindre 1 gr. qu'avec prudence.
Mode d'administration : En cachets ou en solution dans de l'élixir de Garus ou dans un vin riche en alcool.
Contre-indication : Médicament dangereux, exposant à la cyanose. Le praticien fera bien d'y renoncer.

Acétate de thallium.

Poudre blanchâtre, déliquescente, insipide, soluble dans l'eau et l'alcool.
Propriétés : Contre les sueurs des phtisiques.
Dose : Une ou deux pilules de 0,10 centigr. prises le soir.

Acide agaricique (Agaricine).

Retiré de l'agaric blanc.
Propriétés : Antisudorifique.
Dose : 2 à 5 centigr.
Mode d'administration : Pilules ou cachets.

Acide anticylique.

Propriétés : Microbicide, antipyrétique.

Acide cacodylique et cacodylate de soude.

Le cacodyle est un composé arsenical qui par oxydation se transforme en acide cacodylique : s'unit à la soude.
Le cacodylate de soude est soluble dans l'eau, absor-

bable et dyalisable, sans toxicité ni action irritante sur les tissus.

Propriétés : Modérateur nervin et agent d'épargne, anti-tuberculeux, anti-diabétique, anti-basedowien.

Doses : 5 à 10 centigr.

Modes d'administration : Potions, pilules, lavements ou mieux injections hypodermiques ou intra-fessières.

Acide camphorique.

Produit de l'oxydation du camphre par l'acide azotique.

Propriétés : Antisudorifique.

Doses : 2 à 5 centigr. en deux fois, dans l'après-midi et dans la soirée.

Mode d'administration : Cachets ou potion alcoolisée.

Acide cathartinique.

Extrait du séné. Poudre jaune-brun, saveur non désagréable, faiblement acide, peu soluble dans l'eau.

Propriétés : Purgatif.

Doses : 5 centigr. chez les enfants ; 10 à 15 chez les adultes.

Acide chrysophanique.

Se rencontre dans la rhubarbe, le séné, le lichen des murailles, l'aunée. Cristaux jaunes ; volatil, peu soluble dans l'eau froide, soluble dans eau bouillante, alcool et éther.

Propriétés : Purgatif, anti-eczémateux.

Doses et modes d'administration : pommade avec vaseline ou axonge (1 ou 2 gr. pour 30). Solution chloroformique en badigeonnages.

Acide embélique et embélate d'ammoniaque.

Extrait de l'*Embelia ribes* (Myrtacées) ; houppes cristallines rouge orangé ; insoluble dans l'eau, soluble dans alcool et chloroforme ; fond à 140°.

L'acide embélique est inusité, on emploie l'embélate d'ammoniaque.

Propriétés : Tænifuge.

Dose : Enfants, 18 centigr. ; adultes, dose double.

Mode d'administration : dans du sirop ou du miel.

Acide gynocardique.

Retiré de l'huile de chaulmoogra.

Propriétés : Antiscrofuleux.

Doses : 5 à 20 centigr.

Mode d'administration : Potion alcoolisée.

Acide crésylique (Crésylol, Crésol).

Retiré du toluène.

Propriétés : Antiseptique.

Acide picrique.

Contre les brûlures, en solution éthérée, saturée, ou aqueuse à 1/1000.

Acide sulforicinique.

Sert à dissoudre différents antiseptiques, l'acide phénique entre autres.

Propriétés : Excellent topique dans la diphtérie.

Mode d'emploi : Acide phénique, 15 à 50 gr. ; acide sulforicinique, 100 gr.

MÉDICAMENTS NOUVEAUX

Acide oxynaphtoïque.

Cristaux incolores, en formes d'aiguilles fines obtenues par l'action de l'acide carbonique sous pression, à la température de 120 à 140°, sur un sel alcalin de naphtol etc. Volatils. Soluble dans l'alcool et l'éther ; provoque l'éternuement.

Propriétés : Antiseptique (inusité).

Acoïne.

Alkyloxyphénylguanidine.
L'acoïne C est un : diparaanisylmonoparaphénylguanidine.

Propriétés : Anesthésique.

Dose : solution à 1/200.

Supérieur à la cocaïne.

Adonidine.

Glucoside de l'adonis.

Propriétés : Régularise les battements du cœur.

Dose : 1 à 2 centigr.

Mode d'administration : Pilules.

Agathine.

Propriétés : Analgésique, anti-rhumatismal.

Dose : 1 à 4 gr. par jour.

Airelle rouge.

Anti-rhumatismale.

Décoction de 30 à 60 gr. de la plante entière dans 180 gr. d'eau en 24 heures.

Airol.

Sous-gallate de bismuth dans lequel un groupe hydroxyle a été remplacé par l'iode.

Pour le pansement des plaies, brûlures, ulcères variqueux. A la dose de 20 à 40 centigr., contre les diarrhées tuberculeuses des enfants.

Aleuronat.

Farine alimentaire propre aux diabétiques ; poudre se conservant très bien. Pour potages, sauces et ragoûts, où elle remplace la farine ordinaire, et où elle ajoute une valeur nutritive supérieure. Pain pour les diabétiques.

Alligatorine.

Comme base de pommade. Extrait de la graisse d'alligator.

Les alligatorates métalliques seraient, dit-on, facilement absorbés par la peau.

Alumnol.

Combinaison de l'alun avec l'acide sulfonaphtolique.

Usages et doses : En lavages en solution à 0,50 à 2 0/0.

En pommade à 3 ou 6 0/0. En injections vaginales à 0,50 ou 1 0/0.

Amidopropionate de mercure.

Poudre cristalline blanche, soluble dans l'eau.

Propriétés : Anti-syphilitique.

Dose : 5 à 15 milligr. par jour.

Mode d'administration : injection hypodermique.

Analgène.

Dérivé de la chinoline. Poudre insoluble.
Propriétés : Analgésique et antithermique.
Dose : 1 à 2 gr. par jour.

Analgésine.

Même chose que l'antipyrine.

Anémonine.

Tirée de l'anémone.
Propriétés : A été recommandée contre l'asthme et le catarrhe des bronches.
Dose : 2 à 10 centigr. par dose de 1 centigr.
Mode d'administration : Pilules ou cachets.

Aniline.

Liquide huileux, incolore, d'une odeur vineuse et désagréable. — Bout à 183°, cristallise à — 8°, peu soluble dans l'eau, soluble dans l'alcool, l'éther, l'acétone, etc., altérable à l'air et à la lumière.
Propriétés : Antiépileptique (?), antichoréique (?).
Dose : 15 à 40 centigr. par jour.

Anthrarobine.

Poudre blanc-jaunâtre, craint la lumière et l'humidité ; soluble dans 10 parties de glycérine ou d'alcool.
Propriétés : Herpès tonsurant, psoriasis, pityriasis.
Dose : Pommade à 10 ou 20 0/0. Solution alcoolique à 10 0/0.

Antinervine.

Poudre blanche, cristalline, inodore, saveur acidulée, soluble dans l'alcool, éther et eau chaude.
Mélange ainsi composé :

    Bromure d'ammonium . . . . 25 gr.
    Acide salicylique. . . . . . . 25 gr.
    Acétanilide. . . . . 50 gr.

Propriétés : Antithermique, analgésique, nervin.

Dose : 45 ou 60 centigr. en une seule fois ou 15 à 30 centigr. toutes les 3 heures.

Mode d'administration : Cachets.

Antinosine.

Sel sodique du nosophène.

Propriétés : Pour lavages de vessie, solution à 1 ou 2,50 0/0.

Apocynum cannabinum (Chanvre canadien)

Racine. Saveur âcre et désagréable.

Propriétés : Vomitif, purgatif, diurétique.

Doses :

    Poudre. . . . . 0 gr. 05 à 1 gr.
    Teinture alcoolique (1/5) 0 gr. 50 à 2 gr.

(En surveiller l'usage.)

Antispasmine.

Mélange de narcéine sodique et de salicylate de soude. Poudre blanche, hygrométrique, très soluble dans l'eau.

Propriétés : Antispasmodique (toux convulsive, coqueluche, affection du larynx).

Dose : 0 gr. 01 à 0 gr. 20 par jour.

Argentanine.

Combinaison d'un sel d'argent avec l'éthylène diamine. Mêmes propriétés que le nitrate d'argent.

Argentol.

Sulfate double d'oxyquinoline et d'argent ; peu soluble dans l'eau ; se décompose quand on le fait bouillir dans l'eau.

Propriétés : Antiseptique.

Dose : en pommade (1 ou 2 pour 100) ; en émulsion (1 ou 2 pour 1000).

Argonine.

Combinaison d'argent et de caséine.
Propriétés : Microbicide. Mal étudiée.

Arec (noix d') et arécoline.

Fruit de l'areca catechu (palmiers).
Propriétés : Tænifuge.
Dose : Poudre d'arec, 4 à 8 gr. dans du lait (se méfier de l'alcaloïde, l'arécoline).

Aristol.

Dérivé iodé du thymol.

Propriétés : A l'extérieur, bon pour le pansement des plaies, du cancer, des gerçures du sein. A l'intérieur, utile dans la gangrène pulmonaire et l'expectoration abondante.

Dose : A l'intérieur, de 30 à 50 centigr.

Mode d'administration : A l'intérieur, en capsules, cachets, pilules. A l'extérieur, en pommade. Vaseline à l'aristol à 1 pour 10. Collodion à l'aristol, éther à l'aristol, même proportion.

Asaprol.

Dérivé monosulfuré du naphtol B.

Propriétés : Antithermique, analgésique, anti-rhumatismal.

Dose : 1 à 4 gr. par jour.

Aseptol (Sulfocarbol).

Ether de l'acide sulfureux.

Propriétés : Antifermentescible, antiseptique.

Dose : A l'intérieur, 0 gr. 50 à 1 gr.

Mode d'administration : A l'intérieur, cachets. A l'extérieur, solution à 1 ou 10 0/0.

Aspidospermine.

Alcaloïde du quebracho.

Propriétés : Tonique, fébrifuge.

Dose : 5 à 15 centigr. par jour.

Mode d'administration : Cachets.

Benzeugénol (Benzoate d'eugénol).

Cristaux en aiguilles, incolores, inodores, peu solubles dans l'eau, très solubles dans l'alcool, l'éther, le chloroforme.

Ether benzoïque de l'eugénol (essence de girofles).
Employé contre la tuberculose comme le gaïacol.

Benzoate de gaïacol (Benzosol).

Ether benzoïque du gaïacol.

Propriétés : Antiseptique intestinal.

Dose : 1 à 2 gr.

Mode d'administration : Cachets ou capsules.

Benzoate de mercure.

Propriétés : Antisyphilitique.

Dose : 1 à 2 centigr. par jour.

Mode d'administration : Pilules ou injections hypodermiques :

    Benzoate de mercure. . . . . 0 gr. 30
    Chlorure de sodium . . . . . 0 gr. 10
    Chlorhydrate de cocaïne. . . 0 gr. 45
    Eau distillée. . . . . 40 gr.

Une injection par jour. Traitement : 15 à 45 injections.

Benzosol.

Combinaison du gaïacol avec l'acide benzoïque.
Même action que la créosote.

Dose : 50 centigr. à 2 gr. par jour.

Bismuthol.

Phosphosalicylate de soude et de bismuth.

Propriétés : Mêmes que celles de ses composants.

Dose : en poudre avec le talc dans la proportion de 1 pour 2, 2 pour 3 ; en pommade au 10°, en solution à 1 ou 4 pour 100.

Bleu de méthylène.

Propriétés : Antipériodique.

Dose : En cachets de 10 centigr., 5 fois dans les 24 heures.

Borate de chaux.

En pommade pour le traitement des brûlures, de l'eczéma humide et des sueurs fétides.

A l'intérieur, antidiarrhéique. Donner autant de décigrammes que l'enfant compte d'années.

Bromamide.

Série des anilides, 75 0/0 de brome.
Propriétés : Antithermique, analgésique.
Dose : 0 gr. 75 à 1 gr. 25 pour adulte.
0 gr. 06 à 0 gr. 20 pour enfant.

Brométhylformine (Bromaline).

Dérivé du bromure d'éthyle.
Propriétés : Sédatif nerveux.
Dose : 10 à 12 gr. par jour.

Bromocarbol.

Produit complexe (acide phénique, acide borique, thymol, chloral, analgésine, divers bromures).
Propriétés : Antiseptique et analgésique.

Bromidia.

Spécialité américaine composée de bromure de potassium, chloral, extrait de chanvre indien et de jusquiame.
Dose : Une cuillerée à café dans un peu d'eau sucrée, le soir.

Bromoforme.

Employé contre la coqueluche.
Dose : Chez les enfants : 12 à 15 gouttes dissoutes dans 5 gr. d'alcool et incorporées dans une potion de 120 gr. qu'on donne par cuillerées à dessert.

Bromure d'ammonium et de rubidium.

Bromure d'ammonium . . . . 66 gr.
    »   de rubidium . . . . 34 gr.

Propriétés : Antinervin dans l'épilepsie.
Dose : 2 gr. par dose, 7 ou 8 gr. par jour.

Bromure d'éthyle.

Anesthésique.

Il doit avoir une odeur éthérée et non alliacée et ne pas présenter de teinte jaunâtre. Contrairement au chloroforme, il faut le donner d'emblée à doses massives. Le malade peut être assis. Dès que la conjonctive devient insensible et que le corps s'affaisse, il faut cesser les inhalations. L'anesthésie produite est très courte.

On peut, à l'exemple de M. le Dr Terrier, la prolonger en employant le chloroforme dès que le malade est anesthésié avec le bromure d'éthyle.

Bromure d'or.

Contre l'épilepsie et la migraine.
Dose : 8 12 milligr. adultes.
3 à 6 milligr. enfants.

Bryone.

Propriétés : Purgatif, diurétique. Employé contre la coqueluche, les affections inflammatoires du système respiratoire.

Dose : Poudre de racines; 0 gr. 50 à 3 gr. Décoction : 3 gr. pour un litre d'eau ; prendre une à deux tasses. Teinture au 5e : 2 à 4 gr.

Butyl-Chloral.

Produit de l'action du chlore sur l'aldéhyde.
Propriétés : Hypnotique.
Dose : 1 à 2 gr.
Mode d'administration : En potion alcoolique.

Cacodylate de soude.

Reconstituant : tuberculose (Voir *Acide cacodylique*).

Cactus grandiflorus.

Propriétés : Cardiaque.

Dose : Extrait fluide, 15 à 45 gouttes en 3 fois. Teinture, 120 gouttes.

Caféine-Chloral.

Combinaison de caféine et d'hydrate de chloral.

Propriétés : Calmant lorsqu'il existe de l'irritation du système nerveux périphérique.

Dose : De 40 à 90 centigr. en injections hypodermiques.

Cannabis indica.

Propriétés : Très difficiles à déterminer, les produits vendus par les droguistes n'étant pas identiques. Tantôt il produit un état d'excitation et même des convulsions, tantôt du sommeil.

Le *tannate de cannabine* n'a aucune action (1).

Médicament à proscrire.

Cantharidate de potasse.

Essayé dans le traitement de la tuberculose.

Dose : 1 à 2 dixièmes de milligr.

Mode d'administration : Solution. Injection hypodermique.

---

(1) Dr F. Roux, Etude sur le cannabis. *Bulletin de thérapeutique*, 1886, p. 492.

Carbonate de créosote (créosotal).

Dérivé de la créosote sodée.
Même indication que la créosote.
Dose : 10, 15 et 20 gr. par jour.

Carniferrine.

Extrait de viande dissous dans l'eau, traité par la baryte, précipité par le perchlorure de fer, le produit obtenu est desséché.
Dose : 4 centigr. par jour.

Cérébrine.

Elixir à base d'analgésine, cocaïne, caféine, éther.
Propriétés : Analgésique, antinévralgique actif.
Dose : 2 à 4 cuillerées à café dans un peu d'eau.

Cérium (Oxalate et Valérianate).

Recommandé contre les vomissements de la grossesse et de l'hystérie.
Dose : 5 à 10 centigr.
Mode d'administration : Pilules.

Chloralamide.

Produit du mélange du chloral et de la formamide.
Propriétés : Hypnotique.
Dose : 2 à 3 gr. en une fois. — En injections hypodermiques, 5 centigr.
Mode d'administration : Cachets, potion, injection.

Chloral-Antipyrine.

Voir *Hypnol*.

Chloralimide.

Produit en chauffant à 100° le chloral ammoniaque.
Propriétés : Hypnotique.
Dose : 1 à 4 gr.
Mode d'administration : Cachets, pilules, potion alcoolique ou huileuse.

Chloroborite de soude.

Propriétés : Antiseptique.
Dose : A l'intérieur de 4 gr. 50 à 8 gr. En solution à 3 0/0.

Chlorophénol.

Badigeonnage avec une solution à 5 ou 20 0/0 contre les lésions tuberculeuses du larynx et de la langue.

Chlorosalol.

Dérivé salicylique du chloro-phénol.
Dose : 2 à 4 gr. par jour dans les affections catarrhales des voies urinaires et dans la diarrhée.

Chlorure d'éthyle.

Anesthésique local.
Se défier de l'inflammabilité des vapeurs. Mettre auparavant une légère couche de vaseline sur la peau.

Chlorure de méthyle.

Même usage. Dangereux à manier : produit souvent des eschares cutanées.

Citrophène.

Citrate de phénacétine.

Propriétés : Antithermique, analgésique, 0 gr. 50 à 1 gr. dans la fièvre typhoïde, migraine, névralgies diverses.

Colchicine.

Principe actif du colchique.

Propriétés : Antigoutteux.

Dose : 4 milligr. le premier jour, 3 le second, 2 le troisième, 1 le quatrième.

Mode d'administration : Granules.

Collinsonia canadensis (Labiées).

Tonique, astringent.
Affections calculeuses, cystite, prostatite, etc.

Couleurs d'aniline.

a. *Bleu de méthylène.*

Propriétés : Néphrite, névrites, affections rhumatismales, fièvre paludéenne.

Dose : 1 gr. par jour.

Mode d'administration : Pilules ou cachets.

b. *Fuschine.*

Propriétés : Albuminurie. Néphrite.

Dose : 5 à 10 centigr., enfants.
25 à 40 centigr., adultes.

Mode d'administration : Pilules ou cachets.

c. *Violet de méthyle (pyoktanine bleue).*

Pommades, pansements, gaze.

Coto-Cotoïne.

Propriétés : Antidiarrhéique.

Dose : Cotoïne, 20 à 50 centigr.

Mode d'administration : Cachets.

Créoline.

Spécialité allemande et anglaise.

Propriétés : Antiseptique.

Dose et mode d'administration : En solution à 5 ou 20 0/0. A l'intérieur, 20 à 25 centigr.

Créosal
(Tannosal, tannate de créosote).

Obtenu en traitant un mélange de tannin et de créosote par l'oxychlorure de phosphore.

Même indication que la créosote.

Dose : 2 à 3 gr. par jour en cachets (avec une poudre absorbante) ou en sirop.

Crésalol (Salicylate de Crésol).

Antiseptique.

Mode d'administration : Gaze crésalolée.

Crésamine.

Mélange d'ortho, para et métacrésol dissous dans l'eau additionnée d'éthylènediamine.

Bactéricide employé contre certaines dermatoses, en solution ou en pommade.

Cristalline.

Sorte de collodion dans lequel l'éther et l'alcool employés pour dissoudre le fulmicoton sont remplacés par l'alcool méthylique pur.

Croton-Chloral.

Voir *Butyl-Chloral*.

Dermatol.

Gallate basique de bismuth.

Propriétés : Astringent et antiseptique. Utile dans le pansement des plaies.

Dose : A l'intérieur, 1 à 2 gr.

Mode d'administration : En poudre pour les plaies. En pommade à 10 ou 20 0/0. En cachets.

Diiodoforme.

Ethylène tétraiodé.
Succédané de l'iodoforme sans odeur.

Diurétine.

Salicylate double de soude et de théobromine.
Diurétique.

Dose : 4 à 5 gr. en cachets.

Dormiol.

Amylène-chloral.

Propriétés : Hypnotique.

Dose : 0 gr. 50 à 1 gr. et même 2 gr.

Mode d'administration : Capsules ou potions émulsives.

Dulcine

(Sucrol, paraphénétol carbamide).

Succédané de la saccharine, 5 centigr. seulement en potion dans 150 gr.

Echtol.

Remède secret renfermant (?) les principes actifs du *thuya* et l'*echinacea angustifolia*. Anti-purulent et anti-suppuratif (?).

Erythrophléine.

Alcaloïde de l'Erythrophléum.

Propriétés : Succédané de la digitaline (à ne pas employer).

Dose : 1 à 2 dixièmes de milligr.

Mode d'administration : Granules.

Ethoxycaféine.

Propriétés : Sédatif nerveux. — Emploi dangereux.

Dose : 25 centigr. Dose maximum.

Mode d'administration : Cachets.

Ethylcarbonate de paracétamidophénol.

Propriétés : Antithermique, analgésique, hypnotique.

Dose : 50 centigr.

Eucaïne A.

Ether méthylique de l'acide benzoylméthyl, tétraméthyl — γ — oxypipéridine carbonique.

Dose : Solution hypodermique 2 pour 100.
Succédané de la cocaïne.

Eucaïne B.

Benzoylvinyldiacétone-alkamène.
Succédané du précédent. Même dose et même emploi.

Eucalyptol.

Propriétés : Antiseptique pulmonaire.

Dose : 0 gr. 50 à 1 gr. 50. En injections, 0 gr. 15 à 0 gr. 40.

Mode d'administration : Capsules. En injections dans de l'huile stérilisée.

Eudoxine.

Sel de bismuth et de nosophène.

Propriétés : Les mêmes que celles du dermatol.

Dose : 1 gr. à 1 gr. 25 en 3 fois.

Eugénol.

Retiré de l'huile essentielle de girofle.

Propriétés : Antiseptique.

Dose et mode d'administration : 0 gr. 50 à 1 gr. en capsules.

Euménol.

Extrait fluide de *tang-kui*.

Propriétés : Emménagogue.

Dose : Trois cuillerées à café par jour.

Euquinine.

Ether éthylcarbonique de quinine.
Peu de saveur amère. Succédané de la quinine.

Euphorine.

Propriétés : Analgésique.

Dose : 0 gr. 40 à 2 gr. dans les 24 heures.

Europhène.

Produit de l'action de l'iode sur l'isobutylorthocrésol

Propriétés : Celles de l'iodoforme.

Doses : A l'intérieur : 1 gr. Pommade 1 à 2 0/0. En injections sous-cutanées : 5 à 10 centigr.

Exalgine (Méthyl-Acétanilide).

Propriétés : Sédatif nerveux.

Dose : 0 gr. 25 à 0 gr. 75. Si l'on dépasse 0 gr. 25, fractionner les doses.

Mode d'administration : Cachets, potion alcoolisée.

Ferripyrine.

Combinaison de fer et d'antipyrine.

Propriétés : Hémostatique. Astringent. Contre les hémorrhagies : tampons imbibés d'une solution à 18 ou 20 0/0. Contre la blennorrhagie, en injections à 1 ou 1,5 0/0.

A l'intérieur : *dose*, 50 centigr.

Ferrostyptine.

Succédané du perchlorure de fer.

Fluosilicate de soude.

Solution à 1 pour 500 ; antisepsie externe ou lavages de la vessie, du vagin, du rectum.

Formaldéhyde (formol; formaline).

Aldéhyde formique ou méthylique.
Désinfectant par ses vapeurs. Inhalations.

Gaïacol (Carbonate de).

Ether du gaïacol.

Propriétés : Mêmes effets que le gaïacol, dont il n'a pas les effets irritants. Traverse l'estomac et ne se décompose que dans l'intestin.

Dose et mode d'emploi : En capsule : 0 gr. 50 à 1 gr.

Gallacétophénone

En pommade à 10 pour 100 contre le psoriasis.

Gallanol.

Anilide de l'acide gallique.
Propriétés : Eczéma, psoriasis.
En poudre ou en pommade.

Gallate de mercure.

Propriétés : Antisyphilitique.
Dose : 2 à 4 pilules de 5 centigr. de gallate de mercure et 10 centigr. d'extrait de quinquina.

Gallicine.

Ether méthylique de l'acide gallique.
En insufflations contre la conjonctivite et la kératite phlycténulaire, la conjonctivite catarrhale avec eczéma consécutif des paupières.

Gallobromol.

Acide dibromogallique.
Propriétés : Antinervin, antiblennorrhagique.
Dose : 8 à 10 gr. par jour. Solution.

Gelsémium.

Propriétés : Antinévralgique.
Dose : 10 à 80 gouttes de teinture au vingtième.

Gelsémine.

Dose : 1 milligr. à 5 centigr. en doses fractionnées.
Mode d'administration : Granules.

Glycérophosphates.

Propriétés : Toniques, antineurasthéniques.

Dose : 20 à 50 centigr., 3 fois par jour. En sirop, solution aqueuse, injections hypodermiques.

Grindelia robusta.

Propriétés : Anticatarrhal ; antiasthmatique (?).

Dose et mode d'administration : Teinture : 15 à 40 gouttes. Extrait : 0 gr. 10 à 0 gr. 20.

Guaco.

Plante de la famille des synanthérées.

Propriétés : Névralgie, prurit, syphilis.

Dose : Extrait, 0 gr. 40 *pro die*. Teinture à 1/5, 2 à 4 gr.

Guarana.

Propriétés : Antinévralgique.

Dose et mode d'administration : Poudre ou cachets, 1 à 2 gr.

Hamamelis Virginica.

Propriétés : Usité dans le traitement des hémorrhagies, des hémorrhoïdes et varices.

Dose et mode d'administration : Extrait fluide : 10 à 20 gr. Teinture : 1 à 5 gr.

Hélénine.

Extraite de la racine d'aunée.

Propriétés : Employée contre la leucorrhée utérine.

Dose : 1 ou 2 pilules de 1 centigr. par jour, puis 6 à 8.

Héroïne.

Ether diacétique de la morphine.

Propriétés : Plus énergique que la morphine et la codéine : calme la toux des tuberculeux.

Dose : 5 à 10 milligr. 2 ou 3 fois par jour.

Hippurate de chaux ; de lithine.

Propriétés : Usités dans la lithiase biliaire et rénale.

Dose et mode d'administration : 0 gr. 25 à 1 gr. en cachets.

Holocaïne.

Combinaison de phénacétine et de paraphénétidine.

Propriétés : Anesthésique.

Dose : Solution à 1 pour 100, 3 à 5 gouttes en instillation dans l'œil.

Huile de Chaulmoogra.

Extraite des semences de *Gynocardia odorata* (Bixacées).

Propriétés : Psoriasis, phtisie.

Dose : Pommade au quart.

A l'intérieur, capsules de 15 centigr. (1 ou 2 capsules avant chaque repas).

Pour les enfants, 2 à 3 gouttes par jour dans du lait.

Hydrargyrol.

Paraphénylthionate mercurique.

Propriétés : Microbicide et antiseptique.

Hydrastis Canadensis.

Propriétés : Antiménorrhagique.

Dose et mode d'administration : Extrait fluide : 20 à 80 gouttes. Teinture au 10ᵉ : 20 à 30 gouttes.

Hydrastine : 1 milligr. à 5 centigr., en granules.

Hydrate d'Amylène.

Propriétés : Hypnotique.

Dose et mode d'administration : 2 à 8 gr. dans une potion.

Hydroquinone.

Propriétés : Antiseptique, analgésique.

Dose et mode d'administration : 0 gr. 25 à 0 gr. 50 en cachets ou en potion.

Hypnol.

Combinaison de chloral et d'antipyrine.

Hypnone (Acétophénone).

Propriétés : Hypnotique.

Dose et mode d'administration : 0 gr. 25 à 0 gr. 50 dans une potion alcoolisée.

Iodoformine (Iodoformoline).

S'obtient en traitant le formol par l'ammoniaque.

Propriétés : Antiseptique, peut être employée pour le traitement des chancres, des ulcérations et des plaies de mauvaise nature.

Iodol (Tétraiodopyrrol).

Propriétés : Antiseptique, succédané de l'iodoforme ; préconisé dans les blépharites, conjonctivites, kératites.

Doses : En poudre sur les plaies ; en pommade à 2/10 ; en solution à 2 ou 3 d'iodol, 35 d'alcool et 65 de glycérine ; à l'intérieur, de 1 à 2 gr. 50 par jour.

Iodopyrine.

Antipyrine dans laquelle un atome d'hydrogène a été remplacé par un atome d'iode.

Propriétés : Antithermique, analgésique.

Dose : 0 gr. 50 à 1 gr. 50.

Iodothyrine (Thyroïdine).

Principe iodé extrait des glandes thyroïdes. Employé contre la migraine, l'obésité, le goître, le psoriasis.

Iodure d'amyle.

Contre la dyspnée cardiaque.
En inhalations pendant quelques instants.

Iodure d'éthyle.

Même usage. Inhaler 5 à 10 gouttes sur un mouchoir.

Jacaranda Caroba (Bignoniacées).

On emploie les feuilles dans les affections cutanées.

Kaori.

En teinture pour le pansement des plaies.

Kil.

Minerai composé de silice, d'alumine, d'oxyde de fer, carbonate de chaux et magnésie.

Stérilisé peut servir d'excipient pour les pommades dermatothérapiques.

Kola (noix de).

Propriétés : Tonique, antidéperditeur, excitant du système nerveux.

Dose et mode d'administration : Extrait : 0 gr. 10 à 0 gr. 50. Poudre : 1 à 2 gr. Extrait fluide : 10 à 60 gouttes. Teinture : 1 à 4 gr. Essence de Kola torréfiée (très bonne préparation), 1 à 4 cuillerées à bouche dans de l'eau sucrée. Chocolat, biscuits. Vin. Elixir.

Kollasine.

Cellulose dissoute dans un aldéhyde, rendu élastique au moyen du camphre, pour remplacer le collodion.

Lactate de cocaïne.

En injection dans la cystite tuberculeuse : 10 centigr. pour 1 gr. d'eau distillée.

Lactophénine (Phénolactine).

Propriétés : Analgésique, hypnotique.

Dose : 1 gr. 50 à 3 gr. par jour, en trois fois.

Lactose.

Diurétique.

Dose : 100 gr. par jour dissous dans 2 litres d'eau.

Largine (Albuminate d'argent).

Propriétés : Antiblennorrhagique dans le genre du protargol (solution à 1 ou 1 gr. 50 0/0).

Levure de bière.

Propriétés : Arrête les suppurations ; acné, furonculose, anthrax ; pneumonie (?).

Dose : 1 ou 2 cuillerées à café par jour avant le repas.

Lycétol.

Tartrate de diméthylpipérazine.
Propriétés: Dissolvant de l'acide urique.

Lysidine.

Produit de la distillation sèche de l'acétate de soude et du chlorhydrate d'éthylène diamine.
Propriétés: Contre la dathèse uriqua.
Dose: 1 à 3 gr. dans de l'eau de Seltz.

Lysol.

Retiré du goudron de houille.
Propriétés: Excellent antiseptique soluble dans l'eau en toutes proportions.
Dose: En solution à 1 ou 2 0/0. Peut servir aux chirurgiens pour le nettoyage des mains.

Malacine (Malakine).

Dérivé salicylé de la phénacétine.
Propriétés: Anti-rhumatismal. Anti-thermique.
Dose: 4 à 6 gr. par jour en cachets de 1 gr.

Métavanadate de soude.

Propriétés: Augmente l'appétit et les forces.
Dose: Granules à 1 milligr. 1 à 5 milligr. par jour, pris entre les repas.
Ne prendre le médicament qu'un jour sur deux.

Méthylol.

Hypnotique.

Dose et mode d'administration : 1 à 5 gr. en potion. En injection hypodermique, 0 gr. 10.

Microcidine (Naphtolate de soude).

Antiseptique (recommandé par Tarnier).

Dose et mode d'administration : Solution aqueuse à 3 ou 5 pour 1000.

Niaouli.

Essence tirée du melaleuca viridiflora.

Propriétés : Utile dans le catarrhe bronchique, pulmonaire, vésical. En frictions dans le rhumatisme.

Mode d'emploi : Capsules, liniment.

Nosophène.

Produit de la réaction de l'iode sur des solutions de phénolphtaléine.

En insufflations dans le coryza aigu, la rhinite chronique hypersécrétante, la balanite, le chancre mou, l'eczéma.

Nirvanine (Orthoforme auquel est combiné le diéthylglycocolle).

Propriétés : Anesthésique externe ou en injection sous-cutanée.

Dose : Solution à 2 pour 100 (injection).

Orexine (Phényldihydroquinazoline).

Propriétés : Augmente l'appétit.

Dose : 3 à 5 cachets de 0 gr. 10 deux fois par jour.

Ouabaïne.

Glucoside retiré de l'acocanthera ouabaïo.
Médicament cardiaque à éviter.
Dose : Un dixième de milligr.

Pambotano.

Fébrifuge (?).
Dose : 70 gr. en décoction.

Paraldéhyde.

Résultat de l'action du gaz sulfureux sur l'aldéhyde.
Propriétés : Hypnotique.
Dose et mode d'administration : 0 gr. 50 à 4 gr. en capsules, potion, lavement.

Pausodine.

Mélange d'élixir parégorique, éther salicylé, chanvre indien, bétol.
Propriétés : Antidiarrhéique, antiseptique intestinal.
Dose : 1 à 4 cuillerées à soupe.

Péronine (Chlorhydrate de benzylmorphine).

Propriétés : Narcotique, calme la toux, se rapproche de la codéine.
Dose : 0 gr. 02 à 0 gr. 05 en pilules ou en potion alcoolisée.

Pipérazine.

Antigoutteux.
Dose : 1 gr. par jour dans de l'eau.

Pérsodine (Persulfates alcalins).

Propriétés : Excitant de l'appétit.

Dose : 0 gr. 20 dans un verre d'eau pure une heure avant le repas.

Protargol.

Composé protéique d'argent.

Propriétés : Bactéricide puissant. Uréthrite, blennorrhagie.

Dose : injection 0 gr. 25 0/0, jusqu'à 1 0/0.

Pyramidon.

Diméthylamidoantipyrine.

Propriétés : Analgésique et antipyrétique.

Dose : Trois fois moindre que l'antipyrine.

Pyridine.

Antiasthmatique.

Dose et mode d'administration : 4 gr. qu'on fait évaporer dans une soucoupe près du malade.

Pyrozone.

Solution à 50 0/0 de bioxyde d'hydrogène dans l'éther sulfurique.

Propriétés : Pour décolorer la peau dans le chloasma, nœvi, verrues plates.

Rétinol.

Produit de la distillation sèche de la colophane.

Antiseptique.

Mode d'emploi : Sert à imbiber des tampons vaginaux.

Sert de véhicule à divers antiseptiques. Exemple : résorcine, 3 gr. ; rétinol, 100 gr. Constitue une bonne injection pour la blennorrhagie.

Salicybromalinide (**Antinervine**).

Combinaison de la bromacétanilide avec la salicylanilide.

Propriétés : Celles de l'acide salicylique, de l'acétanilide et du bromure.

Dose : En cachets de 0,20 à 0,30 toutes les deux ou trois heures.

Salicylate de chaux.

Antidiarrhéique.

Chez les enfants : 50 centigr. à 1 gr. 50.

Salicylate de méthyle.

Liquide rappelant l'odeur d'essence de Wintergreen, très volatil, d'odeur pénétrante.

Propriétés : Antirhumatismal, analgésique.

Dose : 4 ou 5 gr. et plus en badigeonnages ; 1 cc. par la voie stomacale.

Mode d'administration : Badigeonnages, pommades, avec enveloppement d'ouate ou de gutta-percha.

Salinaphtol (**Bétol**).

Combinaison de naphtol et d'acide salicylique.
Antiseptique intestinal.

Dose : 1 à 2 gr. en cachets, potion.

Salocolle.

Salicylate de phénocolle.

Propriétés : Antithermique, analgésique, antirhumatismal.

Dose : 1 à 2 gr. qu'on peut répéter plusieurs fois par jour.

Salophène.

Composé d'acide salicylique et d'acétylparamidophénol.

Propriétés : Contre le rhumatisme et la goutte.

Dose moyenne : 3 à 4 gr. Cachets ou en suspension dans l'eau pure.

Sidonal.

Quinate de pipérazine.

Propriétés : Goutte, uricémie, leucémie, lithiase rénale.

Dose : Poudre ou paquets de 0,50. 10 fois par jour.

Sphacélotoxine.

Mêmes effets que le seigle ergoté.

Dose : 4 à 10 centigr.

Somnal.

Produit pas défini.

Propriétés : Hypnotique.

Dose : 2 gr.

Sozoïdol de mercure.

Propriétés : Antisyphilitique.

Dose et mode d'emploi : En injections hypodermiques :

    Sozoïdol de mercure . . . . . 0 gr. 80
    Iodure de potassium . . . . . 1 gr. 60
    Eau . . . . 10 gr.

Une injection tous les jours ou tous les 2, 3, 4 jours.

Stigmates de maïs.

Diurétique.
Dose : 20 gr. en infusion pour un litre d'eau.

Strontiane.

Le *bromure* (2 à 4 gr.) ne produit pas les inconvénients du bromure de potassium (?). On l'a recommandé dans les dyspepsies douloureuses. Le *lactate* (2 à 6 gr.) diminuerait l'albuminurie.

Strophantus.

Tonique du cœur.
Dose et mode d'emploi : Extrait sec : 1 à 4 milligr. en pilules. La *strophantine* (2 à 3 dixièmes de milligr. en pilules) est dangereuse.

Stypticine.

Chlorhydrate de cotarnine.
Propriétés : Hémostatique utérin précieux.
Dose : 0 gr. 10 ou 0 gr. 20 par jour en capsules ou pilules, avant l'époque présumée des règles.
Injection intrafessière de 0 gr. 20.

Sulfocarbol.

Ether de l'acide sulfureux.
Propriétés : Antiseptique.
Dose : A l'intérieur, 0 gr. 50 en solution aqueuse.

Tellurate de potasse ou de soude.

Propriétés : Antisudoral.
Dose : 1 à 5 centigr. en pilules.

Terpinol.

Propriétés : Modifie les sécrétions bronchiques.

Dose et mode d'emploi : 0 gr. 50 à 1 gr. en capsules ou pilules.

Tannalbine.

Composé de tannin et d'albumine.

Propriétés : antidiarrhéique.

Dose : adultes 3 à 5 fois par jour 0 gr. 50.
　　　　enfants 　　》　　》　　0 gr. 10.

En paquets ou cachets.

Tannigène.

Combinaison de tannin et d'acétyle.

Propriétés : Contre la diarrhée tuberculeuse.

Dose : 0 gr. 50 à 4 gr. par jour.

Thalline.

Antipyrétique (Dangereux).

Dose et mode d'emploi : 0 gr. 25 à 0 gr. 50 en 2 fois, capsules ou potion.

Théobromine.

Diurétique.

Dose : Pendant 2 à 3 jours consécutifs, 2 à 5 gr. en cachets.

Thiocol.

Gaïacosulfonate de potassium.

Propriétés : antituberculeux, succédané du gaïacol, peu irritant.

Dose : 6 à 8 gr. par jour en fraction de 2 gr.

Thiol.

Remplace l'ichthyol.

Tampons imbibés de glycérine thiolée à 10 ou 20 0/0 (pansements vaginaux). Pommade à 10 ou 20 0/0.

Thuya occidentalis.

Usité contre les verrues.

Dose : 60 à 80 gouttes en 2 fois.

Thymol-acétate de mercure.

En injections hypodermiques à 1 gr. pour 10 gr. d'huile. Injecter un gramme tous les sept jours.

Trinitrine (nitro-glycérine).

Antispasmodique, antinévralgique.

Dose : 2 à 3 gouttes d'une solution au centième.

Trional.

Hypnotique.

Dose : 1 gr. en cachet.

Triphénine.

Propionylphénétidine.

Propriétés : Antipyrétique, antinévralgique, antirhumatismal.

Dose : 0 gr. 50 à 1 gr. en cachets jusqu'à 3 gr. par jour.

Tropacocaïne.

Analgésique local. En solution à 3 0/0 ; quelques gouttes, pour anesthésier la conjonctive.

Turnera aphrodisiaca.
(Turneracées)

Feuilles.

Propriétés : Employé dans les néphrites, ataxie, diabète, paralysies, etc.

Uréthane.

Ether éthylique de l'acide carbamique.
Propriétés : Hypnotique.
Dose et mode d'emploi : 1 à 3 gr. en potion.

Valérianate d'amyle.

Ether amyl-valérianique.
Propriétés : Anesthésique, antispasmodique (coliques hépatiques).
Doses et mode d'emploi : 5 ou 6 capsules de 0.15 cent. par jour.

Xéroforme (Bismuth tribromophénolé).

Propriétés : En applications locales contre chancres, syphilis, affections vénériennes.
Dose : A l'intérieur à la dose de 0 gr. 50, répété 3 fois par jour.

Imp. J. Thevenot, Saint-Dizier (Hte-Marne)

A LA MÊME LIBRAIRIE

'ART PRATIQUE DE FORMULER

PAR

LE DR LEMANSKI

Deuxième édition. — Prix . . . **3 fr. 50**

A LA MÊME LIBRAIRIE

TRAITÉ PRATIQUE

DES

MALADIES DES PAYS CHAUDS

PAR

Le Dr Fernand ROUX

1re PARTIE. — **Maladies infectieuses**. In-8° de 660 pages avec nombreuses figures dans le texte. Deuxième édition considérablement augmentée. Prix . . . . 10 fr.

2e PARTIE. — **Maladies des systèmes digestif et nerveux**, 378 pages. Prix . . . . . . 6 fr.

3e PARTIE. — **Maladies des systèmes lymphatique et cutané**, 594 pages. Prix . . . . . 10 fr.

www.ingramcontent.com/pod-product-compliance
Lightning Source LLC
Chambersburg PA
CBHW070840230426
43667CB00011B/1871